"十二五"江苏省高等学校重点教材（编号：2013-2-053）

医学检验技术实验系列教程

临床血液学检验技术实验指导

丛书主编　邵启祥　许文荣
丛书副主编　鞠少卿　朱雪明　马　萍
丛书主审　郑铁生　柴顺根　周天戟

本书编委会

主　编　谷俊侠　陈秀芳
副主编　施秀英　严茹红　王　升　王洪建
编　者（按姓氏笔画排序）
王　升　王　波　王　婷　王洪建
毛　飞　尹　红　孙　峰　严茹红
谷俊侠　张　宏　张蕾蕾　陈秀芳
范银银　施秀英　戴晓莉

江苏大学出版社
JIANGSU UNIVERSITY PRESS
镇　江

图书在版编目(CIP)数据

临床血液学检验技术实验指导 / 谷俊侠，陈秀芳主编. —镇江：江苏大学出版社，2016.8(2023.1 重印)
ISBN 978-7-81130-890-7

Ⅰ.①临… Ⅱ.①谷… ②陈… Ⅲ.①血液检查—医学院校—教学参考资料 Ⅳ.①R446.11

中国版本图书馆 CIP 数据核字(2014)第 308993 号

临床血液学检验技术实验指导

Linchuang Xueyexue Jianyan Jishu Shiyan Zhidao

主　　编/谷俊侠　陈秀芳
责任编辑/仲　蕙
出版发行/江苏大学出版社
地　　址/江苏省镇江市京口区学府路 301 号(邮编：212013)
电　　话/0511-84446464(传真)
网　　址/http://press.ujs.edu.cn
排　　版/镇江市江东印刷有限责任公司
印　　刷/江苏凤凰数码印务有限公司
开　　本/787 mm×1 092 mm　1/16
印　　张/13
插　　页/10 面
字　　数/315 千字
版　　次/2016 年 8 月第 1 版
印　　次/2023 年 1 月第 6 次印刷
书　　号/ISBN 978-7-81130-890-7
定　　价/32.00 元

序　言

医学检验技术专业的培养目标是培养牢固掌握基础医学和医学检验基本理论知识、基本技能和技术，熟悉临床医学知识，适应社会主义市场经济和社会发展要求的，具有一定创业意识和创新能力的医学检验及医学研究的复合人才。2012 年教育部调整了普通高等学校本科专业的设置，将五年制授医学学位的医学检验专业更改成四年制授理学学位的医学检验技术专业，更加突出了对检验技术相关知识的要求。临床检验诊断学是临床医学的重要组成部分，近年来随着生命科学和相关科学的不断发展，临床检验诊断学和相关技术也得到了飞速发展，因此对医学检验教育也提出了更高的要求。实验教学是医学检验技术专业教学的重要组成部分。

江苏大学是国内最早开设医学检验本科专业的五所高校之一，在40 余年的医学检验教学工作中，针对医学检验人才培养过程中存在的问题，学校一代代医学检验人倾注了毕生的精力，积累了丰富的教学经验，形成了以优质师资队伍、精品课程和特色教材为一体化的多维教学体系；构建了以新生研讨—本、硕、博联动—教学法改革—国际化培养为基础，推动全局、想象、求异和批判的多元思维模式体系；以实验教学示范中心、省重点实验室和优势学科一体化建设促进教学资源的共享，提升学生实践创新能力，先后荣获多项江苏省教学成果奖。在医学检验技术实验教学改革中，构建了通用技术、课程内验证性实验、课程内综合性实验和专业设计性与创新性实验四位一体的模块化体系。在此基础上，为了使我们的教学成果能更好地服务和辐射省内医学检验技术教学，我们申请并获批了“2013 年度江苏省高等学校重点教材建设项目”，并联合了我省南通大学、苏州大学、徐州医学院和扬州大学等高校，编写了“医学检验技术实验系列教程”。本教程共分 13 个分册，覆盖了医学检验技术所有专业课程的实验教学内容。从体例方面充分体现了我们的实验教学改革成果，设置了医学检验通用技术分册和专业课分册。在各个专业课程的实验课程中包含了验证性实验和综合性、设计性实验，最后还设置了医学检验技术专业综合性实验分册和临床案例实验诊断分析分册。通过这个系列教程的教学，学生能在早期较为系统地掌握医学检验专业通用技术，并能将这些技术应用于课程内实验教学。在全面掌握了各个专业课程的技术以后，我们希望经过专业综合性实验训练和临床诊断案例分析，使学生对临床疾病的复杂性有较为全面的整体性认识，以提高临床适应能力，为随后开展临床实践奠定良好的基础。

本教程是教学改革的一次初步尝试，在体例、内容安排上不一定能完全适应现代医学检验教学改革和人才培养的需求，还需要不断完善。希望各位专家、教师、检验界同行和同学在使用本教程过程中多提宝贵意见，以便我们进一步提高教程的质量，为广大师生提供优质的实验教学用书，共享我们教学改革的成果。

在此特别感谢BD公司对本系列教程出版的大力支持。

邵启祥　许文荣

2014年6月于江苏大学医学院

前　言

为适应检验医学本科学制和培养方向调整,针对四年制医学检验技术人才培养的需要,本着培养实验基础扎实、技能熟练、具有创新潜能的临床检验技术适用人才的目标,在江苏大学和江苏大学医学院的组织下,我们邀请省内外从事临床血液学及临床血液学检验教学和临床工作的同行,共同编写了本教材。

教材分四篇,第一篇为临床血液学检验基本方法,主要介绍血细胞的形态学、骨髓细胞学检查及细胞化学染色等,第二篇介绍红细胞相关检验,第三篇介绍白细胞相关检验,第四篇介绍血栓与止血检验。本教材可供高等医学院校医学检验和医学检验技术专业的本科生作为实验教材使用,也可供从事血液学和血液学检验的临床工作者参考。

本教材主要涉及临床血液学检验技术的基础性、常规性内容,强调实践性。我们还结合临床案例编写了一些综合性实验诊断设计,旨在培养学生综合运用知识的能力和思维能力,强化对实验的应用评价和对实验结果的分析。学习这些内容,将为学生随后的临床实践奠定良好基础。由于编者的水平和编写经验有限,本教材难免存在疏漏和错误,恳请读者批评指正。

本教材的编写得到了江苏大学出版社和各编写单位的大力支持,在此表示衷心感谢!

编　者

2015 年 6 月

目　录

第一篇　临床血液学检验基本方法

第一章　正常血细胞形态学检验 …… 3
实验一　血涂片、骨髓涂片的制备和染色 …… 3
实验二　骨髓粒细胞系统形态辨认 …… 6
实验三　骨髓红细胞系统形态辨认 …… 10
实验四　骨髓淋巴细胞系统形态辨认 …… 15
实验五　骨髓单核细胞系统形态辨认 …… 16
实验六　骨髓巨核细胞系统形态辨认 …… 17
实验七　骨髓浆细胞系统形态辨认 …… 19
实验八　骨髓其他细胞形态辨认 …… 20
第二章　血涂片细胞分析和骨髓细胞学检查 …… 22
实验九　血涂片细胞分析 …… 22
实验十　骨髓象检查 …… 23
第三章　细胞化学染色 …… 29
实验十一　过氧化物酶(POX)染色 …… 29
实验十二　中性粒细胞碱性磷酸酶(NAP)染色 …… 31
实验十三　氯乙酸 AS－D 萘酚酯酶(NAS－DCE)染色 …… 34
实验十四　α－醋酸萘酚酯酶(α－NAE)染色 …… 35
实验十五　α－丁酸萘酚酯酶(α－NBE)染色 …… 37
实验十六　过碘酸-雪夫反应(PAS) …… 39
实验十七　骨髓铁染色 …… 41

第二篇　红细胞相关检验

第一章　贫血的细胞形态学检查 …… 47
实验十八　缺铁性贫血的细胞形态学检查 …… 47
实验十九　巨幼细胞贫血的细胞形态学检查 …… 49

实验二十 再生障碍性贫血的细胞形态学检查 …… 50
实验二十一 溶血性贫血的细胞形态学检查 …… 52
第二章 造血原料及营养素的检测 …… 54
实验二十二 血清铁蛋白检测 …… 54
实验二十三 血清转铁蛋白及转铁蛋白受体检测 …… 55
实验二十四 红细胞叶酸检测 …… 58
实验二十五 血清维生素 B_{12} 检测 …… 60
第三章 溶血相关指标的检测 …… 62
实验二十六 血浆游离血红蛋白和血红蛋白尿检测 …… 62
实验二十七 抗人球蛋白试验 …… 65
实验二十八 冷凝集素试验 …… 67
实验二十九 冷热溶血试验 …… 68
实验三十 血清结合珠蛋白检测 …… 69
实验三十一 尿含铁血黄素试验 …… 71
实验三十二 红细胞渗透脆性试验 …… 72
实验三十三 红细胞孵育渗透脆性试验 …… 74
实验三十四 葡萄糖-6-磷酸脱氢酶活性检测 …… 75
实验三十五 丙酮酸激酶活性检测 …… 79
实验三十六 红细胞包涵体试验 …… 81
实验三十七 血红蛋白电泳 …… 82
实验三十八 抗碱血红蛋白检测 …… 86
实验三十九 阵发性睡眠性血红蛋白尿症的流式细胞术检测 …… 87
实验四十 溶血性贫血的实验筛查方案(综合性实验示范) …… 90

第三篇 白细胞相关检验

第一章 髓系肿瘤细胞形态学检查 …… 95
第一节 急性髓系白血病 …… 95
实验四十一 急性粒细胞白血病未分化型细胞形态学检查 …… 95
实验四十二 急性粒细胞白血病部分成熟型细胞形态学检查 …… 97
实验四十三 急性早幼粒细胞白血病细胞形态学检查 …… 98
实验四十四 急性粒-单核细胞白血病细胞形态学检查 …… 99
实验四十五 急性单核细胞白血病细胞形态学检查 …… 100

实验四十六　急性红白血病细胞形态学检查 …… 101
实验四十七　急性巨核细胞白血病细胞形态学检查 …… 102
第二节　骨髓增生异常综合征 …… 103
实验四十八　骨髓增生异常综合征细胞形态学检查 …… 103
第三节　骨髓增殖性肿瘤 …… 105
实验四十九　慢性髓细胞白血病细胞形态学检查 …… 105
实验五十　原发性血小板增多症细胞形态学检查 …… 107
第二章　淋系肿瘤细胞形态学检查 …… 108
实验五十一　急性淋巴细胞白血病细胞形态学检查 …… 108
实验五十二　慢性淋巴细胞白血病细胞形态学检查 …… 109
实验五十三　多发性骨髓瘤细胞形态学检查 …… 110
第三章　其他白细胞疾病细胞形态学检查 …… 112
实验五十四　传染性单核细胞增多症细胞形态学检查 …… 112
第四章　白血病的免疫学检查 …… 114
实验五十五　急性白血病的流式细胞术免疫表型分析 …… 114
第五章　血或骨髓标本的细胞遗传学检查 …… 118
实验五十六　染色体直接法制备 …… 118
实验五十七　染色体短期培养法制备 …… 120
实验五十八　染色体R显带技术 …… 120
第六章　白血病的综合性实验诊断 …… 123
实验五十九　慢性淋巴细胞白血病的实验诊断方案(综合性实验示范) …… 123

第四篇　血栓与止血检验

第一章　血管壁与血小板相关检验 …… 129
实验六十　出血时间测定 …… 129
实验六十一　血浆血管性血友病因子抗原检测 …… 130
实验六十二　血浆6-酮-前列腺素 $F_{1\alpha}$ 检测 …… 132
实验六十三　血浆内皮素-1检测 …… 134
实验六十四　血小板自身抗体检测 …… 136
实验六十五　血小板聚集试验 …… 139
实验六十六　血浆血栓烷 B_2 检测 …… 142
实验六十七　血块收缩试验 …… 144

第二章　凝血系统相关检验 …… 146
实验六十八　凝血时间测定 …… 146
实验六十九　活化部分凝血活酶时间测定 …… 147
实验七十　凝血酶原时间测定 …… 149
实验七十一　纤维蛋白原含量检测 …… 152
实验七十二　血浆凝血因子促凝活性检测 …… 154
实验七十三　因子XIII定性试验 …… 157
实验七十四　凝血活化分子标志物检测 …… 158
第三章　抗凝血功能检验 …… 164
实验七十五　凝血酶时间测定及其纠正试验 …… 164
实验七十六　血浆抗凝血酶抗原及活性检测 …… 167
实验七十七　血浆蛋白 C 抗原及活性检测 …… 171
实验七十八　血浆活化蛋白 C 抵抗试验 …… 174
实验七十九　复钙交叉试验 …… 175
实验八十　凝血因子VIII抑制物检测 …… 177
实验八十一　狼疮抗凝物质的筛选和确诊试验 …… 179
第四章　纤维蛋白溶解系统检验 …… 181
实验八十二　血浆纤溶酶原检测 …… 181
实验八十三　血浆纤维蛋白(原)降解产物检测 …… 184
实验八十四　血浆 D-二聚体检测 …… 185
实验八十五　血浆组织型纤溶酶原激活物检测 …… 188
实验八十六　血浆硫酸鱼精蛋白副凝固试验(3P 试验) …… 191
实验八十七　血浆纤溶酶-抗纤溶酶复合物检测 …… 192
实验八十八　弥漫性血管内凝血的实验诊断方案(综合性实验示范) …… 193

参考文献 …… 197

附录 1　骨髓细胞形态学检查图文报告单 …… 199

附录 2　骨髓涂片细胞彩图 …… 202

第一篇

临床血液学检验基本方法

造血检验涉及血液和骨髓细胞的形态学检查、细胞化学染色，骨髓活组织检查，遗传学检查，流式细胞术等内容。本篇只涉及血细胞的形态学检查和细胞化学染色。血细胞的形态学检查是临床血液学检验最基本的内容。观察血涂片和骨髓涂片中血细胞数量、形态、分布状况及结构等，对于血液病和相关疾病的诊断、鉴别诊断治疗、预后等有重要价值。血细胞化学染色是血细胞形态学检查的重要补充。

第一章 正常血细胞形态学检验

人体外周血细胞包括白细胞（WBC）、红细胞（RBC）及血小板（PLT）。一般情况下，外周血中仅有成熟血细胞，其中白细胞包括中性粒细胞、嗜酸性粒细胞、嗜碱性粒细胞（杆状核和分叶核）、淋巴细胞及单核细胞。外周血细胞大多源自骨髓（T 淋巴细胞来自胸腺），由外周血细胞的前体细胞（原始及幼稚细胞）发育成熟后释放到外周血。骨髓中的细胞包括粒细胞系统、红细胞系统、单核细胞系统、淋巴细胞系统、浆细胞系统、巨核细胞系统的细胞及一些非造血细胞。

骨髓细胞形态学检验难度远大于外周血细胞形态学检验。涂片厚薄与染色差异等因素可使观察结果产生偏差，即使是同类细胞，在不同涂片中也可能存在一定的差别，观察细胞时应注意和涂片中其他细胞进行比较，综合分析。实验课时，可以对照图谱多看、多比较、多交流讨论。

本篇主要介绍光学显微镜下瑞氏染色细胞形态观察及几种常用细胞化学染色方法。

实验一 血涂片、骨髓涂片的制备和染色

为观察细胞内部结构，识别各种细胞及其异常变化等，血涂片和骨髓涂片必须进行染色。目前，最常用的染色方法之一是瑞氏（Wright's）染色法。

（一）血涂片及骨髓涂片的制备

【目的】

掌握血涂片、骨髓涂片的制备方法。

【材料】

载玻片，推片。

【方法】

1. 载玻片的准备　新载玻片常带有游离碱质，须用浓度为 1 mol/L 的 HCl 浸泡 24 h，再用清水彻底冲洗，干燥后备用。使用载玻片时，不要用手接触玻片表面，保持玻片清洁、干燥、中性而不油腻。

2. 涂片制作方法　取血液或骨髓标本液 1 滴置载玻片的一端，以边缘平滑的推片一端，从血滴前沿方向缓慢接触血液或骨髓液，使血液或骨髓液沿推片均匀地散开，推片与载玻片保持 30°～45°夹角，平稳匀速地向前推动，血液或骨髓即在载玻片上形成薄层且具有

头、体、尾结构的舌形涂膜。

涂片的厚薄与血液或骨髓液滴大小、推片与载玻片之间的角度、推片时的速度及细胞增生程度有关。液滴大、角度大、速度快则涂膜越厚;反之则越薄。一张良好的血涂片或骨髓涂片,要求厚薄适宜,头、体、尾明显,细胞分布均匀,涂膜边缘整齐,两侧有一定的空隙。

【注意事项】

1. 载玻片要彻底清洗,洁净后擦干或烤干备用。
2. 血液或骨髓液置于玻片后应立即推片,以防标本凝固而影响阅片。
3. 涂片制好后最好立即固定染色,以免细胞溶解破坏和发生退行性变。
4. 血液或骨髓膜未干透,细胞尚未牢固附着在玻片上,在染色过程中容易脱落,因此涂片必须充分干燥。

(二) 瑞氏(Wright's)染色法

【目的】

掌握血涂片和骨髓涂片瑞氏染色法。

【原理】

不同的细胞及细胞内不同成分对瑞氏染液中的酸性及碱性染料的亲和力不同,染色后显示出各自的染色特征。血红蛋白、嗜酸性粒细胞为碱性蛋白质,与酸性染料伊红结合,染成粉红色;细胞核蛋白及淋巴细胞、嗜碱性粒细胞胞质等为酸性,与碱性染料亚甲蓝结合,染成紫蓝色或蓝色;中性粒细胞呈等电状态与伊红和亚甲蓝均可结合,染成淡紫红色;原始红细胞及早幼红细胞胞质、核仁含较多酸性物质,染成较浓厚的蓝色;中幼红细胞胞质既含酸性物质,又含碱性物质,染成红蓝色或灰红色;成熟红细胞酸性物质彻底消失后染成粉红色。

吉姆萨(Giemsa's)染色法的染液由天青和伊红组成,其染色原理和结果与瑞氏染色法基本相同。吉姆萨染色法对细胞核及寄生虫等着色较好,结构显示清晰,而胞质和中性颗粒则着色较差。为兼顾二者之长,可用复合染色法,即用稀释吉姆萨液代替缓冲液,按瑞氏染色法染 10 min;或先用瑞氏染色法染色后,再用稀释吉姆萨复染;也可配制瑞-吉(Wright-Giemsa)复合染色液进行染色。

【材料】

1. 瑞氏染液　称取干燥瑞氏染料 1 g 倒入 500 mL 甲醇中,摇匀数次,每天颠倒混匀 2 次,密封瓶口。存室温暗处,储存愈久则染料溶解、分解就越好,1 周后可使用,一般储存 3 个月以上为佳。
2. 缓冲液　取 KH_2PO_4 6.64 g、Na_2HPO_4 2.56 g,加新鲜蒸馏水约 1000 mL 溶解,调 pH 至 6.4 ~ 6.8,置室温黑暗处,瓶口密封,防止霉菌污染,若有污染应废弃。

【方法】

1. 用 3 ~ 5 滴瑞氏染液将涂膜面充分覆盖(根据涂片上细胞多少及增生程度酌情而定)约 20 s。
2. 逐滴加入 1.5 ~ 2 倍的磷酸盐缓冲液于上述染液上,直至膜面上染色液形成表面张力而终止加入，用洗耳球轻柔地吹动液体使之均匀分布在涂片上。

3. 染色 10 min 左右（视室温和涂片中细胞增生程度灵活掌握，如室温低、细胞多则染色时间适当延长；反之染色时间应适当缩短）。

4. 涂片用流水直接冲去染液，用滤纸吸干多余水分或在室温中干燥后镜检。

【结果判断】

血红蛋白、嗜酸性粒细胞染色后呈粉红色；细胞核蛋白、淋巴细胞、嗜碱性粒细胞胞质染成紫蓝色或蓝色；中性粒细胞染成淡紫红色；原始红细胞及早幼红细胞胞质、核仁染成较浓厚的蓝色；中幼红细胞胞质染成红蓝色或灰红色；成熟红细胞染成粉红色。

【注意事项】

1. 血液或骨髓涂片充分干燥后才能固定染色，否则细胞在染色过程中容易脱落。

2. 染色前务必辨认清楚涂片的正反面。

3. 染色过程中，染液上要滴加足量的缓冲液，切勿干涸，否则易在涂片上留下染料残渣，影响细胞形态观察。

4. 冲洗时不可先弃去染液，应以流水直接冲洗，以免留有残渣。冲洗时间不能过长，以防掉色。若涂片上有染料颗粒沉积，可滴加甲醇或无水乙醇，然后立即用流水冲洗。

5. 染色过淡可以复染，复染时应先加缓冲液，然后加染液。染色过深可用流水冲洗或浸泡，也可用甲醇或无水乙醇脱色。

6. 染色时间与染液浓度、室温高低及细胞多少有关。染液越淡，室温越低，细胞越多，染色所需时间越长或应适当增加染液量，因此染色时间应视具体情况而定。特别是更换新染料前必须试染，以摸索出最佳染色条件。

7. 染色时不要一次将所有骨髓涂片全部用尽，应留有涂片以备做其他检查或染色失败时备用。

8. 染色时勿漏涂片尾部的细胞，一些体积较大的异常细胞往往在此处出现。

9. 染色完毕，应先确认正反面后再将反面擦拭干净，以免将染好的涂膜丢失。

【讨论】

血液和骨髓涂片制备和染色是形态学检验的基础，一张制作满意、染色合格的血液或骨髓涂片，对检验结果的判断十分重要。学习中应熟练掌握其方法和要领，反复练习基本功，为细胞形态学观察做好准备。

细胞染色对氢离子浓度十分敏感，在染色过程中载玻片必须清洁，配制瑞氏染液时必须用优质甲醇，稀释染液必须用缓冲液，冲洗的水应接近中性，否则各种细胞染色反应异常，导致细胞识别困难，甚至造成判断错误。

【思考题】

为什么瑞氏染色时间有时要做调整？

实验二　骨髓粒细胞系统形态辨认

【目的】

1. 掌握骨髓中粒系细胞形态演变规律及其胞质中中性、嗜酸性、嗜碱性和嗜天青颗粒的鉴别。

2. 掌握粒系各阶段细胞的形态特征，辨认、划分出各阶段粒细胞。

3. 掌握粒系与其他系列形态类似细胞的鉴别要点。

【原理】

采用骨髓小粒丰富、制片厚薄均匀的涂片，经瑞氏染色后于光学显微镜下观察粒细胞系各期形态。

【材料】

基本正常骨髓涂片、慢性粒细胞白血病骨髓涂片等。

【方法】

首先在低倍镜下选择涂片体尾交界、细胞分布均匀的区域观察，然后转到油镜下仔细辨认各期粒细胞。细胞的辨认可从胞体大小和形态、胞核形态结构、胞质量和颗粒等方面着手。粒系细胞包括原始粒、早幼粒、中幼粒、晚幼粒、杆状核粒、分叶核粒细胞。非特异性颗粒（又称为A颗粒、嗜天青颗粒、嗜苯胺蓝颗粒）从Ⅱ型原始粒细胞开始出现。特异性颗粒从中幼粒细胞开始出现，有中性颗粒、嗜酸性颗粒及嗜碱性颗粒，据此将中幼粒及以下的细胞分为中性粒细胞、嗜酸性粒细胞及嗜碱性粒细胞。

粒系各阶段细胞形态演变规律如下：① 胞体较规则，呈圆形或椭圆形；② 胞核圆形→椭圆形→核一侧呈扁平→肾形→杆状→分叶；③ 胞质中的颗粒从无颗粒→非特异性颗粒出现→特异性颗粒出现→特异性颗粒增多、非特异性颗粒减少→仅存特异性颗粒。

各阶段粒细胞的形态特征如下（见表1-1-1及附录2彩图1）：

1. 原始粒细胞　胞体呈圆形或类椭圆形，直径10～18 μm。胞核较大，约占细胞体积的2/3以上，核染色质呈细沙粒状，均匀排列在同一平面上，无浓集，核膜较模糊。核仁清晰，2～5个，较小。胞质量较少，呈透明天蓝色，绕于核周，无颗粒。

2. 早幼粒细胞　胞体呈圆形或椭圆形，直径12～20 μm。胞核大，核染色质较原始粒细胞粗糙些，核仁可见、模糊或消失。胞质量较多，呈淡蓝色或深蓝色，胞质中含紫红色非特异性的嗜天青颗粒。

3. 中幼粒细胞

（1）中性中幼粒细胞：胞体呈圆形，直径10～18 μm。胞核呈椭圆形或一侧开始扁平，占细胞体积的1/2～2/3，核染色质聚集成索块状，核仁消失。胞质量多，内含中等量、大小较一致、分布均匀的中性颗粒。

（2）嗜酸性中幼粒细胞：胞体呈圆形，直径15～20 μm。胞核与中性中幼粒细胞相似。胞质内充满粗大、分布均匀、排列紧密、橘红色的特异性嗜酸性颗粒。

（3）嗜碱性中幼粒细胞：胞体呈圆形，直径10～15 μm。胞核呈椭圆形，轮廓不清楚，核染色质较模糊。胞质内及胞核上含有排列零乱、数量不多、大小不一的黑色或紫黑色特异性嗜碱性颗粒。

表 1-1-1　各阶段粒细胞的主要辨别依据

粒细胞	形态	辨别依据
原始粒细胞		原始粒与早幼粒的鉴别要点是核染色质细致程度、颗粒有无及多少；早幼粒与中幼粒的鉴别看核染色质细致程度、核仁有无、特异性颗粒是否出现；中性中幼粒与晚幼粒的鉴别要点是特异性颗粒与非特异性颗粒的量、染色质结构、核形变化；中性晚幼粒与杆状核粒细胞的鉴别主要看核形变化；中性分叶核粒细胞核叶间以丝相连；嗜酸性、嗜碱性粒细胞的鉴别主要看胞质内颗粒性质
早幼粒细胞	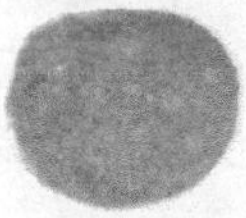	
中幼粒细胞	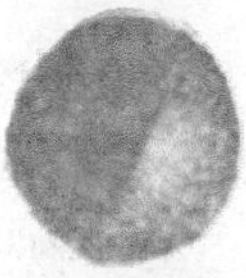	
晚幼粒细胞	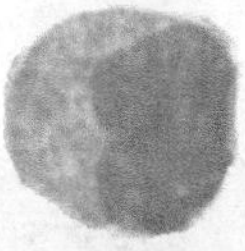	
杆状核粒细胞	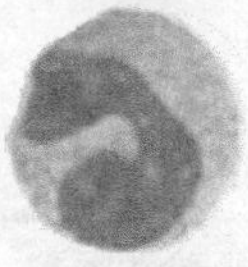	
分叶核粒细胞	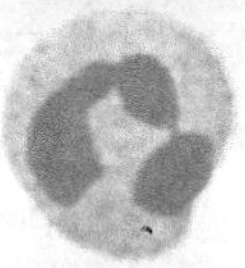	
嗜酸性粒细胞	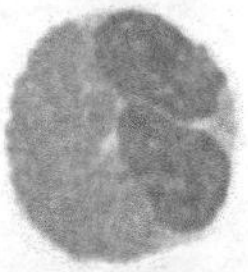	
嗜碱性粒细胞	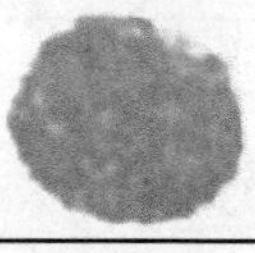	

4．晚幼粒细胞

（1）中性晚幼粒细胞：胞体呈圆形，直径 10～16 μm。胞核明显呈凹陷，但凹陷程度一般不超过核假设直径的一半。核染色质粗糙，排列更紧密。胞质量较多，染成浅红色，充满中性颗粒。

（2）嗜酸性晚幼粒细胞：胞体呈圆形，直径 10～16 μm。胞核位于中央或偏一侧，呈肾形或椭圆形。胞质中充满嗜酸性颗粒。

（3）嗜碱性晚幼粒细胞：胞体呈圆形，直径 10 ~ 14 μm。胞核固缩呈肾形，轮廓较模糊。胞质内及核上含有少量、分布不匀、排列零乱的嗜碱性颗粒。

5. 杆状核粒细胞

（1）中性杆状核粒细胞：胞体呈圆形，直径 10 ~ 15 μm。胞核凹陷程度超过核假设直径的一半，核径最窄处大于最宽处的 1/3，形态弯曲呈带状。核染色质粗糙呈块状，核两端钝圆染成深紫红色。胞质中充满中性颗粒。

（2）嗜酸性杆状核粒细胞：胞体呈圆形，直径 11 ~ 16 μm。胞核与中性杆状核粒细胞相似。胞质中充满粗大的橘红色嗜酸性颗粒。

（3）嗜碱性杆状核粒细胞：胞体呈圆形，直径 10 ~ 12 μm。胞核呈模糊杆状。胞质内含有紫黑色、大小不均、数量较少、排列零乱的嗜碱性颗粒，常覆盖在核上。

6. 分叶核粒细胞

（1）中性分叶核粒细胞：胞体呈圆形，直径 10 ~ 14 μm。胞核呈分叶状，通常分 2 ~ 5 叶。核染色质浓集或呈较多小块。胞质丰富，胞质内布满均匀细小的紫红色中性颗粒。

（2）嗜酸性分叶核粒细胞：胞体呈圆形，直径 11 ~ 16 μm。胞核常分为两叶。胞质内充满粗大的橘红色特异性嗜酸性颗粒。

（3）嗜碱性分叶核粒细胞：胞体呈圆形，直径 10 ~ 12 μm。胞核可分 3 ~ 4 叶或分叶不明显。胞质内嗜碱性颗粒呈紫黑色，大小不一，分布不均，常掩盖在核上。

粒细胞胞质中颗粒的鉴别要点见表 1-1-2。

表 1-1-2　粒细胞胞质中四种颗粒的鉴别要点

鉴别要点	非特异性颗粒	中性颗粒	嗜酸性颗粒	嗜碱性颗粒
大小	较中性颗粒粗大 大小不一	细小 大小一致	粗大 大小一致	最粗大 大小不一
形态	形态不一	细颗粒状	圆形或椭圆形	形态不一
数量	少量或中等量	多	多	不一定、一般不多
色泽	紫红色	淡紫红或淡红	橘红色或暗红	深紫红或深紫黑色
分布	分布不一、可覆盖核上	均匀	均匀	分布不一、常覆盖核上

【参考区间】

正常成人骨髓中，粒系细胞约占骨髓有核细胞的 40% ~ 60%，以中性中幼粒以下细胞为主。其中原始粒细胞 <2%，早幼粒细胞 <5%，中性中幼粒细胞约 8%，中性晚幼粒细胞约 10%，中性杆状核粒细胞约 20%，中性分叶核粒细胞约 12%，嗜酸性粒细胞 <5%，嗜碱性粒细胞 <1%。

【注意事项】

1. 原始粒细胞分为两型，Ⅰ型即标准传统意义上的原始粒细胞，胞质中无颗粒；Ⅱ型即细胞胞体、胞核、核染色质等特征和传统原始粒细胞相同，但胞质中可有少许细小颗粒（一般 <20 个颗粒）。正常情况下，原始粒细胞按传统分类，而当白血病时原始粒细胞分Ⅰ和Ⅱ

两型。

2. 粒细胞胞质的颜色与染色缓冲液的 pH 值有关:染色偏碱时,胞质颜色偏蓝;染色偏酸时,胞质颜色则偏红。

3. 粒细胞核的染色质粗细与染色深浅相关:染色深时,核染色质显粗糙;染色浅时则显细致些。

4. 大多数成熟嗜碱性粒细胞的胞核结构不太清楚,常难确定为哪个阶段,可统称为成熟嗜碱性粒细胞。但体积小的嗜碱性粒细胞要注意与小淋巴细胞鉴别。

5. 嗜酸性粒细胞胞质中的颗粒在染色佳时呈鲜艳的橘红色,但部分可呈嗜酸、嗜碱性两种反应,染成深褐色或蓝色。有时细胞的胞质中不仅含有嗜酸性颗粒,还含有似嗜碱性样的颗粒,故这类细胞称为双染性嗜酸性粒细胞,多见于幼稚阶段。

6. 画细胞时除了要画出粒系细胞染色质结构、胞质色泽、胞体大小等变化规律外,还应当注意画出 4 种颗粒的特征,即反映出颗粒的颜色、大小、量、分布等不同特征。

【讨论】

1. 粒细胞增多

(1) 原始粒和早幼粒细胞增多:可见于急性粒细胞白血病、急性早幼粒细胞白血病、慢性粒细胞白血病(慢粒,CML)急性变、急性粒-单核细胞白血病等,此时常伴有粒细胞形态异常。

(2) 以形态异常的中性中幼粒细胞增多为主,见于急性粒细胞白血病部分成熟型(M2b);以形态异常的早幼粒细胞增多为主,见于急性早幼粒细胞白血病(M3)。中、晚幼粒细胞显著增生见于慢粒。粒系不同程度增生还见于骨髓增生异常综合征、骨髓增殖性肿瘤等血液病。

(3) 血涂片中性粒细胞增多:见于各种急、慢性感染,尤其是化脓菌感染,某些血液病(如慢粒、慢性中性粒细胞白血病、慢性粒-单核细胞白血病、骨髓增殖性肿瘤等),代谢障碍性疾病(如尿毒症、糖尿病、酸中毒、痛风等),某些药物和毒素的影响(如汞中毒、注射异种蛋白等),严重烧伤,急性失血、大手术后,恶性肿瘤等。

(4) 嗜酸性粒细胞增多:见于变态反应性疾病(如支气管哮喘、变态反应性鼻炎、荨麻疹、血管神经性水肿、血清病和药物反应等)、寄生虫感染(如钩虫、旋毛虫、血吸虫、肺吸虫等)、皮肤病(如湿疹、剥脱性皮炎、银屑病等)、猩红热、某些血液病(慢粒、嗜酸性粒细胞白血病、霍奇金病等)及特发性嗜酸性粒细胞增多综合征等。

(5) 嗜碱性粒细胞增多:见于慢粒、嗜碱性粒细胞白血病、骨髓纤维化、真性红细胞增多症、某些转移癌、系统性肥大细胞增生症、脾切除、深部 X 线照射后等。

2. 粒细胞减少　血涂片中性粒细胞减少见于免疫性中性粒细胞减少症,某些血液病(再生障碍性贫血、阵发性睡眠性血红蛋白尿症、巨幼细胞贫血、某些急性白血病、骨髓增生异常综合征、脾功能亢进等),各种化学、物理因素影响,严重病毒感染,肝硬化等。

【思考题】

粒系细胞的发育规律是什么?

实验三　骨髓红细胞系统形态辨认

【目的】

1. 掌握骨髓中红细胞系统(红系)细胞形态演变规律、各阶段红细胞的形态特征,辨认、划分出各阶段红细胞。

2. 掌握红系细胞与其他系列类似细胞的鉴别要点。

3. 熟悉红系正常细胞与异常细胞形态的鉴别要点。

【原理】

采用骨髓小粒丰富、制片厚薄均匀的涂片,经瑞氏染色后于镜下观察红系各期的形态。

【材料】

基本正常骨髓涂片及缺铁性贫血、溶血性贫血患者的骨髓涂片。

【方法】

首先在低倍镜下选择涂片体尾交界、细胞分布均匀的区域观察,然后转到油镜下仔细辨认各期有核红细胞。

红系细胞按其发育规律如下:原始红细胞(原红)—早幼红细胞(早幼红)—中幼红细胞(中幼红)—晚幼红细胞(晚幼红)—网织红细胞(网织红)—成熟红细胞。可辨认的最早的红系细胞是原始红细胞,通常一个原始红细胞经 4 ~5 次有丝分裂和一系列形态学变化,发育为成熟红细胞,大约历时 3 ~4 天。红细胞发育过程中形态变化的一般规律如下:① 胞体由大变小;② 胞核由大变小,成熟红细胞的核最终消失;③ 胞质的量由少逐渐增多,红细胞中的血红蛋白由无到有,并逐渐增多;④ 细胞分裂能力从有到无。各阶段红细胞的一般形态特征见表 1-1-3 及附录 2 彩图 2。

1. 原始红细胞　正常较少见,胞体呈圆形或椭圆形,直径 15 ~25 μm,胞体边缘常有伪足或称瘤状突起。胞质少,深蓝色(无透明感),无颗粒;胞质边缘着色深,围绕核周着色淡(称为核周带)。胞核较大,呈圆形,常位于细胞中央或稍偏位。核染色质呈紫红色细致颗粒状,且有聚集趋势而排列成网状,较原始粒细胞核染色质粗而密。核仁模糊可见 1 ~4 个。原红与原始粒细胞的鉴别要点见表 1-1-4。

2. 早幼红细胞　胞体呈圆形或椭圆形,直径 15 ~20 μm,部分细胞胞体边缘呈瘤状突起。胞质稍多,呈深蓝色,无颗粒,部分细胞近核处可见淡红色。胞核较大,呈圆形。核染色质常聚集成粗颗粒状,也可浓集成块。核仁模糊或消失。

3. 中幼红细胞　胞体呈圆形,直径 8 ~15 μm。胞核圆形居中,占细胞的 1/2。核染色质凝聚成块状,副染色质明显,如打碎之墨砚感,无核仁。胞质丰富,无颗粒。由于血红蛋白逐渐增多而嗜碱性物质逐渐减少,胞质呈灰蓝、灰红色。

4. 晚幼红细胞　胞体多为圆形,直径 8 ~10 μm。胞质丰富,以灰红或浅红色为主(含丰富的血红蛋白)。胞核较小,无分裂能力,染色质聚集成数个大块或凝聚成黑褐色团块,看不出任何结构,亦称炭核。

5. 网织红细胞　幼红细胞脱核后,胞质内尚留存少量嗜碱性物质(即核糖体),此类嗜碱性物质凝聚成颗粒或连缀成网状结构，须以煌焦油蓝或新亚甲蓝做活体染色方能显示。这种细胞属未完全成熟红细胞（当嗜碱性物质消耗殆尽后才被视为成熟红细胞），尚于骨髓内停留一定的时间，然后再释放入血液。因此，骨髓中的网织红细胞数比外周血高。网织红细胞体积比成熟红细胞要稍大，约 8 ~ 9 μm，此细胞在瑞氏染色涂片中，往往呈嗜多色性。

6. 成熟红细胞　正常红细胞的平均直径约为 7.2 μm，形态呈中央较薄、边缘较厚的双面微凹圆盘状，染色后呈淡红略带紫色，中央部分常淡染。

表 1-1-3　红系各阶段细胞的识别

	原红	早幼红	中幼红	晚幼红
	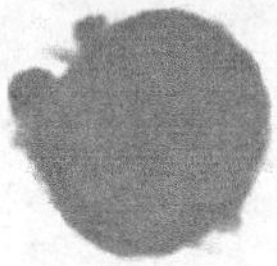		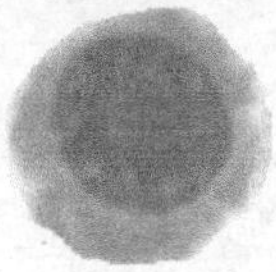	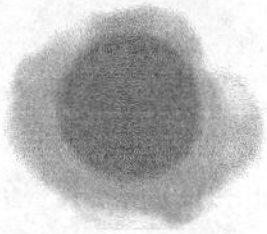
细胞大小	15 ~ 25 μm	15 ~ 20 μm	8 ~ 15 μm	8 ~ 10 μm
胞体形态	常有瘤状突起	可有瘤状突起	圆形	圆形
核形	圆形，常居中	圆形，常居中	圆形，常居中	圆形，居中或偏位
核仁	1 ~ 4 个	模糊或无	无	无
染色质	颗粒状	较粗，局部可见聚集	块状如碎墨块，副染色质明显	固缩成团块状，副染色质可见或无
胞质量	较多	略增多	多	多
胞质颜色	深蓝色，不透明	深蓝色，不透明	灰蓝、灰红色	灰红色或浅红色

表 1-1-4　原始粒细胞与原始红细胞的鉴别要点

鉴别要点	原始粒细胞	原始红细胞
胞体	10 ~ 20 μm	15 ~ 25 μm
胞质	量少，淡蓝色，无颗粒或少许细小颗粒，色泽较均匀	略多，深蓝色，色泽浓厚，不透明，有深浅感，无颗粒，常见有伪足（瘤状突起）
胞核	染色质呈疏松细致、细颗粒状，排列均匀，呈淡紫红色；核仁清晰	染色质呈疏松、粗颗粒状，排列不太均匀，呈紫红色，不均匀着色；核仁较大但模糊

【参考区间】

健康人骨髓中红系细胞约占有核细胞的 20%，以中、晚幼红细胞为主，其中原红 <1%，早幼红 <5%，中、晚幼红约各占 10%。

【注意事项】

1. 可首先观察中幼红细胞，认识红系细胞的形态特征，再进一步辨认各期幼红细胞的特点。

2. 幼红细胞胞质中无颗粒，但有时可见呈蓝色的嗜碱性点彩等形态改变。

3. 观察中幼红细胞胞质颜色时，要与涂片中周围成熟红细胞进行比较，因为涂片染色pH偏酸或偏碱常会影响胞质的着色。

4. 观察有核红细胞的同时，应注意其终末阶段成熟红细胞的大小、中央淡染区是否扩大及胞体形态有无畸形等。

5. 绘出油镜下典型细胞的形态可帮助掌握细胞形态特征。绘图时要勾勒出细胞轮廓，显示胞体大小、染色质结构、颜色等变化规律。

【讨论】

1. 幼红细胞增多

(1) 以原始红和早幼红细胞增多为主：见于红血病、红白血病(M6)、骨髓增生异常综合征(MDS)等。

(2) 以中幼红和晚幼红细胞增多为主：见于各种增生性贫血(如溶血性贫血、急性失血性贫血、巨幼细胞贫血等)、原发性免疫性血小板减少症急性发作期、珠蛋白生成障碍性贫血(地中海贫血)等。

(3) 以晚幼红细胞增多为主：见于缺铁性贫血、慢性再生障碍性贫血等。

2. 幼红细胞减少　见于再生障碍性贫血、纯红细胞再生障碍性贫血、阵发性睡眠性血红蛋白尿症、急性白血病、淋巴瘤、多发性骨髓瘤及肿瘤化疗后等。

3. 成熟红细胞形态改变　正常红细胞形态呈双凹圆盘形，细胞大小均一，平均直径为7.2 μm(直径范围6.7～7.7 μm)；染色为淡粉红色，血红蛋白充盈良好，呈正常色素性；有向心性淡染，中央部位为淡染区，大小约为直径的1/3；胞质内无异常结构。除健康人外，有些贫血患者如急性失血性贫血、部分再生障碍性贫血等也为正常形态红细胞。

(1) 红细胞大小异常

① 小红细胞(microcyte)：指直径小于6 μm的成熟红细胞，健康人偶可见。涂片中出现较多染色过浅、中央淡染区扩大的小红细胞，提示血红蛋白合成障碍，多见于缺铁性贫血、珠蛋白生成障碍性贫血(地中海贫血)等。遗传性球形细胞增多症的小红细胞，其血红蛋白充盈度好，染色深，中心淡染区消失。由于长期慢性感染(炎症)继发的单纯小细胞性贫血，仅有胞体偏小而无淡染区增大。

② 大红细胞(macrocyte)：指直径大于10 μm的成熟红细胞。常见于叶酸和(或)维生素B_{12}缺乏所致的巨幼细胞贫血，表现为幼红细胞内DNA合成不足，不能按时序分裂。当这种幼红细胞脱核之后，即形成大的成熟红细胞，也可见于溶血性贫血、骨髓增生异常综合征(MDS)等。

③ 巨红细胞(megalocyte)：指直径大于15 μm的成熟红细胞。常见于巨幼细胞贫血，MDS时的病态造血不仅能见到巨红细胞，甚至还有直径大于20 μm的超巨大红细胞。

④ 红细胞大小不均(anisocytosis)：指同一患者的红细胞之间直径相差1倍以上。贫血患者常伴有此现象，巨幼细胞贫血时尤为明显，与骨髓造血功能紊乱、造血监控减弱及调控功能失调有关。可通过红细胞分布宽度(RDW)数值指标反映出来。

(2) 红细胞形状异常

① 球形红细胞(spherocyte)：成熟红细胞直径小于6 μm，细胞着色深，无中央淡染区。

其与正常红细胞的差别在于厚度增大，常超过2 μm，细胞的直径与厚度之比减少至2.4∶1或更小（正常参考值为3.4∶1）。主要见于遗传性球形红细胞增多症，血涂片中此类细胞常超过25%。也可见于自身免疫性溶血性贫血、新生儿溶血病及红细胞酶缺陷所致的溶血性贫血等血涂片中。

② 椭圆形红细胞（elliptocyte）：成熟红细胞呈椭圆形、杆形，两端钝圆，长轴增大，短轴缩短。长度可大于宽度的3～4倍，最大直径可达12.5 μm，横径可为2.5 μm。椭圆形红细胞的形成机制与细胞膜基因异常有关，细胞只有成熟后才会呈现椭圆形。将此种红细胞置于高渗、等渗、低渗溶液或健康人血清内，其椭圆形保持不变，而幼红细胞、网织红细胞，均不呈椭圆形。健康人血液中椭圆形红细胞约占1%，遗传性椭圆形红细胞增多症常超过25%，有时甚至高达75%。巨幼细胞贫血时也易见到椭圆形细胞，缺铁性贫血、骨髓纤维化、镰状细胞贫血时偶见。

③ 靶形红细胞（target cell）：红细胞中央区染色较深，其外围为苍白区域，而在细胞边缘又深染，形如射击之靶心。有的中央与红细胞边缘深染区延伸相连成半岛形或柄状者称不典型靶形细胞。靶形细胞直径可比正常红细胞的稍大，但厚度变薄，因此细胞体积可正常。此种细胞的出现主要是因为红细胞内血红蛋白组成和结构发生变异，其生存时间仅为正常红细胞的一半或更短。常见于各种低色素性贫血，尤其当珠蛋白生成障碍性贫血时常超过20%，也见于阻塞性黄疸、脾切除后等。血涂片制作过程中，涂片未及时干燥固定也可引起红细胞类似形态改变。

④ 口形红细胞（stomatocyte）：成熟红细胞中央苍白区呈扁平状，形似张开的嘴巴或鱼口。此种红细胞膜异常，对Na^+通透性增加，细胞膜变硬，脆性增加，致使细胞生存时间缩短。健康人可偶见此类细胞，但小于4%。常见于遗传性口形红细胞增多症，常大于10%。也见于小儿消化系统疾患引起的贫血、酒精中毒、某些溶血性贫血及肝病患者等。

⑤ 镰形红细胞（sickle cell）：成熟红细胞外形呈镰刀状、线条状，或呈“L”“S”“V”形等。其形成机制是红细胞所含异常血红蛋白S（HbS），在缺氧情况下溶解度降低，形成长形或尖形的结晶体，致使细胞膜变形。检查镰形红细胞需先将血液制成湿片，然后加入还原剂如偏亚硫酸钠后观察。普通血涂片中出现的镰形红细胞可能是在脾、骨髓或其他脏器的毛细血管中由于缺氧而变形的红细胞。镰状细胞贫血（HbS-S，HbS-C）患者在缺氧条件下，可产生大量镰形红细胞。

⑥ 棘形红细胞（acanthocyte）：成熟红细胞表面有针状或指状突起，其间距不一，突起的长度和宽度不等，突起的尾端略圆。多见于遗传性或获得性β-脂蛋白缺乏症，可高达70%～80%；亦可见于脾切除后、酒精中毒性肝脏疾病、尿毒症。棘形红细胞需注意与皱缩红细胞区分。

⑦ 皱缩红细胞：也称钝锯齿形红细胞（crenated cell，echinocyte），可由制片不当、高渗等原因引起。红细胞边缘呈钝锯齿形，周边突起排列均匀、大小一致，外端较尖。

⑧ 泪滴形红细胞（tear drop cell）：成熟红细胞形如泪滴样或梨形。健康人偶见，常见于骨髓纤维化，其他贫血也可见到。其形成机制尚无定论。

⑨ 裂片红细胞（schistocyte）：为红细胞碎片（cell fragments）或不完整的红细胞，大小不

一,外形不规则。其形成原因是红细胞通过因阻塞而管腔狭小的微血管。健康人血涂片中裂片红细胞小于2%,弥散性血管内凝血(disseminated intravascular coagulation,DIC)、微血管病性溶血性贫血时增多。

⑩ 红细胞形态不整(poikilocytosis):指红细胞形态发生不规则改变,出现各种无规律性的奇异形状,如盔形、豆荚状、梨形、蝌蚪状、麦粒状和棍棒形等。在某些感染或严重贫血时多见,最常见于巨幼细胞贫血。异形红细胞产生的原因尚未明确,可能与化学因素如磷脂酰胆碱、胆固醇和丙氨酸等有关,也有人认为是物理因素所致。

(3) 红细胞染色性质异常

① 低色素性(hypochromic):成熟红细胞的中心淡染区扩大,染色淡薄,甚至有时红细胞仅胞膜周边着色,称为环形红细胞,表明红细胞内血红蛋白含量明显减少。常见于缺铁性贫血、珠蛋白生成障碍性贫血、铁粒幼细胞贫血、某些血红蛋白病等。

② 高色素性(hyperchromic):成熟红细胞中心淡染区消失,整个红细胞着色较深,胞体大,系胞体内血红蛋白含量增高所致,其红细胞平均血红蛋白含量(MCH)增高,常见于巨幼细胞贫血。球形红细胞由于其厚度增加,染色后呈高色素性,但其直径相应缩小,MCH 不增高,见于遗传性球形红细胞增多症。

③ 嗜多色性(polychromatic):成熟红细胞呈淡灰蓝色或灰红色,胞体略大,相当于活体染色的网织红细胞。由于胞质内尚有少量嗜碱性物质 RNA 与血红蛋白并存,因而呈嗜多色性。正常成人外周血中此种细胞占 0.5% ~1.5%。该类红细胞增多提示骨髓的红系造血功能活跃,尤以溶血性贫血和急性失血性贫血显著。

④ 细胞着色不一(anisochromia):指同一血涂片红细胞中,出现染色不一致,即血红蛋白充盈度偏离较大,如同时出现低色素性和正常色素性红细胞,常见于铁粒幼细胞贫血。可通过血红蛋白分布宽度(HDW)数值反映。

(4) 红细胞内异常结构

① 嗜碱性点彩红细胞(basophilic stippling cell):简称点彩红细胞,指在瑞-吉染色条件下,成熟红细胞或幼红细胞的胞质内出现形态不一的蓝灰色点状物(属核糖核酸,RNA),其颗粒多少及大小不一。形成原因可能包括:a. 重金属损伤红细胞膜使嗜碱性物质凝集;b. 红细胞内嗜碱性物质变性;c. 某些原因造成血红蛋白合成过程中原卟啉与亚铁结合受阻,其中以铅的作用最为明显。铅中毒时,点彩红细胞明显增加,因此嗜碱性点彩红细胞计数常作为铅中毒诊断筛选指标。在其他各类贫血中也可见到点彩红细胞,其增加常表示骨髓造血旺盛。健康人血涂片中很少见到嗜碱性点彩红细胞。

② 豪焦小体(Howell-Jolly's body):又称为染色质小体。成熟红细胞或幼红细胞的胞质内含有一个或多个直径约 1 ~2 μm 的暗紫红色圆形小体,为核碎裂或溶解后所残余部分。可见于脾切除术后、脾功能低下、无脾症、脾萎缩、红白血病和某些贫血患者;巨幼细胞贫血时易见到。

③ 卡波环(Cabot ring):在红细胞的胞质中出现的紫红色细线圈状结构,呈环形或“8”字形。其来源有人认为是核膜的残余物,出现此环表示核分裂异常;也有人认为是纺锤体的残余物质(电镜下可见此时形成纺锤体的微细管着色点异常);也有人认为是胞质中脂蛋

白变性所致。卡波环常与豪焦小体并存,可见于白血病、MDS、巨幼细胞贫血、增生性贫血和脾切除后等。

④ 寄生虫:当患者感染疟原虫时,可见红细胞内相应的病原体。

(5) 红细胞排列异常

① 缗钱状排列红细胞(rouleaux formation):由于某种原因,当血浆中纤维蛋白原和球蛋白含量增高时,可使红细胞表面负电荷降低,减弱红细胞之间的排斥力而互相连接如缗钱状。

② 红细胞自凝现象(self-agglutinating):血涂片上红细胞聚集、凝集成堆或成团现象,见于冷凝集素综合征和自身免疫性溶血性贫血。应与涂片较厚引起的红细胞堆积相区别,真正的红细胞自凝在涂片较薄处也存在。

4. 外周血出现有核红细胞(nucleated erythrocyte)　一般情况下,1 周之内婴幼儿血涂片中可见到少量有核红细胞,而成人外周血出现有核红细胞则为病理现象,主要见于溶血性贫血和其他贫血的代偿性释放;此外是造血系统恶性疾患或骨髓转移性肿瘤造成的释放功能紊乱、骨髓纤维化时的髓外造血及脾切除后的监视滤血功能丧失。以溶血性贫血外周出现有核红细胞最为多见。

【思考题】

红系各阶段细胞的基本特点是什么?

实验四　骨髓淋巴细胞系统形态辨认

【目的】

1. 掌握骨髓中淋巴细胞系统(淋系)细胞形态演变规律、各阶段淋巴细胞的形态特征,辨认、划分出各阶段淋巴细胞。

2. 掌握淋系细胞与其他系列形态类似细胞的鉴别要点。

【原理】

采用骨髓小粒丰富、制片厚薄均匀的涂片,经瑞氏染色后于镜下观察淋系各阶段细胞的形态特征。

【材料】

基本正常骨髓涂片,急、慢性淋巴细胞白血病的骨髓或外周血涂片。

【方法】

首先在低倍镜下选择涂片体尾交界、细胞分布均匀的区域观察,然后转到油镜下仔细辨认各期淋巴细胞。正常淋巴细胞包括原始、幼稚、成熟淋巴细胞。各阶段淋巴细胞的形态特征见附录 2 彩图 3。

1. 原始淋巴细胞(原淋)　胞体呈圆形或椭圆形,直径 10 ~ 18 μm。胞核大,位于中央或稍偏一侧,圆形或椭圆形;核染色质细致呈颗粒状,但比原始粒细胞稍粗,排列较匀称;核膜较厚,界限清晰;核仁 1 ~ 2 个。胞质量极少,呈淡蓝色,透明,核周界明显,无颗粒。

2. 幼稚淋巴细胞(幼淋)　胞体呈圆形或椭圆形,直径 10 ~ 16 μm。胞核呈圆形或椭圆形；核仁模糊不清或消失；染色质仍较细致。胞质较少，淡蓝色，偶可见到少许嗜天青颗粒。

3．淋巴细胞

（1）大淋巴细胞：胞体呈圆形，直径 12～15 μm。胞核呈椭圆形，稍偏一侧；核染色质排列紧密而均匀。胞质较多，呈清澈的淡蓝色，可有少量大小不等的嗜天青颗粒。

（2）小淋巴细胞：胞体呈圆形，直径 6～9 μm。胞核呈圆形或有小切迹；核染色质聚集紧密成大块状。胞质量极少，颇似裸核，如可见，呈淡蓝色，一般无颗粒。

【参考区间】

在健康成人骨髓淋巴系统约占有核细胞的 20%，均为成熟淋巴细胞，以小淋巴细胞为主，原始淋巴细胞罕见，幼稚淋巴细胞偶见。

【注意事项】

1．各期淋巴细胞的划分较粒系、红系难，观察时要注意与周围细胞加以比较。原淋要用淋巴细胞白血病的涂片来观察。在急性白血病时，原淋与原始粒细胞有时难以区别。原淋染色质较原始粒细胞粗糙，核仁数较原始粒细胞少。在实际工作中，还可以通过过氧化物酶染色（POX）加以区别。

2．初学者有时会把小淋巴细胞与中幼红细胞、晚幼红细胞混淆，应注意鉴别。

【讨论】

淋巴细胞的异常，可大致分为淋巴细胞恶性增生和良性增生。淋巴细胞恶性增生主要见于急、慢性淋巴细胞白血病及淋巴瘤。淋巴细胞良性增生常见于某些病毒感染，如传染性淋巴细胞增多症，传染性单核细胞增多症，某些细菌感染如百日咳、结核所致的淋巴细胞型类白血病反应。

【思考题】

淋巴细胞如何与中、晚幼红细胞鉴别？

实验五　骨髓单核细胞系统形态辨认

【目的】

1．掌握骨髓中单核细胞系统（单核系）细胞形态演变规律及如何划分各期单核细胞，辨认出各阶段单核细胞。

2．掌握单核系细胞与其他系列形态类似细胞的鉴别要点。

【原理】

采用骨髓小粒丰富、制片厚薄均匀的涂片，经瑞氏染色后于镜下观察单核系细胞。

【材料】

基本正常骨髓涂片，急性单核细胞白血病骨髓或外周血涂片等。

【方法】

在低倍镜下选择涂片体尾交界、细胞分布均匀的区域观察，然后转到油镜下仔细辨认各期单核细胞。单核系细胞包括原始、幼稚和成熟单核细胞（见附录 2 彩图 4）。

1．原始单核细胞（原单）　胞体呈圆形或椭圆形，直径 15～25 μm。胞核较大，呈圆形、类圆形。核染色质纤细，呈疏松网状，较大且清楚的核仁 1～3 个。胞质较丰富，灰蓝色，不透明毛玻璃状，可有空泡，颗粒无或少许，有时可见伪足状突出。

2. 幼稚单核细胞（幼单） 胞体呈圆形、不规则形，直径 15～25 μm。胞核呈圆形或不规则形，呈扭曲折叠状。核染色质较原始单核细胞粗糙，呈疏松丝网状，无核仁。胞质较多，灰蓝色，伴细小染紫红色的嗜天青颗粒。

3. 单核细胞 胞体呈圆形或不规则形，直径 12～20 μm。胞核形态不规则并有明显的扭曲折叠。核染色质较细致，疏松呈丝网状或条索状。胞质丰富，染灰蓝色和淡粉红色，胞质内可见细小、分散均匀的灰尘样紫红色嗜天青颗粒。单核细胞与中性中幼粒细胞的鉴别要点见表 1-1-5。

表 1-1-5 单核细胞与中性中幼粒细胞的鉴别要点

鉴别要点	单核细胞	中性中幼粒细胞
胞体	圆形或不规则形，可见伪足	圆形，较规则
胞质	灰蓝色，半透明，含少数散在粉尘样的嗜天青颗粒，可见空泡	淡红或淡蓝色，透明，含中等量、大小较一致的特异性中性颗粒
胞核	不规则，可呈肾形、马蹄形、“S”形或分叶形，有明显的扭曲、折叠，染色质疏松呈粗网状	呈椭圆形或一侧开始扁平，可出现凹陷，染色质聚集成索块状

【参考区间】

在正常成人骨髓涂片中，成熟单核细胞 <4%，原始单核细胞罕见，幼稚单核细胞偶见。

【注意事项】

在急性白血病时，骨髓增生的原始细胞有时很难辨认是原粒、原淋还是原单，需借助细胞化学染色、流式细胞术进行鉴别。

【讨论】

单核细胞的恶性增生主要见于急性单核细胞白血病、急性粒-单核细胞白血病、慢性粒-单核细胞白血病、慢粒急单变等。单核细胞良性增生常见于活动性结核病、疟疾及粒细胞缺乏症等。

【思考题】

单核系细胞的发育规律是什么？

实验六 骨髓巨核细胞系统形态辨认

【目的】

1. 掌握骨髓巨核系统（巨核系）细胞形态演变规律。
2. 低倍镜下辨认巨核细胞，油镜下划分出各阶段巨核细胞。
3. 掌握血小板的形态特征和分布规律。

【原理】

采用骨髓小粒丰富、制片厚薄均匀的涂片，经瑞氏染色后于镜下观察巨核系各阶段细胞。

【材料】

大致正常的骨髓涂片,原发性免疫性血小板减少症(ITP)骨髓涂片。

【方法】

首先在低倍镜下选择片尾、细胞分布均匀的区域观察,找到巨核细胞后转到油镜下仔细辨认。正常巨核细胞包括原始、幼稚、颗粒型、产血小板型和裸核型巨核细胞(见附录2彩图5)。

1. 原始巨核细胞(原巨) 胞体较大,呈圆形或不规则形,直径15~30 μm。胞核较大,呈圆形或不规则形。核染色质呈粗网状,排列较紧密,核仁2~3个。胞质量较少,着色不均匀,边缘不规则呈深蓝色,无颗粒,核周呈浅蓝色。

2. 幼稚巨核细胞(幼巨) 胞体明显增大,外形常不规则,直径30~50 μm。胞核呈不规则形,有重叠或扭转。核染色质排列紧密呈粗颗粒状或小块状,核仁常无。胞质量增多,呈蓝色或浅蓝色,近核处染成淡蓝色或浅粉红色,可见少量嗜天青颗粒。

3. 颗粒型巨核细胞(颗粒巨) 胞体甚大,直径40~70 μm,有时可达100 μm,形态呈不规则状。胞核较大,不规则。核染色质粗糙呈团块状排列紧密,无核仁。胞质极丰富,染成粉红色,可夹杂有蓝色,胞质内含有大量细小、分布较均匀的紫红色颗粒,常聚集成簇,但无血小板形成。

4. 产血小板型巨核细胞(产板巨) 胞体巨大,胞核不规则,直径40~70 μm,有时可达100 μm。胞核呈高度分叶状;核染色质呈团块状。胞质染成均匀粉红色,胞质内充满大小不等、紫红色的颗粒或血小板。胞膜模糊,多呈伪足状,其内侧及外侧常伴有血小板的聚集。

5. 裸核型巨核细胞(裸核巨) 产血小板型巨核细胞的胞质解体后,释放出大量血小板,仅剩下一胞核,故称之为裸核。

6. 血小板 胞体很小呈星形、椭圆形、逗点状或不规则形,直径约2~4 μm。胞质染成浅蓝色或淡红色,中心区域有细小紫红色颗粒,但无细胞核。

【参考区间】

在1.5 cm×3.5 cm骨髓涂片上可见7~35个不同阶段的巨核细胞。原巨0~5%,幼巨0~10%,颗粒巨10%~50%,产板巨20%~70%,裸核巨0~30%,血小板较易见,呈单个或小堆状存在。

【注意事项】

1. 骨髓液要避免凝固,避免被血液稀释。

2. 观察时首先要在低倍镜下浏览整个涂片,了解巨核细胞的增生情况。还要在油镜下了解血小板的形态和分布。

【讨论】

巨核细胞增多,见于原发性免疫性血小板减少症(ITP)、骨髓增生性肿瘤(包括原发性血小板增多症、真性红细胞增多症、慢粒等)、急性巨核细胞白血病、MDS等;巨核细胞减少或缺如见于急、慢性再生障碍性贫血,PNH,急性白血病等。

有些药物或化学物质中毒及放射病等也可致巨核细胞减少。

【思考题】

在疑似哪些疾病时应进行巨核细胞分类计数？

实验七　骨髓浆细胞系统形态辨认

【目的】

1. 掌握各阶段浆细胞的形态特征，辨认、划分出各阶段浆细胞。

2. 掌握浆细胞系与其他系列形态类似细胞的鉴别要点。

【原理】

采用骨髓小粒丰富、厚薄均匀、浆细胞易见的涂片，经瑞氏染色后于镜下观察浆细胞形态。

【材料】

大致正常骨髓涂片，多发性骨髓瘤的骨髓涂片。

【方法】

首先在低倍镜下选择涂片体尾交界、细胞分布均匀的区域观察，然后转到油镜下仔细辨认各期浆细胞。正常浆细胞包括原始、幼稚和成熟浆细胞（见附录2彩图6）。

1. 原始浆细胞　胞体呈圆形或椭圆形，直径14～18 μm。胞核圆形，占细胞的2/3以上。核染色质呈粗颗粒网状，核仁2～5个。胞质量多，染深蓝色，不透明。核周较淡染，无颗粒。

2. 幼稚浆细胞　胞体多呈椭圆形，直径12～16 μm。胞核呈圆形或椭圆形，占细胞1/2。核染色质粗糙紧密开始聚集，染深紫红色，核仁消失。胞质量较多，染成深蓝色，不透明。核周有淡染区域，有时可见到空泡及少数嗜天青颗粒。

3. 浆细胞　胞体呈圆形或椭圆形，直径8～15 μm。胞核明显缩小，圆形，占细胞1/3以下，偏于细胞一侧。核染色质浓密呈粗凝块状，常排列成车轮状，无核仁。胞质丰富，染成蓝色或红蓝相混的蓝紫色，有的呈紫丁香花色，有泡沫感，有时出现较多空泡。核周常有明显的淡染区，偶见少数嗜天青颗粒。

【参考区间】

在健康成人骨髓中成熟浆细胞<2%，原始浆细胞罕见，幼稚浆细胞偶见。

【注意事项】

1. 浆细胞在形态上有时要与成骨细胞、幼红细胞和淋巴细胞等区别。观察浆细胞时，要抓住浆细胞大多呈彗星状及胞质中的空泡或泡沫感等特点。

2. 多发性骨髓瘤时浆细胞异常增生，称为骨髓瘤细胞。要在掌握成熟浆细胞形态特征后再观察骨髓瘤细胞。

【讨论】

大致正常骨髓涂片浆细胞很少。浆细胞肿瘤性增生主要见于多发性骨髓瘤。骨髓瘤细胞形态异常，易见双核、核分裂异常的巨大瘤细胞，可见胞质含嗜酸性包涵体、大量空泡或排列似葡萄状浅蓝色空泡的细胞。浆细胞的良性增生见于再生障碍性贫血、粒细胞缺乏症、结缔组织病、某些慢性感染和某些寄生虫感染(如疟疾)等。

【思考题】

正常浆细胞与骨髓瘤细胞如何鉴别?

实验八　骨髓其他细胞形态辨认

【目的】

掌握骨髓常见其他细胞如组织细胞、肥大细胞、吞噬细胞、成骨细胞、破骨细胞、脂肪细胞等形态特征并能正确鉴别与之形态相似的各类细胞。

【材料】

再生障碍性贫血、白血病化疗后、嗜血细胞综合征及其他原因所致的非造血细胞增多骨髓涂片。

【方法】

瑞氏染色后于镜下观察骨髓中上述细胞的形态。上述细胞少见,有些细胞如破骨细胞、脂肪细胞等特点突出,可在低倍镜下浏览,然后转到油镜下仔细辨认。一些非造血细胞的形态见附录2彩图7。

1. 组织细胞　呈不规则形或长椭圆形,长轴直径可达20~50 μm以上,边缘多不整齐。胞核常呈椭圆形,核染色质粗网状,常有1~2个较清晰的核仁。胞质较丰富,淡蓝色,有少许紫红色颗粒,有时含有吞噬成分,包括色素颗粒、脂肪滴、血细胞、细菌等。

2. 肥大细胞(又称组织嗜碱细胞)　形态多样,常见蝌蚪形、梭形,也可见椭圆形、圆形等。胞体直径12~20 μm。胞核较小、圆形,常有颗粒覆盖,核染色质呈块状,无核仁。胞质较丰富,充满深紫红色大小一致、排列紧密的粗大圆形颗粒。颗粒可突出到胞质边缘,胞体周围可见淡紫红色的晕。颗粒特别致密时整个细胞呈黑色,易被误为异物。

3. 吞噬细胞　即胞质含有吞噬物的一组细胞的总称,涉及单核细胞、组织细胞、粒细胞、内皮细胞、纤维细胞等。胞体形态、大小极不一致,胞核呈圆形、椭圆形或不规则形。常见一个核,有时见双核、多核,核常位于细胞一侧。核染色质疏松,核仁有或无。胞质多少不一,淡蓝色,常有空泡,并有各种吞噬物。吞噬物包括色素、颗粒、有核细胞、红细胞、血小板、炭核、细菌等。

4. 成骨细胞　胞体较大,呈长椭圆形或不规则形,直径20~40 μm,常多个细胞成簇分布,胞体边缘可呈云雾状。胞核呈椭圆形或圆形,常偏于一侧,染色质粗网状,有1~3个较清晰的核仁。胞质丰富,深蓝色或淡蓝色,常有空泡,离核较远处可见椭圆形淡染区,偶见少许紫红色颗粒。成骨细胞与浆细胞有时较难辨认,其鉴别要点见表1-1-6。

5. 破骨细胞　骨髓中胞体巨大的多核细胞,直径60~100 μm,形态不规则,边缘清楚或不整齐。胞核数常较多,一至数十个,核型彼此孤立,形态相似,椭圆形或圆形,染色质呈粗网状,有1~2个较清晰的核仁。胞质极丰富,淡蓝色、淡红色或红、蓝色相间,胞质中有大量细小淡紫红色颗粒,可伴粗大紫红色颗粒。破骨细胞有时需要与巨核细胞鉴别,见表1-1-7。

6. 脂肪细胞　由组织细胞摄取脂肪滴形成。胞体直径 30 ~ 50 μm，呈圆形或椭圆形，胞膜易破裂致边缘不完整。胞核较小，形态不规则，常偏于一侧，染色质致密，无核仁。胞质丰富，淡蓝色，充满大量大小不一的脂肪空泡。

7. 退化细胞及涂抹细胞　细胞衰老退化后形成退化细胞，主要表现为核溶解、核固缩。但是涂片中核溶解的退化细胞多数是由于推片时使细胞破碎所致，其特点是胞体较大，胞膜不完整，胞核也较大，核膜不完整，核染色结构不清楚或呈无结构的均匀状，胞核浅染。只有核或无胞质的细胞称为涂抹细胞。

表 1-1-6　成骨细胞与浆细胞的鉴别要点

鉴别要点	成骨细胞	浆细胞
胞体大小	直径 20 ~ 40 μm	直径 8 ~ 15 μm
胞体形态	长椭圆形或不规则形，边缘常清楚或云雾状	圆形或椭圆形
胞质	丰富（较浆细胞多），呈深蓝色或淡蓝色	丰富，呈深蓝色或偶呈红色
核染色质	粗网状	块状
核仁	常有，1 ~ 3 个	常无
核旁淡染区	距核较远处，呈椭圆形	近核，呈半月形
存在方式	常成堆，有时单个散在	常单个分散，有时成堆

表 1-1-7　破骨细胞与巨核细胞的鉴别要点

鉴别要点	破骨细胞	巨核细胞
胞核	圆形或椭圆形，1 ~ 100 个，彼此孤立，核间无核丝相连	不规则，核常分叶，且常有重叠，核分叶数不易区分
核染色质	粗网状	条状或粗块状
核仁	较清楚，每个核常含 1 ~ 2 个	无
胞质颗粒	大量较细小或粗大的紫红色颗粒	大量较细小、大小一致的紫红色颗粒

【注意事项】

健康人骨髓中上述细胞比例不高，且其胞体一般较大，可先在低倍镜下的片尾寻找，找到疑似细胞后再转至油镜下辨认。有时组织嗜碱细胞中的嗜碱性颗粒密集，染色后整个细胞呈紫黑色，易被误认为杂质，须仔细观察细胞胞体边缘，可观察到胞质中密集分布的颗粒。

【讨论】

上述非造血细胞常是骨髓标本的标志。再生障碍性贫血骨髓小粒中非造血细胞增多，可以通过骨髓小粒观察。

【思考题】

骨髓中有哪些非造血细胞？

（陈秀芳　尹　红）

第二章　血涂片细胞分析和骨髓细胞学检查

当造血系统异常或某些局部及全身因素影响到造血系统时，外周血细胞和骨髓细胞的组成、数量、形态和功能都可能出现异常。通过对血涂片、骨髓涂片进行细胞分类计数、形态观察并结合病情和其他检查进行分析，对疾病的诊断和鉴别诊断有重要价值。骨髓细胞学检查又称为骨髓象检查。

实验九　血涂片细胞分析

血涂片细胞分析常能为血液病或血液系统相关疾病的诊断提供线索，是血液病及相关疾病实验室检测的首要环节。血涂片分析同骨髓象检查相互参照，有助于疾病的诊断和鉴别诊断。目前，临床常以“血涂片细胞分析”开具申请单进行该项检查。在骨髓细胞学检查时也可同时进行血涂片细胞分析。

【目的】

掌握血涂片细胞分析的基本方法。

【材料】

健康成人外周血涂片，缺铁性贫血、巨幼细胞贫血外周血涂片，各种髓系、淋系肿瘤外周血涂片，传染性单核细胞增多症外周血涂片等。涂片经瑞氏染色。

【方法】

1. 低倍镜下观察血涂片制备、染色是否满意，浏览全片，以便观察有无明显异常的细胞、寄生虫等。

2. 油镜下分类计数至少100个白细胞，分别报告各类白细胞所占比例，描述其染色状况、细胞形态等。观察中尤其注意：

（1）白细胞：有无幼稚细胞，有无异型淋巴细胞。中性粒细胞有无发育异常的形态学改变（病态造血），如巨幼样改变；大小不均；核分叶异常，如核分叶过多及过少、核变性等；胞质颗粒异常，如颗粒中毒、颗粒减少或消失；空泡变性。要注意有无异常单核细胞，有无嗜酸性粒细胞及嗜碱性粒细胞增多，有无寄生虫等。

（2）红细胞：观察成熟红细胞大小、形态及染色等情况。注意红细胞有无大小不均；有无形态改变如裂细胞、泪滴状红细胞、球形红细胞等；红细胞有无排列异常，如缗钱状排列；有无红细胞染色异常，如低色素、高色素、嗜多色性等；红细胞中有无异常结构，如嗜碱性点彩颗粒、Howell-Joll小体、Cabot环等。

3. 如外周血涂片出现幼红细胞，则按分类100个白细胞过程中见到多少个有核红细胞的数量来报告，并注明其属于何阶段。

4. 观察血小板数量及颗粒，描述其形态大小、分布和聚集性。注意有无巨核细胞碎片。

5. 注意有无寄生虫及其他异常细胞。

【参考区间】

健康成人外周血白细胞分类计数参考区间见表1-2-1。涂片中应无幼稚细胞，一般无异型淋巴细胞；中性粒细胞无巨幼样变，核分叶多为3～4叶，颗粒大小均匀，无粗大深染颗粒；红细胞大小较一致，无形态和染色异常；血小板散在多见，无形态异常。

表1-2-1　健康成人外周血白细胞分类计数参考区间

白细胞类型	比值	百分率(%)	绝对值($\times10^9$/L)
中性杆状核粒细胞(Nst)	0.01～0.05	1～5	0.04～0.50
中性分叶核粒细胞(Nsg)	0.50～0.70	50～70	2.00～7.00
嗜酸性粒细胞(E)	0.005～0.050	0.5～5	0.05～0.50
嗜碱性粒细胞(B)	0～0.01	0～1	0～0.10
淋巴细胞(L)	0.20～0.40	20～40	0.80～4.00
单核细胞(M)	0.03～0.08	3～8	0.12～0.80

【注意事项】

1. 要保证涂片和染色质量。

2. 分析过程中要首先在低倍镜下浏览全片。

【讨论】

血细胞分析仪可提供血液细胞检验的形态学信息，但不能完全取代血涂片显微镜分析。仪器分析显示异常或报警时，应进行血涂片细胞分析。当临床怀疑血液病或医生提出申请时，无论血液分析仪五分类计数结果如何，均应进行血涂片细胞分析。

（王洪建）

实验十　骨髓象检查

骨髓象检查对多种血液病及其他疾病有诊断和鉴别诊断价值。对骨髓细胞形态的辨认是骨髓象检查的基础。本实验主要学习骨髓象检查的方法和分析健康成人的骨髓象。

【目的】

1. 掌握骨髓涂片的制备方法及骨髓细胞形态学检查的步骤、方法及内容。

2. 掌握健康成人骨髓象的特点，掌握骨髓象检查报告单的书写方法。

【材料】

大致正常骨髓涂片。

【方法】

1. 判断骨髓涂片的质量，确定是否能用于骨髓象分析。

(1) 了解骨髓取材部位:成人骨髓取材部位一般在髂后、髂前上棘,其次为胸骨、棘突或局部病灶部位。2岁以下小儿可穿刺胫骨。较大儿童的穿刺部位与成人相同。穿刺部位不同的细胞成分可有差异。若遇取材不佳或干抽,可换部位取材。再生障碍性贫血患者,骨髓造血呈"向心"分布,以胸骨穿刺为最佳,棘突次之,髂骨最差。

(2) 评价取材和涂片质量:骨髓象分析需提供3~5张骨髓涂片,若须进行细胞化学检查时,可再推3~5张涂片。送检骨髓涂片时,应同时提供血涂片。骨髓涂片不宜太厚,头、体、尾应分明。涂片后迅速挥干,以免细胞变形。取材良好的骨髓,涂片片膜粗糙,并易见骨髓小粒,可见脂肪滴。显微镜下观察,可见到骨髓的特有细胞,如巨核细胞、浆细胞、组织细胞、组织嗜酸细胞、组织嗜碱细胞、破骨细胞、成骨细胞等。骨髓中中性杆状核粒细胞与中性分叶核粒细胞的比值大于外周血中比值。

(3) 判断骨髓涂片能否用于分析:骨髓取材失败或制片质量很差的涂片不能用于骨髓象分析。取材失败是由于骨髓液被稀释或干抽。骨髓部分稀释时骨髓小粒、油滴少或不见,骨髓特有的细胞也少,有核细胞少。完全稀释时无任何骨髓成分,与血涂片一样。干抽是指非技术错误或穿刺位置不当而抽不出骨髓液或只抽到少量血液。骨髓干抽可见于以下情况:骨髓增生低下,骨髓细胞太少,造血组织被脂肪组织取代,如再生障碍性贫血;骨髓纤维化;骨髓细胞极度增生,如慢粒、骨髓转移瘤等。骨髓涂片太厚或明显不均匀、染色太深或太浅的标本均不宜用于骨髓象检查。染色时间的长短与气温、染料的性质有关。若染色过浅,可于涂片干燥后重染;染色太深或有沉渣,可尝试干燥后滴加甲醇或乙醇数滴,立即冲洗脱色。

2. 骨髓涂片检查方法

(1) 肉眼观察:选择涂膜颜色、厚薄、骨髓小粒等适宜的骨髓涂片进行观察。

(2) 低倍镜观察

① 判断取材、涂片、染色是否满意:满意的骨髓涂片应薄厚适宜、细胞分布均匀、有核细胞着色清晰。取材良好的骨髓涂片,镜下可见到骨髓小粒,有骨髓特有的细胞。涂片适当的骨髓涂片,镜下可见细胞均匀分散排列,无重叠现象。染色满意的骨髓涂片,镜下细胞核、浆分明,颗粒清晰,无沉渣杂质。

② 判断骨髓增生程度:通常借助骨髓涂片中成熟红细胞与有核细胞之比来判断骨髓增生情况,并将其分为五级,见表1-2-2。

表1-2-2 骨髓有核细胞增生程度的判断

增生程度	成熟红细胞:有核细胞	有核细胞均数(高倍镜视野)	常见原因
增生极度活跃	1:1	>100	急、慢性白血病等
增生明显活跃	10:1	50~100	各种白血病、增生性贫血等
增生活跃	20:1	20~50	正常骨髓、某些贫血等
增生减低	50:1	5~10	某些造血功能低下性疾病
增生极度减低	200:1	<5	急性再生障碍性贫血

③ 估计巨核细胞系增生情况：于低倍镜下逐一视野浏览计数全部片膜内的巨核细胞数。巨核细胞数量变化较大，如将骨髓膜标准化为 1.5 cm×3.0 cm（4.5 cm^2），则参考值为 7～35 个。

④ 注意涂片上、下两缘及片尾处有无体积较大或成堆出现的特殊细胞，如 Gaucher 细胞、Niemann-Pick 细胞及转移癌细胞等。

（3）油镜观察：在用低（高）倍镜进行全面观察的基础上，寻找细胞分布均匀的部位（一般位于涂片体尾交界处），然后转换油镜观察，其目的是按顺序寻找 200～500 个有核细胞，观察其形态结构特征，最后做出所属细胞种类和所处阶段的判断。

① 浏览涂片：先浏览该涂片上各类细胞的形态学特征，看是否容易识别，得出初步诊断意见，再选择体尾交界处进行细胞分类。

② 计数的部位：应选择厚薄合适，细胞分布均匀，细胞核、浆及颗粒清楚，背景清晰无杂质的部位进行分类计数，一般位于体尾交界处。尾部的细胞常体积大、易变形，且破碎者易见；厚的部位细胞体小、结构模糊不清，易误判。

③ 计数的顺序：细胞分类要有一定顺序，避免重复计数。可从右到左、从上到下，呈“S”形走势。

④ 有核细胞分类计数：计数的细胞包括除巨核细胞、破碎细胞或退化细胞、分裂象以外的所有有核细胞。要求计数 200～500 个有核细胞；一般对巨核细胞单独进行计数和分类。按各细胞的种类、发育阶段分别记录，并计算出百分比值。白血病细胞形态不典型、不易识别时，可先行组织化学染色协助诊断，然后再进行细胞分类。如有的标本形态学不典型时，可先分类，再结合临床综合分析，描述骨髓细胞形态学特征。由于多种因素，可能引起某些细胞的变异，因而不能将其归入某个系统，这类细胞可记录在分类不明栏内，但数量不宜过多。分裂细胞和退化细胞过多时应单独记录。

⑤ 骨髓细胞形态观察：分类计数的同时应做形态观察，包括细胞大小、形态；核大小、形态、染色质结构；核仁数量、大小、形态、染色；胞质着色深浅，胞质量的多少，胞膜是否完整，特异性颗粒有无增多或减少，有无特殊颗粒、空泡、小体及包涵体等；核浆比例及发育是否平衡（有无老核幼浆或幼核老浆的现象），有无巨幼样变、退行性改变，核分裂象是否增多等。

成熟粒细胞应观察有无核分叶过多或过少及胞质颗粒改变；成熟红细胞应观察有无大小不均、巨红细胞或大红细胞，有无中心淡染区扩大或浓染，有无嗜多色性、点彩、Howell-Jolly 小体及卡波环等。

巨核细胞系应注意观察有无小巨核细胞、巨核细胞产血小板情况、血小板的数量，有无不规则或畸形血小板，并注意血小板的着色、聚集性及颗粒变化等。

应注意非造血细胞，如组织细胞、内皮细胞、浆细胞、组织嗜碱细胞等的数量和形态的变化。如有特殊细胞应加以描述。注意观察有无疟原虫、黑热病小体、弓形体等。

（4）填写骨髓象报告单：填写骨髓检查报告单是骨髓涂片观察者对所观察到的结果深入分析，并提出诊断意见的过程。骨髓象报告单的填写大致分为两个步骤，一是填写数据并计算，二是描述和分析。后者要用简明扼要的语言突出重点。

① 填写数据并计算：计算已记录的各系列各发育阶段细胞的百分率并填入骨髓报告单相应栏目，计算粒红比值（G∶E），即各阶段粒系细胞和幼红细胞百分率之比。疑似巨核系统疾病时，可将低倍镜和油镜检查相结合分类计数各阶段巨核细胞。

② 描述和分析：a. 填写标本的一般信息，即患者的姓名、年龄、门诊或住院号、疑似或初步诊断、取材部位、标本编号等。b. 填写对取材、涂片、染色的评价，采用“良好”“尚可”“不佳”三级标准。c. 描述骨髓有核细胞的增生程度和粒红比值。d. 分别描述各系细胞的情况。对于大致正常骨髓象，一般根据细胞比率按粒系、红系、淋系、其他细胞及巨核细胞的顺序，简要说明各系细胞比率、形态有无异常。描述红系时应同时描述成熟红细胞，描述巨核细胞时要同时描述血小板。对异常骨髓象，一般先描述异常系列的细胞，如缺铁性贫血先描述红系，急性淋巴细胞白血病时先描述淋系。e. 报告血涂片检查结果。f. 报告血液和骨髓细胞化学染色结果。g. 填写诊断意见，综合骨髓象、血象，结合临床资料，客观地提出细胞学诊断意见或可供临床参考的意见。

诊断意见一般有以下几种：

a. 做出肯定性诊断，如骨髓象、血象细胞学特征和临床表现均典型即可做出肯定性诊断，如各型白血病、巨幼细胞贫血、多发性骨髓瘤、恶性组织细胞病、骨髓转移瘤等。

b. 做出支持性诊断，如骨髓象、血象改变可以解释临床表现时即可提出支持性意见，如支持缺铁性贫血、再生障碍性贫血、粒细胞缺乏症等。

c. 做出排除性诊断，如骨髓象、血象所见与临床诊断不符时可提出否定性意见以排除某些诊断。

d. 骨髓象、血象确有某些改变，但对临床表现提不出支持或否定性意见时，可描述其特点，并尽可能地提出进一步检查的建议供临床参考，必要时追踪观察。

骨髓象报告单为含一幅或多幅彩色细胞图片的图文报告，一式两份，其中一份发给临床，另一份随同骨髓检查申请单及检验标本一并存档妥善保存以供复查、研究及教学使用。

【参考区间】

由于正常骨髓内各细胞系及其各阶段百分率范围较大，因此凡分类符合下列情况者均可视为正常骨髓象。

1. 骨髓有核细胞　增生活跃，粒红比值为（2～4）∶1。

2. 粒细胞系　占有核细胞约1/2（40%～60%），原始粒细胞＜2%，早幼粒细胞＜5%，以下阶段依次增多，但分叶核少于杆状核。嗜碱性粒细胞＜1%，嗜酸性粒细胞一般＜5%。细胞大小、形态、染色基本正常。

3. 红细胞系　占全部有核细胞20%，原始红细胞一般＜1%，早幼红细胞＜5%，中、晚幼红细胞各约为10%。幼稚和成熟红细胞无形态异常。

4. 淋巴细胞系　占全部有核细胞20%，小儿可达40%。主要是成熟淋巴细胞。

5. 单核细胞系、浆细胞系　单核细胞一般＜4%，浆细胞一般＜2%，通常都是成熟阶段。

6. 巨核细胞系　在1.5 cm×3 cm骨髓涂膜面积上，巨核细胞数为7～35个，主要为颗粒型和产血小板型巨核细胞。血小板散在多见，可见小簇分布，无异常和巨大血小板。

7. 其他细胞　如组织细胞、组织嗜碱细胞、巨噬细胞等可少量存在。虽然它们各占百分率很低，但却均为骨髓成分的标志。无其他异常细胞及寄生虫。

8. 核分裂细胞　不易见到，仅约为1‰。

9. 成熟红细胞　大小、形态、染色大致正常。

【注意事项】

1. 确认细胞不能仅凭个别特点下结论，应综合细胞大小、形态、核质比例、核的形状、染色质结构、核仁、胞质的着色和颗粒等多方面综合分析判断。

2. 各系统的原始细胞虽各有特征，但极为相似，难以鉴别，除应做相应的细胞化学染色协助区别外，也可根据伴随出现的幼稚细胞或后代细胞，推测原始细胞的归属。急性白血病时，注意观察伴随出现的幼稚细胞和成熟细胞，并结合细胞化学染色、血象的细胞形态等综合分析。

3. 介于两个阶段之间的细胞，无论其来源如何，一般应统一按成熟方向的下一阶段计算。

4. 特殊情况下，光学显微镜下个别介于两个系统之间的细胞甚难鉴别，此时可采用大数归类法。如介于淋巴细胞与红细胞之间的细胞可归为红细胞；介于浆细胞与幼稚红细胞之间的细胞，亦可归于红细胞。若确诊为淋巴细胞白血病、红白血病或浆细胞性白血病时，则应将这些细胞随确诊的类型划分其归属。

5. 如遇难以确定类型的细胞，可列为“分类不明细胞”，或通过细胞化学染色、骨髓病理、电镜或集体读片等方法确定类别，或可做形态学描述、照相记录、动态观察等，以待进一步明确，但“分类不明细胞”不宜过多。

6. 应同时做血涂片细胞分析。骨髓象结合血象检查结果综合分析、相互对照可协助诊断。

【讨论】

1. 骨髓象检查的主要临床应用

(1) 诊断造血系统疾病：骨髓象检验对各种类型白血病、再生障碍性贫血、巨幼细胞贫血、恶性组织细胞病、戈谢病、尼曼-匹克病、海蓝色组织细胞增生症、多发性骨髓瘤具有诊断价值，也常通过复查骨髓象来评价疗效或判断预后。

(2) 协助诊断某些疾病：如各种恶性肿瘤的骨髓转移、淋巴瘤的骨髓浸润、骨髓增殖异常综合征、骨髓增生性疾病、缺铁性贫血、溶血性贫血、脾功能亢进和原发性免疫性血小板减少症。

(3) 提高某些疾病的诊断率：利用骨髓液检验疟原虫、黑热病原虫，红斑狼疮细胞及细菌培养、染色体培养、干细胞培养等，皆可提高阳性率。

2. 骨髓象检验的适应证与禁忌证

适应证：① 外周血细胞成分及形态异常，如一系、二系或三系细胞的增多和减少；外周血中出现原始、幼稚细胞等异常细胞。② 不明原因发热，肝、脾、淋巴结肿大。③ 骨痛、骨质破坏、肾功能异常、黄疸、紫癜、血沉明显增加等。④ 化疗后的疗效观察。⑤其他：骨髓活检、造血祖细胞培养、染色体核型分析、微生物及寄生虫学检查(如伤寒、疟疾)等。

禁忌证：① 严重出血性疾病，如血友病、DIC、严重肝病引起的血液凝血因子大量减少的患者。② 妊娠晚期的孕妇做骨髓穿刺术应慎重。③ 小儿及不合作患者不宜做胸骨穿刺。血小板轻、中度减少因素引起的出血时间延长，注意穿刺后压迫止血等，可以解除禁忌。

骨髓细胞形态学检查图文报告单示范见附录1。

【拓展阅读】

骨髓细胞分类计数仪简介：

1. 能对人体四十余种骨髓细胞进行分类计数、分析，当计数到预定总数时，会发出信号，并提供各项指标，包括细胞总数、粒红比例、各种细胞的百分率等，并能对主要指标自动循环显示，准确可靠。

2. 能对外周血中常见的5种有核细胞即中性粒细胞、淋巴细胞、单核细胞、嗜酸性粒细胞、嗜碱性粒细胞进行分类计数、分析。若出现幼稚细胞也可进行计数分析，检验人员只需将观察到的外周血中的各种细胞输入，仪器就能立刻循环显示出细胞总计数、各种细胞个数、百分率等指标，速度快、方便、准确。

3. 细胞化学染色结果的计算　能对细胞化学染色结果进行计算，自动算出阴性和阳性反应细胞总数、阳性率和积分数等指标。

4. 计算器功能　仪器具有多种计算器功能，包括加减乘除、开根号、百分率及均值、标准差、标准误等统计学功能，适合临床检验科室开展检验质量控制工作。

（陈秀芳）

第三章　细胞化学染色

细胞化学染色是将细胞形态和功能相结合的科学,它是在保持完整的细胞形态和细胞结构的基础上,应用化学反应的原理和涂片染色的方法,将被检细胞内的各类化学成分和细胞结构及生理活性物质原位地显示出来。血液细胞化学染色的成分涉及蛋白质类(氨基酸、酶)、多糖类、核酸类、脂类、盐类或金属类。染色方法常为化学结合和物理溶解及酶-底物反应。不同成分的细胞化学染色,其染色方法及步骤有所不同,但基本步骤为固定、有色沉淀反应及复染。

细胞化学染色通常应用在各种血液系统疾病,特别是对各种白血病的诊断与鉴别诊断中。对各类型白血病做一套较完整的细胞化学染色可以补充单凭形态对细胞辨认的不足。多项细胞化学染色或双(多)重染色,便于区别各种类型的血细胞,提高血液病的诊断与鉴别诊断水平。

实验十一　过氧化物酶(POX)染色

POX 染色是最常用的细胞化学染色,临床主要用于辅助形态学鉴别急性粒细胞白血病(急粒)、急性单核细胞白血病(急单)和急性淋巴细胞白血病(急淋)。

【目的】

掌握血细胞 POX(四甲基联苯胺法)染色的原理、方法、注意事项、结果判断及临床意义。

【原理】

POX 主要存在于粒细胞和单核细胞嗜苯胺蓝颗粒(A 颗粒)的溶酶体中。POX 氧化过氧化氢(H_2O_2),释放出单原子氧,后者氧化四甲基联苯胺,使之变成棕黑色颗粒状沉淀物,定位于酶活力所在处。由于不同种类细胞内 POX 的活力不同,其颗粒大小与色泽深浅及分布状态也有所不同。

【材料】

1. 器材　新鲜血液或骨髓涂片、染色架、洗耳球、滴管、擦镜纸、香柏油和光学显微镜等。

2. 试剂

(1) 0.1%四甲基联苯胺(TMB)乙醇溶液:取0.1 g TMB 溶于100 mL 88%乙醇溶液中,置棕色瓶内,于4℃冰箱保存。

（2）亚硝基铁氰化钠饱和溶液（360 g/L）：在 1 mL 蒸馏水中加入亚硝基铁氰化钠晶体 0.36 g，搅拌至不再溶解为止，置棕色瓶内，于 4℃冰箱保存。

（3）染色液（Ⅰ液）：取 0.1% TMB 乙醇溶液 1 mL，加亚硝基铁氰化钠饱和溶液 10 μL，溶液呈淡棕色，用前配制。

（4）新鲜配制的 1% 过氧化氢（H_2O_2）溶液：取 30% H_2O_2 1 mL 加入蒸馏水 29 mL。

（5）H_2O_2 工作液（Ⅱ液）：取新鲜配制的 1% H_2O_2 1 滴，加入 10 mL 蒸馏水混匀稀释。

（6）瑞氏染色液。

【方法】

1. 在新鲜干燥的涂片上滴加上述 POX 染色试剂中的Ⅰ液 3 ~ 5 滴（根据涂膜大小灵活掌握，覆盖涂膜为宜），室温放置 0.5 ~ 1 min。

2. 勿冲洗即滴加 POX 染色试剂中Ⅱ液数滴（与Ⅰ液等量），可用洗耳球轻轻将两液充分混匀后置室温 5 min。

3. 用流水冲洗 3 ~ 5 min。

4. 滴加无水乙醇脱色，立即水洗后待干。

5. 用瑞氏染液复染 10 ~ 15 min（时间可根据室温不同适当调整），水洗待涂片干燥或用滤纸轻压干后镜检。

【结果判断】

胞质中出现蓝色或蓝黑色颗粒为阳性反应。

判断方法一：

阴性——（-），胞质内无棕黑色颗粒沉着。

阳性——（+），胞质中见少量棕黑色颗粒，呈局灶性分布。

（++），胞质中见粗大、密集、分布较广的蓝黑色颗粒。

（+++），胞质中几乎布满大量粗大、成团块、蓝黑色颗粒。

（++++），胞质中充满粗大团块状蓝黑色颗粒，并可覆盖于胞核上。

判断方法二：

阴性：胞质内无棕黑色颗粒沉着。

弱阳性：胞质内有少量分布弥散的棕黑色颗粒沉着，但颗粒细小。

阳性：胞质内有分布密集的棕黑色颗粒沉着，颗粒较粗。

强阳性：胞质内充满密集的棕黑色颗粒沉着，颗粒粗大。

【参考区间】

1. 粒细胞系统　原始粒细胞大多数呈阴性反应，有的可出现少量蓝黑色颗粒。自早幼粒细胞至成熟中性粒细胞均呈阳性反应，定位于胞质内。随细胞的成熟，阳性反应的程度逐渐增强。中性分叶核粒细胞为强阳性反应，嗜酸性粒细胞阳性反应的程度最强，其阳性颗粒比中性粒细胞粗大，定位于胞质内，有折光性，嗜碱性粒细胞呈阴性反应。

2. 单核细胞系统　成熟单核和幼稚单核及部分原始单核（分化较好）可呈弥散细颗粒状，阳性颗粒少而细小、弥散分布不太均匀，定位于胞质内。原始单核细胞呈阴性反应。

3. 其他细胞　淋巴细胞、巨核细胞、血小板、红细胞、浆细胞和组织细胞均呈阴性反应。

有的吞噬细胞可呈阳性反应。

【注意事项】

1. 每次操作均须取正常血液或骨髓标本做阴、阳性同步对照。

2. 标本应新鲜制作,厚薄适宜。

3. 实验室操作人员宜相对固定,可使结果稳定以减少室内误差。

4. TMB 乙醇溶液配制时,勿用90%以上的乙醇,应该用85%~88%乙醇溶液,否则细胞表面蛋白质快速凝固,阻碍试剂向细胞内渗透而导致染色结果不理想。

5. H_2O_2需新鲜配制,其浓度及加入量应严格按实验要求掌握。H_2O_2的浓度为0.05 mol/L,浓度过高会抑制酶的活性,浓度过低则无染色效果。涂片中若粒细胞中无阳性颗粒,成熟红细胞呈棕色或绿色,提示H_2O_2浓度过高;若H_2O_2直接滴加于血涂片上无气泡产生,表明H_2O_2无效。

6. 试剂配制后应置于低温暗处保存,防止光线直接照射而失效。

7. 确保染色液的 pH 值为5.5,若 pH <5.5 会出现假阳性结果。

8. 操作时注意谨慎防护,勿将H_2O_2接触手和衣物,避免灼伤皮肤、损坏衣物。

【讨论】

1. POX 染色是鉴别急粒、急单和急淋的首选细胞化学染色项目。急粒时,白血病性原始粒细胞可呈阳性反应,阳性颗粒一般较多、较粗大,常呈局限性分布;急单时,白血病性原始单核细胞呈阴性反应,有时虽少数可呈弱阳性反应,但阳性颗粒少而细小,常弥散分布。急淋时,原始淋巴细胞和幼淋巴细胞均呈阴性反应,阳性率一般小于3%。有些急粒的原始粒细胞是小原粒细胞,与急淋的原始淋巴细胞区分十分不易,如果呈过氧化物酶阳性反应,应考虑为小原粒细胞。有疑问时,可结合流式细胞术对白血病细胞进行免疫标记分析。

2. 急性早幼粒细胞白血病有时须与急性单核细胞白血病鉴别,如果白血病细胞呈过氧化物酶强阳性反应,应考虑为急性早幼粒细胞白血病。急性单核细胞白血病有时须与组织细胞白血病或恶性组织细胞病鉴别,异常组织细胞的过氧化物酶呈阴性反应,而白血病性幼稚单核细胞和单核细胞呈弱阳性反应。

实验十二 中性粒细胞碱性磷酸酶(NAP)染色

NAP 是中性粒细胞中的特异性颗粒所释放的一种酶,该酶的活力与积分受到体内许多因素的影响。在某些疾病状态下 NAP 可增加或减少,可为诊断和鉴别诊断提供帮助。

【目的】

1. 掌握血液和骨髓细胞卡氏偶氮偶联法 NAP 染色的操作方法、结果判断及临床意义。

2. 熟悉 NAP 染色的原理和注意事项。

【原理】

成熟中性粒细胞胞质内的碱性磷酸酶(NAP)在 pH 9.2~9.6 的碱性环境下,水解 α-磷酸萘酚钠,产生 α-萘酚。后者与重氮剂偶联形成不溶性的红色沉淀物。沉淀物的显色深浅与 NAP 活性成正比。

【材料】

1. 器材　新鲜血液或骨髓涂片、染色架、染色缸、洗耳球、滴管、擦镜纸、香柏油和光学显微镜等。

2. 试剂

(1) 10%甲醛甲醇固定液:取甲醛 10 mL 加入甲醇 90 mL,充分混匀后置 4℃冰箱保存。

(2) 丙二醇缓冲液储存液(0.2 mol/L):取 2-氨基-2-甲基-1,3-丙二醇 10.5 g 加蒸馏水至 500 mL 溶解后保存冰箱内。

(3) 基质孵育液(Ⅰ液)(pH 9.2～9.6):用前新鲜配制。取 α-磷酸萘酚钠 20 mg 溶于 20 mL 0.05 mol/L 丙二醇缓冲应用液中,再加坚牢紫酱 GBC 盐(或重氮坚牢蓝)20 mg,混合后用滤纸过滤,即刻使用。

(4) 丙二醇缓冲应用液(Ⅱ液)(0.05 mol/L,pH 9.75):取 0.2 mol/L 储存液 25 mL 和 0.1 mol/L 盐酸 5 mL ,加蒸馏水至 100 mL。

(5) 1 g/L 苏木素复染液:1 g 苏木素加入 500 mL 蒸馏水中,加热煮沸使之溶解,再加蒸馏水 500 mL、碘酸钠 200 mg、硫酸铝钾 50 g,充分混匀,置棕色玻璃瓶中室温保存,过滤后使用。

【方法】

1. 将新鲜涂片滴加固定液 30 s,水洗待干备用。

2. 将 NAPⅠ液置入 NAPⅡ液混合成为基质液(可先吸取少量 NAPⅡ液置入 NAPⅠ液内,待 NAPⅠ液充分溶解后再一起置入 NAPⅡ液内),一起倒入染色缸内。

3. 将涂片置入后,37℃放置 30 min。

4. 连染色缸流水冲洗数分钟,取出待干。

5. 苏木素复染 3～5 min,水洗,待干,镜检。

【结果判断】

在中性粒细胞胞质中出现紫酱色或蓝黑色颗粒为阳性反应。

1. 判断标准及分级

(-):0 分,胞质内无阳性颗粒沉着。

(+):1 分,胞质中见少量阳性颗粒但小于胞质 1/4 面积,呈局灶性分布或弥漫浅色。

(++):2 分,胞质中见中等量的阳性颗粒但小于胞质 1/2 面积,呈弥漫着色。

(+++):3 分,胞质中见较多的阳性颗粒可达胞质面积 3/4 以上,呈弥漫较深色。

(++++):4 分,胞质中充满粗大团块状深色阳性颗粒,达胞质全部面积甚至可掩盖于胞核上,呈弥漫深色。

2. NAP 积分　NAP 积分计算方法为镜检 100 个成熟中性粒细胞,分别记录其分级情况,全部阳性细胞之和即为 NAP 阳性率,各分级百分率乘以该积分数,再相加即为积分值。示例如下:

(-),20 个	0×20=0 分
(+),20 个	1×20=20 分
(++),30 个	2×30=60 分

(+ + +),20 个　　　　　　3 × 20 = 60 分

(+ + + +),5 个　　　　　　4 × 5 = 20 分

NAP 阳性率为 75%,积分为 160 分。

【参考区间】

NAP 酶活力的正常范围通常为细胞阳性率 < 40%,积分值 30 ~ 130 分。由于各实验室条件不同,参考值也有差异。

【注意事项】

1. 注意试剂盒是否过期,如过期则重新购买试剂盒,确保试剂质量合格。

2. 标本应新鲜并立即固定,确保标本无污染。

3. 孵育时间或温度不够可及时调整温度或孵育时间。

4. 应激状态:紧张、恐惧、激烈运动等 NAP 积分可增高。

5. 新生儿 NAP 活性较高,以后逐渐下降。妊娠和月经周期的变化也可使 NAP 的活力有所差异。

6. 使用某些药物,尤其是激素类药物如肾上腺皮质激素、雌激素等均可使 NAP 积分增高。

7. 每次实验均应设阴、阳性标本对照。

8. 实验室操作人员最好相对稳定,尽量减少室内误差。

9. 观察结果时需注意涂片的部位,最好选择体尾交接处,有时不同部位的阳性强度可相差 2 个(+)以上。

10. 孵育时间太长会导致背景细胞染色过深,若影响观察需另取标本重新染色。染色后冲洗方法不当也会导致染色背景过杂,不能先倒掉染液,应将标本连同染色缸置流水中冲洗 2 ~ 3 min,复染后水洗时间通常为 3 ~ 5 min。

【讨论】

临床上 NAP 染色主要应用于某些疾病的诊断和鉴别诊断。

1. 白血病的诊断和鉴别诊断:急淋 NAP 积分常增高,急性髓细胞白血病的积分常下降;慢性粒细胞白血病的 NAP 活性明显降低,积分值常为 0,类白血病反应的 NAP 活性常明显增高;慢性淋巴细胞白血病 NAP 积分常增高。

2. 感染性疾病的鉴别:细菌性感染,凡革兰氏阳性球菌感染,NAP 活性常显著升高,病毒性感染时其活性在正常范围或略低,革兰氏阴性杆菌、结核病、寄生虫感染、立克次氏体等引起的感染亦可降低。

3. 真性红细胞增多症与继发性红细胞增多症的鉴别:在诊断真性红细胞增多症时需排除继发性红细胞增多症,前者 NAP 积分值正常或增高,后者正常或降低。其他骨髓增殖性肿瘤如原发性血小板增多症、骨髓纤维化症 NAP 活性也可增高。

4. 再生障碍性贫血与阵发性睡眠性血红蛋白尿症的鉴别:前者 NAP 积分可明显增高,经治疗缓解后可下降,后者积分降低。

5. 恶性组织细胞病与反应性组织细胞增多症的鉴别:前者 NAP 积分明显降低,后者常增高。

6. 腺垂体或肾上腺皮质功能亢进时,NAP 积分值可增高。

实验十三　氯乙酸 AS-D 萘酚酯酶(NAS-DCE)染色

氯乙酸 AS-D 萘酚酯酶是粒细胞特异性酯酶,该染色主要用于辅助形态学鉴别急性白血病的细胞类型。

【目的】

掌握血液及骨髓细胞氯乙酸 AS-D 萘酚酯酶染色的方法、结果判断及临床意义。

【原理】

氯乙酸 AS-D 萘酚酯酶是粒细胞系统及肥大细胞的标志酶,其主要存在于粒细胞(包括分化较好的原始粒细胞)的溶酶体上,此酶与 POX 在中性粒细胞中均呈阳性反应,但此酶形成的产物比 POX 更为特异。血细胞内该酶将氯乙酸 AS-D 萘酚水解,产生萘酚 AS-D,后者与重氮剂偶联形成红色沉淀物。

【材料】

1. 器材　新鲜血液或骨髓涂片、染色架、染色缸、洗耳球、滴管、擦镜纸、香柏油和光学显微镜等。

2. 试剂

(1) 10% 甲醛甲醇固定液:取甲醛 10 mL 加入甲醇 90 mL,充分混匀后置 4℃冰箱保存。

(2) Veronal-醋酸缓冲液:甲液,取 1.94 g 三水合醋酸钠、2.94 g 巴比妥钠,加蒸馏水至 100 mL。乙液,取 0.85 mL 盐酸(比密 1.190 g/mL)加蒸馏水至 100 mL。取甲液 50 mL,乙液 45 mL,再加蒸馏水至 135 mL,用 1 mol/L 盐酸调 pH 至 7.5 ~ 7.6。

(3) 基质液(立即染色,一次用完)

氯乙酸 AS-D 萘酚	10 mg
丙酮	0.5 mL
蒸馏水	5 mL
Veronal-醋酸缓冲液	5 mL
坚牢紫酱 GBC 盐	10 mg

(4) 1 g/L 苏木素复染液:取 1 g 苏木素加入 500 mL 蒸馏水,加热煮沸使之溶解,再加蒸馏水 500 mL、碘酸钠 200 mg、硫酸铝钾 50 g,充分混匀,置棕色玻璃瓶中室温保存,过滤后使用。

【方法】

1. 将新鲜涂片滴加固定液 5 ~ 8 滴,盖满血膜 30 s 后水洗。

2. 将涂片置入装有基质液的染色缸,37℃放置 30 min。

3. 将染色缸置流水中冲洗 3 ~ 5 min,晾干。

4. 苏木素复染 1 ~ 2 min,水洗待干,镜检。

【结果判断】

阴性——(－),胞质无沉淀物(无色)。

阳性——(＋),胞质见淡红色,无颗粒或有少量细小颗粒。

(++),胞质见鲜红色,有较粗红色颗粒但小于胞质1/2 面积。

(+++),胞质见粗大深红色颗粒,可达胞质面积3/4 以上。

(++++),胞质见粗大红紫色颗粒,达胞质全部面积甚至可掩盖于肥核上。

【参考区间】

1. 粒细胞系　中性粒细胞(除原始粒细胞外)均可呈阳性或强阳性,且酶活性不随细胞成熟而增强,早幼粒细胞呈强阳性反应,定位于胞质内。嗜酸和嗜碱性粒细胞为阴性和弱阳性,定位于胞质内。

2. 肥大细胞有时可呈阳性反应,定位于胞质内。

3. 红细胞系、淋巴细胞系、单核细胞系、巨核细胞系、浆细胞系均呈阴性反应。

【注意事项】

1. 标本要新鲜,陈旧标本酶活性降低。取材后如无法及时染色可先行固定。

2. 每次操作均须取正常标本做阴、阳性同步对照。

3. 实验室操作人员最好相对稳定,可使结果稳定以减少室内误差。

4. 此酶主要以定性为主,而阳性强度仅作为参考,因为酶的活力并不随细胞成熟而增加。

【讨论】

1. 用于急性白血病分类的鉴别诊断。氯乙酸 AS-D 萘酚酯酶为粒系细胞特异性酯酶。急性粒细胞白血病时原始粒细胞呈弱阳性反应,早幼粒细胞呈强阳性反应,急性单核、淋巴、巨核细胞白血病时白血病细胞多为阴性反应。

2. 如将氯乙酸 AS-D 萘酚酯酶染色与α-丁酸萘酚酯酶染色在同一标本进行双酯酶染色,对急性粒-单核细胞白血病(AML-M4)亚型分析有价值,因氯乙酸 AS-D 萘酚酯酶仅为粒细胞阳性,而α-丁酸萘酚酯酶染色单核细胞阳性。

实验十四　α-醋酸萘酚酯酶(α-NAE)染色

α-醋酸萘酚酯酶是一种中性非特异性酯酶,该酯酶染色是急性白血病形态学鉴别时的常规项目,结合氟化钠抑制试验对于急性单核细胞白血病与急性粒细胞白血病的鉴别意义较大。

【目的】

1. 掌握血细胞α-NAE 染色的方法、结果判断及临床意义。

2. 熟悉α-NAE 染色的原理和注意事项。

【原理】

血细胞内的α-醋酸萘酚酯酶将基质液中的α-醋酸萘酚酯水解,释放出α-萘酚,后者与重氮盐偶联形成灰黑色沉淀物。沉淀物的显色深浅与酶活性成正比。单核细胞系统的阳性可被氟化钠抑制。

【材料】

1. 器材　新鲜血液或骨髓涂片、染色架、染色缸、洗耳球、滴管、擦镜纸、香柏油和光学显微镜等。

2. 试剂

(1) 固定液:10%甲醛生理盐水液。

(2) 0.067 mol/L 磷酸缓冲液(pH 7.6):

甲液:取 2.388 g $Na_2HPO_4 \cdot 12H_2O$ 加蒸馏水至 100 mL。

乙液:取 0.908 g KH_2PO_4 加蒸馏水至 100 mL。

取甲液 87 mL 与乙液 13 mL 混合,调 pH 至 7.6。

(3) 基质液:0.067 mol/L 磷酸缓冲液 50 mL,加 10 g/L α-醋酸萘酚(用50%丙酮为溶剂)1.0 mL,充分混匀,直至最初产生的混浊物消失为止,加重氮盐(坚牢蓝 B 盐等)50 mg,振荡,过滤后立即使用。

(4) 10 g/L 甲绿水染液。

(5) 氟化钠抑制液:每毫升基质液中含氟化钠 1.5 mg。

【方法】

1. 将新鲜涂片置10%甲醛生理盐水中5 min,流水冲洗5 min,待干。
2. 将涂片置入基质液染缸,37 ℃放置 30 ~60 min。
3. 连染缸流水冲洗 3 ~5 min,晾干。
4. 苏木素复染 1 ~2 min,水洗待干,镜检。

氟化钠抑制试验是将涂片置入含氟化钠的基质液,其余步骤相同。

【结果判断】

阴性——(-),胞质无沉淀物(无色)。

阳性——(+),胞质见浅灰色,无颗粒或有少量细小颗粒。

(++),胞质见深灰色,有较粗灰黑色颗粒但小于胞质 1/2 面积。

(+++),胞质见粗大黑色颗粒,可达胞质面积 3/4 以上。

(++++),胞质见粗大深黑色颗粒,达胞质全部面积甚至可掩盖于胞核上。

【参考区间】

1. 粒细胞系 少数中、晚幼粒细胞可呈弥散状弱阳性,定位于胞质内。
2. 单核细胞系 成熟单核和幼稚单核细胞及部分原始单核细胞(分化较好)可呈不同程度阳性,定位于胞质内。
3. 红细胞系 部分中、晚幼红细胞可呈弱阳性,定位于胞质内。
4. 巨核细胞系 巨核细胞和血小板可呈弱阳性或阳性,定位于胞质内。
5. 淋巴细胞系 部分淋巴细胞和浆细胞可呈弱阳性,定位于胞质内。
6. 吞噬细胞 可呈强阳性,定位于胞质内。

【注意事项】

1. 酶的活性随标本采集后的时间而逐步下降,如无法及时染色,应先固定否则将影响阳性结果。

2. 涂片固定时滴加固定液要迅速一次盖满血膜,反复滴加可造成染色背景深浅不一,影响结果观察。

3. 染色的时间、温度要相对恒定,水洗要充分,基质液 pH 值控制在 6.1 ~6.4。

4. 本实验存在假阳性、假阴性现象。假阳性主要是由于试剂质量和操作等原因导致阳性颗粒出现在背景及阴性的细胞上;假阴性主要是试剂失效导致所有细胞均呈阴性。

5. 观察结果时需注意涂片的部位,有时不同部位其阳性强度可相差2个(+)以上,作氟化钠抑制率计算时需特别注意。

【讨论】

1. α-醋酸萘酚酯酶染色用于辅助鉴别急性白血病的类型。单核细胞白血病时,白血病原始单核细胞可呈阳性反应,幼稚单核细胞和单核细胞大多呈阳性反应,此反应能被氟化钠抑制,抑制率在50%以上;急性粒细胞白血病时,白血病原始粒细胞为阴性反应,有时个别白血病原始粒细胞可呈阳性反应,但此反应不被氟化钠抑制;急性淋巴细胞白血病时,白血病原始淋巴细胞为阴性反应,有时原始淋巴细胞可出现阳性反应,主要见于T细胞型急性淋巴细胞白血病;急性粒-单核细胞白血病时,部分原始白血病细胞呈阳性反应,并能被氟化钠抑制,这些白血病细胞可能是单核细胞系细胞,部分白血病细胞呈阴性反应,可能是粒系细胞。

2. 将POX染色与α-醋酸萘酚酯酶染色联合显示于一张标本片上,对急性粒-单核细胞白血病的分型有帮助。

3. 将氯乙酸AS-D萘酚酯酶染色与α-醋酸萘酚酯酶染色同显示于一张标本片上,即双酯酶染色,可使单核细胞和粒细胞系分辨得更为清楚,并且能发现在同一个细胞上同时存在两种酯酶呈阳性反应,称酯酶双表现型细胞,为急性粒-单核细胞白血病的分型提供有力依据。

实验十五 α-丁酸萘酚酯酶(α-NBE)染色

α-丁酸萘酚酯酶是单核-巨噬细胞系统的标志酶,临床主要用于急性单核细胞白血病和急性粒细胞白血病的鉴别。

【目的】

1. 掌握血液及骨髓细胞α-NBE染色的方法、结果判断及临床意义。

2. 熟悉α-NBE染色的原理和注意事项。

【原理】

血细胞内的α-丁酸萘酚酯酶在碱性条件下水解基质液中的α-丁酸萘酚,释放出α-萘酚,后者与基质液中的重氮盐偶联形成不溶性的有色沉淀,定位于细胞质内酶所在的部位。本实验常用的重氮盐为坚牢紫酱GBC盐,形成的有色沉淀为红色。该酶主要存在于单核细胞中,其阳性产物能被氟化钠抑制,而其他系列细胞的阳性产物不能被氟化钠抑制。

【材料】

1. 器材 新鲜血液或骨髓涂片、染色架、染色缸、洗耳球、滴管、擦镜纸、香柏油和光学显微镜等。

2. 试剂

(1) 固定液:40%甲醛。

(2) 基质液:将α-丁酸萘酚 0.01 mL 溶于 0.5 mL 丙酮,再与 0.1 mol/L 磷酸缓冲液(pH 8.0)10 mL 和坚牢紫酱 GBC 盐 15 mg 混匀,过滤后立即使用。

(3) 10 g/L 甲绿水染液。

【方法】

1. 将新鲜干燥涂片用甲醛蒸汽固定 5 min,水洗,待干。

2. 将涂片置基质液染缸内,37 ℃放置 30 min。

3. 流水冲洗 3 ~5 min,待干。

4. 甲绿水染液复染 1 ~2 min,水洗待干,镜检。

【结果判断】

胞质内出现红色颗粒状沉淀为阳性。

阴性——(-),胞质无沉淀物(无色)。

阳性——(+),胞质无颗粒或有少量细小颗粒。

(++),胞质见棕红色,有较粗颗粒但小于胞质 1/2 面积。

(+++),胞质见粗大颗粒,可达胞质面积 3/4 以上。

(++++),胞质见粗大颗粒,达胞质全部面积甚至可掩盖于胞核上。

【参考区间】

1. 粒细胞系　个别成熟中性粒细胞可呈弥散状弱阳性,定位于胞质内。其余各期均呈阴性。

2. 单核细胞系　分化差的原始单核细胞呈阴性,成熟单核和幼稚单核细胞及部分原始单核细胞(分化较好)可呈不同程度阳性或强阳性,定位于胞质内,阳性反应能被氟化钠抑制。

3. 淋巴细胞系　外周血的 T 淋巴细胞、非 T 非 B 淋巴细胞可呈阳性,B 淋巴细胞呈阴性。

4. 吞噬细胞　可呈阳性或强阳性,定位于胞质内。

5. 其他细胞　红细胞系、巨核细胞系、浆细胞系均呈阴性或弱阳性;组织细胞也可呈阳性,但不被氟化钠抑制。

【注意事项】

1. 酶的活性随标本采集后的时间逐步下降,如无法及时染色,应先固定。

2. 每次操作均须取正常标本做阴、阳性同步对照。

3. 室温低时染色冲洗时间需适当延长,以免涂片表面产生脂质沉淀,引起背景污染影响结果观察。

4. 观察结果时需注意涂片的部位,最好选择体尾交界处,有时不同部位其阳性强度可相差 2 个(+)以上。作氟化钠抑制率计算时需特别注意。

【讨论】

α-NBE 染色在单核-巨噬细胞系统中反应强烈,同时此反应也能被氟化钠所抑制。α-NBE 与α-NAE 染色的临床意义相同,敏感性不如 α-NAE,而特异性较 α-NAE 高,是急性白血病常用的细胞化学染色法。

1. 辅助鉴别急性白血病细胞类型：① 急性单核细胞白血病：单核系细胞大多数呈阳性，阳性反应能被氟化钠抑制；② 急性粒细胞白血病：原始粒细胞一般呈阴性；③ 急性早幼粒细胞白血病：早幼粒细胞常呈阴性；④ 急性粒-单核细胞白血病：部分白血病细胞呈阳性，部分白血病细胞呈阴性；⑤急性淋巴细胞白血病：原始及幼稚淋巴细胞一般呈阴性。

2. 急性单核细胞白血病有时须与恶性组织细胞病相鉴别，异常组织细胞也可呈阳性，但阳性反应不能被氟化钠抑制。

3. 可进行氯乙酸 AS-D 萘酚酯酶与 α-丁酸萘酚酯酶双染色鉴别急性白血病类型。

实验十六　过碘酸-雪夫反应（PAS）

过碘酸-雪夫反应能显示糖原及其他一些多糖类的存在及分布，临床上对于某些血液病细胞类型的鉴别有一定意义。

【目的】

1. 掌握血液及骨髓细胞 PAS 的操作方法、结果判断及临床意义。

2. 熟悉 PAS 染色的原理和注意事项。

【原理】

血细胞内含 1,2-乙二醇基的糖类物质（PAS）能被过碘酸氧化，形成双醛基类物质，后者与雪夫（Schiff）染料作用，使无色品红变为紫红色化合物沉淀在胞质中。

【材料】

1. 器材　新鲜血液或骨髓涂片、染色架、染色缸、洗耳球、滴管、擦镜纸、香柏油和光学显微镜等。

2. 试剂

（1）固定液：95% 乙醇。

（2）10 g/L 高碘酸溶液：取 1 g 高碘酸（$HIO_4 \cdot 2H_2O$）溶于 100 mL 蒸馏水中，溶解后用棕色瓶保存于 4℃ 冰箱内，一般可用 3 个月，变黄则不能用。

（3）Schiff 染液：取 200 mL 蒸馏水加入三角烧瓶内，加热至沸腾。移开火焰，缓缓加入 1 g 碱性品红，继续加热约 2 min，使之充分溶解。待冷却至 50℃ 左右时，加入 20 mL 1 mol/L 盐酸并混匀，冷却至 25℃ 时，加入 2 g 偏重亚硫酸钠（$Na_2S_2O_5$）混匀，置于带玻璃塞的棕色瓶中，放暗处 24 h 后取出，加活性炭 1 g，振荡混匀吸附色素，滤纸过滤后密封在玻璃瓶内，冰箱保存备用。试剂应为无色，变红则失效。

（4）偏重亚硫酸溶液：每次用前新鲜配制。

100 g/L 偏重亚硫酸钠	6 mL
1 mol/L 盐酸	5 mL
蒸馏水	加至 100 mL

（5）2% 甲绿水染液：2 g 甲绿溶解于 100 mL 蒸馏水中。

（6）淀粉酶：将麦芽糖淀粉酶 0.1 ~ 1 g 溶于 100 mL 0.02 mol/L 磷酸盐缓冲液（pH 6.0）中。

【方法】

1. 将新鲜干燥的血涂片或骨髓涂片用95%乙醇固定10 min,流水冲洗,待干。

2. 加入10 g/L高碘酸溶液氧化作用15～20 min,蒸馏水冲洗,待干。

3. 置Schiff染液中37℃染色30～60 min。

4. 以偏重亚硫酸液冲洗3次,流水冲洗3 min,待干。

5. 2%甲绿水染液复染10～20 min,水洗,待干。

6. 镜检。

【结果判断】

胞质内出现红色颗粒及块状物为阳性。

阴性:(－),胞质内无色。

阳性:(＋),胞质内呈淡红色或有少量细小红色颗粒。

(＋＋),胞质呈红色或有10个以上红色颗粒。

(＋＋＋),胞质呈暗红色或有粗大红色颗粒,可出现红色块状。

(＋＋＋＋),胞质呈紫红色或有粗大红色块状。

【参考区间】

1. 粒细胞系　原始粒细胞多呈阴性,通常随细胞不断成熟阳性反应由弱渐强,至细胞完全成熟后达到最大强度。其中,中性粒细胞呈胞质内弥散状红色阳性,嗜酸性粒细胞颗粒之间的胞质呈红色阳性,嗜碱性粒细胞呈大小不一的颗粒状紫红色阳性。

2. 单核细胞系　各阶段部分单核细胞可呈弥散伴细小颗粒状红色阳性反应,定位于胞质内。

3. 淋巴细胞系　T细胞仅一小部分可呈粗颗粒和小块状阳性反应,但B细胞绝大部分呈阳性反应。

4. 红细胞系　红细胞系的各个阶段皆呈阴性反应,偶见少数幼红细胞有较弱的阳性反应。

5. 巨核细胞系　巨核细胞和血小板呈弥散性和粗大颗粒状强阳性反应,且随细胞成熟而增强,定位于胞质内。

6. 其他　浆细胞呈阴性反应,偶见少数呈较弱阳性。巨噬细胞可呈阳性反应。均定位于胞质内。

【注意事项】

1. 最好用新鲜涂片,保存较好未被污染的涂片也可使用。

2. 标本和器材应十分清洁和干燥,避免被有还原基团的物质污染出现假阳性。

3. 一般Schiff染液在4℃以下可保存6个月,实验前必须观察Schiff染液的颜色,变为红色表明染液已失效。

4. 在高碘酸溶液氧化前用麦芽糖淀粉酶(或唾液)处理标本后再染色,可鉴别是糖原还是其他多糖物质,麦芽糖淀粉酶可消化糖原。

5. 涂片经高碘酸溶液氧化水洗后,必须待涂片彻底干燥后方可置入Schiff染液中,以免细胞间隙中的残留水分导致整张涂片呈鲜红色,影响结果观察。

6. 碱性品红的质量会影响实验结果，是实验成功与否的关键因素。

7. 染色标本仅可保存 8 天，故染色后应及时观察，也可用中性树胶封片长期保存。

【讨论】

1. PAS 呈阳性的多糖类物质有糖原、黏多糖、糖蛋白、糖脂，还包括一些磷脂类物质等。在对血细胞进行的细胞化学染色中通常将 PAS 阳性认同于糖原反应。

2. PAS 反应对某些血液病的鉴别诊断有意义。

(1) 粒细胞系统：糖原是保障中性粒细胞吞噬功能的能量来源，所以在急性炎症时 PAS 染色阳性程度明显增强，在淋巴系统恶性增生性疾病、真性红细胞增多症、类白血病反应等时亦可增强，在粒细胞系统恶性增生性疾病如急粒、慢粒等，其阳性程度可减低。

(2) 红细胞系统：PAS 染色在红细胞疾病中具有较大的使用价值。在大部分红血病、红白血病及部分重型海洋性贫血等疾病中可呈强阳性反应，部分缺铁性贫血、重型珠蛋白生成障碍性贫血、MDS、骨髓硬化症等可见阳性反应。其他类型的贫血如巨幼红细胞贫血、再生障碍性贫血、溶血性贫血等均为阴性反应。

(3)巨核细胞和血小板系统：巨核细胞胞浆中存有糖原和黏多糖两类物质，糖原呈粗大紫红色颗粒或块状，黏多糖呈弥散状红色细颗粒，二者遍布于整个胞质之中，此为一般血液细胞所不具有。结合电镜 PPO 染色，免疫表型检测有助于 AML-M7 的诊断。

(4) 淋巴细胞系统：B 细胞肿瘤如慢性淋巴细胞白血病、淋巴肉瘤、急性 B 淋巴细胞白血病等 PAS 阳性率和阳性强度可明显提高，而 T 细胞肿瘤无明显改变。感染引起的淋巴细胞增多，PAS 通常在正常范围内。

(5) 不典型巨核细胞和霍奇金细胞的鉴别：巨核细胞呈强阳性反应，霍奇金细胞呈弱阳性或阴性反应。

实验十七　骨髓铁染色

骨髓铁包括细胞内铁和细胞外铁。细胞内铁为幼红细胞合成血红蛋白时的利用形式，而细胞外铁是骨髓以含铁血黄素形式存在的贮存铁。骨髓铁染色可了解骨髓中幼稚红细胞对铁的利用与机体铁的贮存情况，为缺铁性贫血、铁粒幼细胞贫血等疾病的诊断提供依据。

【目的】

1. 掌握骨髓铁染色的操作方法、结果判断及临床意义。

2. 熟悉铁染色的原理和注意事项。

【原理】

骨髓中的细胞内、外铁在酸性环境下与亚铁氰化钾作用，形成蓝色的亚铁氰化铁沉淀，定位于含铁部位。蓝色沉淀颗粒的多少和深浅与细胞内外铁的含量成正比。

【材料】

1. 器材　新鲜血液或骨髓涂片、染色缸、清洁试管、滴管、擦镜纸、香柏油和光学显微镜等。

2. 试剂

(1) 酸性亚铁氰化钾溶液:200 g/L 亚铁氰化钾溶液 5 份,浓盐酸 1 份。取 200 g/L 亚铁氰化钾溶液置于试管中,缓缓滴加浓盐酸,边滴边摇匀,待烟雾消失变清后,过滤备用。

(2) 碱性复红:取 1 g 复红加 10 mL 无水乙醇和 90 mL 5% 石炭酸溶液,用时取 3 mL 加 100 mL 双蒸水。

(3) 甲醇。

【方法】

1. 取干燥骨髓涂片滴加甲醇 5 ~ 8 滴盖满骨髓膜,固定 10 min。

2. 蒸馏水水洗待干、备用。

3. 将酸性亚铁氰化钾溶液滴满在固定好的骨髓涂片上。

4. 置入 37℃ 水浴箱内放置 60 min,然后用蒸馏水流水冲洗数分钟。

5. 碱性复红复染 3 ~ 5 min,水洗待干,镜检。

【结果判断】

1. 细胞外铁　阳性反应为骨髓小粒上见到呈浅蓝绿色均匀的无定形物质、铁小珠(蓝色或深蓝色的小珠状,颗粒体积大于嗜酸性粒细胞的颗粒)或蓝黑色的小块物质,可分为 5 级。

(-),细胞外和细胞间隙中无蓝色沉淀物。

(+),细胞外和细胞间隙中见少数蓝色颗粒或偶见少量铁小珠。

(++),细胞外和细胞间隙中见较多蓝色铁颗粒和铁小珠。

(+++),细胞外和细胞间隙中见很多铁颗粒、铁小珠和少数蓝黑色小块。

(++++),细胞外和细胞间隙中见极多蓝色铁颗粒和铁小珠,并有很多密集成堆的小块。

2. 细胞内铁　为幼红细胞内的铁。正常幼红细胞(主要是晚幼红细胞)的细胞核周围可见到 1 ~ 5 个呈蓝色的细小铁颗粒。含有铁颗粒的幼红细胞称为铁粒幼红细胞。在油镜下,连续计数 100 个幼红细胞,记录铁粒阳性的幼红细胞数,即为铁粒幼细胞所占的百分率。需同时注意细胞内的铁粒数目、大小、染色深浅和排列。

(-),胞质内无蓝色沉淀物。

(Ⅰ),胞质见 1 ~ 2 个蓝色细小颗粒。

(Ⅱ),胞质见 2 个以上蓝色颗粒。

(Ⅲ),胞质见 2 ~ 4 个蓝色粗大颗粒。

(Ⅳ),胞质见 5 个以上蓝色粗大颗粒。

环形铁粒幼细胞,幼红细胞胞质内有 ≥5 个铁颗粒,环绕胞核 ≥1/3 周。

【参考区间】

细胞外铁为(+)~(++);细胞内铁阳性率为 12% ~ 44%,以Ⅰ型为主,少数为Ⅱ型,不见Ⅲ、Ⅳ型及环形铁粒幼红细胞。由于各实验室的实验条件不同,此参考区间也有差异。

【注意事项】

1. 标本取材要注意,外铁检查要选择含有骨髓小粒的涂片,如标本保存得当,陈旧骨髓涂片也可使用。

2. 所用载玻片及相关器皿应经去离子水洗涤，除去载玻片和器皿上可能存有的铁污染，此点对外铁检测特别重要。

3. 试剂要新鲜配制，如二者混合后试剂颜色变绿则表示受污染不能使用。

4. 复染时应采用纵向，一半不复染以利观察细胞外铁，另一半复染以利观察细胞内铁。在寻找细胞外铁时，最好能在吞噬细胞体内看到铁颗粒，这比在细胞外看到铁颗粒更有意义。

5. 通常计算幼红细胞内铁染色积分时以中、晚幼红细胞为主，原始红和早幼红细胞不计入百分比内。为使结果准确，应选择不同的区域和部位仔细观察，避免发生遗漏和差错。

【讨论】

1. 细胞内、外铁减少或消失，表明贮存铁缺乏或耗尽。缺铁性贫血时，骨髓中贮存铁耗尽，细胞外铁呈阴性，内铁明显减少甚至消失。铁剂治疗后的数天内幼红细胞内铁即可增加，但细胞外铁需待贫血纠正后一段时间才会增加。铁染色是诊断缺铁性贫血及指导铁剂治疗的一项可靠而实用的检验方法。

2. 细胞内铁、外铁增多见于机体造血功能障碍，铁利用和转换能力下降及外源性含铁物质的多次输入等，如珠蛋白生成障碍性贫血、溶血性贫血、巨幼细胞贫血、再生障碍性贫血及骨髓病性贫血等。

3. 铁粒幼细胞贫血时，因血红素合成障碍，铁利用不良，铁粒幼细胞增多，并出现较多环铁粒幼细胞，铁染色可作为诊断铁粒幼细胞贫血的重要依据。骨髓增生异常综合征出现病态造血，环铁粒幼细胞增多是诊断该综合征 RARS 亚型的主要依据。

（陈秀芳）

第二篇

红细胞相关检验

红细胞疾病的检验主要针对贫血及红细胞增多两类疾病。临床上红细胞疾病以贫血最为多见。贫血的实验室诊断思路是首先进行血常规检查,确定贫血的存在、贫血的程度和类型。在此基础上,结合临床查明贫血的性质和病因。本篇主要涉及贫血的细胞形态学检验、造血原料及营养素的检测、溶血相关指标的检测。

第一章　贫血的细胞形态学检查

各种原因引起外周血单位容积内红细胞数、血红蛋白浓度及红细胞比容低于相同地域、相同性别和相同年龄段健康人群参考区间下限时称为贫血。贫血是红细胞疾病最常见的临床症状。对疑似贫血患者的诊断思维步骤是确定患者有无贫血、贫血的程度、贫血的类型和病因,应结合病史、临床症状、体征及实验室检查综合分析确诊。实验室检查是诊断贫血的主要依据。本章主要介绍常见贫血性疾病的形态学检查。

实验十八　缺铁性贫血的细胞形态学检查

当各种原因使体内铁的供求失衡,经历贮存铁耗尽、红细胞内铁缺乏,逐渐发展到缺铁性贫血(iron deficiency anemia,IDA)。缺铁性贫血是最常见的贫血类型,血细胞的形态学观察可提供重要诊断线索。

【目的】

1. 掌握缺铁性贫血的细胞形态学特征。

2. 正确书写骨髓象报告单。

【材料】

缺铁性贫血瑞氏染色血涂片、骨髓涂片。

【方法】

1. 血象观察　血涂片可见成熟红细胞部分呈小细胞低色素改变,表现为大小不等,以小细胞为主,中心淡染区明显扩大;网织红细胞正常或轻度增加;白细胞数量、分类及形态无明显异常;血小板正常或增多,形态无明显异常。

2. 骨髓象观察(见附录2彩图8)　骨髓象呈增生性贫血特点。骨髓有核细胞增生活跃或明显活跃,粒红比例降低。红系明显增生,常>30%,以中、晚幼红细胞为主。幼红细胞形态特征如下:"小",胞体、胞核较正常体积小,胞质量少;"蓝",胞质因血红蛋白合成不足而表现为嗜碱性,着色偏蓝,边缘不整齐,呈破布状或锯齿状;"密",核染色质致密、浓染。红系幼红细胞呈现胞核发育基本正常而胞质发育迟缓的所谓"核老质幼"的核质发育不平衡表现。成熟红细胞形态改变与外周血一致。

粒红比值降低,粒系细胞比值相对降低,各阶段比例及形态大致正常。巨核细胞系及血小板数量和形态正常。单核细胞、淋巴细胞及其他细胞系无明显异常。

缺铁性贫血时的晚幼红细胞体积小,部分细胞呈"核老质幼"改变,易被误认为小淋巴细胞，二者的鉴别要点见表 2-1-1。

表 2-1-1　IDA 晚幼红细胞与小淋巴细胞的鉴别要点

鉴别要点	IDA 晚幼红细胞	小淋巴细胞
胞体形状	圆形，边缘不规则，破布状或锯齿状	圆形、蝌蚪形，边缘一般规则
胞质	较少，围绕核周	极少，常偏于一侧
胞质颜色	多色性：灰色、灰蓝色、灰红色	淡蓝色
颗粒	无	常无颗粒，有时可见少许
核形	圆形，居中	类圆形，或有小切迹
染色质	结块或炭核，副染色质明显	结块，副染色质不明显

【注意事项】

1. 观察血涂片或骨髓涂片时，应选择厚薄适宜、细胞分布均匀、结构清楚的部位进行分类计数。涂片厚的部位，细胞体积较小、结构不清楚，正常的幼红细胞也看似缺铁样改变，而片尾的幼红细胞体积较大，缺铁性幼红细胞体积偏大，胞质的量也似正常，有的成熟红细胞淡染区消失。

2. 书写骨髓报告单时，应将红系置于首位并详细描述幼红细胞的比例、形态特征和成熟红细胞形态。

【讨论】

1. 小细胞低色素性贫血亦可见于慢性感染性贫血、珠蛋白生成障碍性贫血、铁粒幼细胞贫血、铜缺乏性贫血等。骨髓中幼红细胞的"核老质幼"改变也并非缺铁性贫血所特有，所以应将血象、骨髓象与骨髓铁染色、血清铁蛋白（SF）、红细胞内游离原卟啉等铁代谢指标结合起来，以便鉴别诊断。

2. 案例分析

患者，男性，35 岁，反复头晕、乏力半年，加重 1 周。查体呈中度贫血貌，余无阳性体征发现。

实验室检查：Hb 72 g/L，RBC 3.0×10^{12}/L，MCV 65.0 fl，MCH 22.4 pg，MCHC 280 g/L，RDW 19.8%，Ret 0.016，WBC 4.1×10^{9}/L，PLT 170×10^{9}/L。血涂片、骨髓涂片细胞形态学检查及铁染色结果见附录 1"骨髓细胞形态学检查图文报告单（1）"。尿常规正常，粪潜血试验（+++）。肝、肾功能正常，SF 6 μg/L。胃镜未发现异常，HP 阴性，肠镜无异常，全消化道钡餐见小肠血管瘤。

分析：本例患者以贫血为主要表现，血象提示小细胞低色素性贫血，血清铁蛋白降低，血象、骨髓象及骨髓铁染色检查符合缺铁性贫血的形态学特征，诊断为缺铁性贫血。根据粪潜血试验（+++），全消化道钡餐所见，诊断为小肠血管瘤伴缺铁性贫血。

【思考题】

1. 缺铁性贫血幼红细胞有何形态特征？

2. 对 IDA 患者诊断价值较大的实验室检查项目有哪些？

实验十九　巨幼细胞贫血的细胞形态学检查

叶酸和/或维生素 B_{12} 缺乏导致细胞核脱氧核糖核酸（DNA）合成障碍所致的贫血称为巨幼细胞贫血（megaloblastic anemia，MA）。血细胞的形态学改变对巨幼细胞贫血有诊断价值。

【目的】

1. 掌握巨幼细胞贫血的血涂片、骨髓细胞形态学特征。

2. 正确书写骨髓象报告单。

【材料】

巨幼细胞贫血瑞氏染色血涂片、骨髓涂片。

【方法】

1. 血象观察　巨幼细胞贫血为典型的大细胞性贫血。红细胞形态不规则，明显大小不均，以卵圆形大红细胞居多，可见泪滴形红细胞、点彩红细胞、嗜多色性红细胞、有核红细胞、巨红细胞及 Howell-Jolly 小体。

白细胞正常或轻度减少，中性粒细胞胞体偏大，核分叶过多（5 叶以上 >5%），呈“核右移”现象，严重的病例可见巨型中性中、晚幼粒细胞。血小板正常或轻度减少，可见巨大血小板。

2. 骨髓象观察（见附录 2 彩图 8）　骨髓有核细胞增生活跃或明显活跃，红系细胞增生明显，粒红比值降低甚至倒置，并以粒系、红系、巨核系三系细胞均出现巨幼变为特征。

各阶段幼红细胞增多，成熟障碍，体积增大，巨幼红细胞常 >10%，早、中、晚幼红细胞巨幼变均可见。巨幼红细胞可见核畸形、碎裂、双核及多核等病理改变，易见核分裂象和 Howell-Jolly 小体。

巨幼红细胞与同阶段正常幼红细胞相比，其形态特征如下：① 胞体大，胞质丰富。② 胞核大、肿胀，核染色质疏松晚熟，排列松散呈粗粒状、粗逗点状，随着细胞的成熟逐渐密集，但不能形成明显的块状；副染色质明显，核着色较同阶段正常幼红细胞浅。③ 核、质发育不平衡，呈现胞核发育迟缓而胞质发育正常的所谓“核幼质老”现象。胞核的形态和“核幼质老”的改变是识别其的两大要点。

粒系细胞比例相对降低，伴明显成熟障碍，可见巨幼变，以巨晚幼、巨杆状核粒细胞多见，形态特征如下：① 细胞体积增大，直径可达 30 μm；② 胞质着色呈灰蓝色，可见空泡，内含的特异性颗粒减少；③ 胞核肿胀，粗大，可不规则，染色质疏松，可见染色不良现象；④ 部分中性粒细胞分叶过多，常大于 5 叶，各叶大小不一，可畸形，称为巨多叶核中性粒细胞。

巨核细胞数正常或减少，伴成熟障碍，可见胞体过大、核碎裂、分叶过多、胞质内颗粒减少等现象。血小板生成障碍，可见巨大血小板。单核细胞也可见巨幼变，淋巴细胞形态一般无变化。

【注意事项】

1. 注意观察点彩红细胞、嗜多色性红细胞、嗜碱性红细胞、Howell-Jolly 小体及细胞分裂象等增生性贫血的骨髓象特征。

2. 书写骨髓报告单时,应将红系置于首位并详细描述巨幼红细胞的比例、形态特征和成熟红细胞形态特征,并详细描述粒系巨幼变细胞的形态特征。

【讨论】

1. 粒细胞系巨幼变具有重要的诊断价值:① 粒细胞系巨幼变是巨幼细胞贫血的早期表现,常出现于红系巨幼变和贫血之前;② 巨幼红细胞常于正确治疗 48 h 后转为正常形态,而粒细胞系巨幼变恢复正常较迟缓,常持续 1 ~ 2 周;③ 当巨幼细胞贫血合并缺铁性贫血时,红细胞系巨幼变常被掩盖而表现不明显,而粒细胞系的巨幼变不受缺铁影响;④ 少数患者骨髓象中红系和巨核细胞系增生不良,幼红细胞少见,但仍可见大量的巨幼变粒细胞。

2. 由于胃大部分切除或营养不良等引起的巨幼细胞贫血常伴有缺铁性贫血,称为混合性贫血,患者血象和骨髓象中呈现巨幼细胞贫血与缺铁性贫血并存的细胞形态学改变。

3. 大红细胞性贫血还可见于 MDS、红白血病、溶血性贫血、白血病初发时等,诊断时应注意鉴别。巨幼细胞贫血患者除细胞形态学异常,还可出现其他实验室检测指标改变,如血清叶酸降低、红细胞叶酸降低、血清维生素 B_{12}降低、血清间接胆红素增高、血清乳酸脱氢酶升高等,应注意结合使用。

4. 案例分析

患者,男性,55 岁,2 年前因胃癌行全胃切除术,近 3 个月渐感食欲不振、恶心、头晕、乏力,活动后心慌。

实验室检查:Hb 70 g/L,RBC 1.68×10^{12}/L,HCT 0.25,MCV 130.0 fl,MCH 44.8 pg,MCHC 360 g/L,Ret 0.018,WBC 3.1×10^{9}/L,PLT 55×10^{9}/L。血涂片、骨髓涂片细胞形态学检查及细胞化学染色见附录 1“骨髓细胞形态学检查图文报告单(2)”。SF 380 μg/L,血清维生素 B_{12} 10 ng/L,红细胞叶酸 205 μg/L。尿常规正常,粪常规及潜血试验阴性。肝、肾功能正常。

分析:本例患者有中度贫血伴轻度消化道症状,维生素 B_{12}明显降低,外周血检查提示大细胞性贫血,血涂片、骨髓涂片细胞形态学检查出现细胞巨幼变形态学特征,可初步诊断为维生素 B_{12}缺乏的巨幼细胞贫血。

【思考题】

1. 巨幼细胞贫血骨髓细胞的形态特征有哪些?

2. 巨幼细胞贫血出现“核幼质老”的原因是什么?

实验二十　再生障碍性贫血的细胞形态学检查

再生障碍性贫血(aplastic anemia, AA),简称再障,是一种由不同病因和机制引起的造血功能衰竭症,主要表现为骨髓造血功能低下引起的全血细胞减少和贫血、出血、感染等。

【目的】

1. 掌握再生障碍性贫血的骨髓细胞形态学特征。

2. 正确书写再生障碍性贫血骨髓象检查报告单。

【材料】

瑞氏染色再生障碍性贫血骨髓涂片。

【方法】

1．急性再生障碍性贫血骨髓象观察　骨髓涂片外观脂肪滴增多、骨髓小粒很少或缺乏。有核细胞增生极度减低，粒、红系细胞严重减少，巨核细胞常缺如，淋巴细胞相对增多，非造血细胞（肥大细胞、网状细胞、脂肪细胞、吞噬细胞、浆细胞、组织嗜碱细胞等）比例增高，各系细胞形态无明显异常。如有骨髓小粒，染色后镜下常见空网状结构，造血细胞明显减少。

2．慢性再生障碍性贫血骨髓象观察　骨髓增生减低，粒系、红系细胞均减少，巨核细胞明显减少，淋巴细胞相对增多，非造血细胞比例增高。如穿刺遇增生灶，可见骨髓增生活跃，红系可代偿性增生，常以"炭核"样晚幼红细胞多见，粒系细胞减少，可见粒细胞内颗粒变粗，巨核细胞减少。

【注意事项】

1．再生障碍性贫血骨髓穿刺液稀薄，骨髓涂片脂肪滴明显增多，有时会出现"干抽"，应做骨髓活检。

2．再生障碍性贫血骨髓小粒内造血细胞多被脂肪组织和非造血细胞取代，骨髓小粒内结构（有核细胞数、细胞种类）的组成对再生障碍性贫血诊断有重要意义，在书写骨髓报告单时应详细描述。

3．再生障碍性贫血骨髓有核细胞少，应注意与取材不良（脂肪滴少见或无，无骨髓小粒，无骨髓特有的细胞，如浆细胞、巨核细胞、成骨细胞、破骨细胞、组织细胞、肥大细胞等）或骨髓转移瘤导致的增生减低（骨髓涂片中可找到恶性肿瘤细胞）鉴别。应注意全片观察，以免误诊或漏诊。

4．急性再生障碍性贫血的骨髓象常比较典型，慢性再生障碍性贫血的骨髓象可有散在增生灶，骨髓可出现有核细胞增生活跃，红系可代偿性增生，易见胞核高度固缩的"炭核"样晚幼红细胞，但巨核细胞明显减少或缺如，此可作为诊断要点之一，有时需多部位穿刺才能诊断，必要时应做骨髓活检。

【讨论】

1．骨髓活检在再生障碍性贫血细胞形态学检查中有重要的诊断价值。再障患者骨髓切片造血面积低于25%，主要组分为脂肪细胞，伴间质水肿，红系、粒系、巨核系造血组织及窦状隙均减少，非造血细胞相对增多。

2．再生障碍性贫血应与其他可致全血细胞减少的疾病鉴别，如低增生性骨髓增生异常综合征、阵发性睡眠性血红蛋白尿症、原发性免疫性血小板减少症、急性造血功能停滞等。

3．案例分析

患者，男，11岁，因皮肤瘀点、瘀斑半个月，发热、咽痛3天就诊。

实验室检查：WBC 1.5×10^{9}/L，分类中性粒细胞0.05，淋巴细胞0.91，Hb 80 g/L，RBC 3.0×10^{12}/L，HCT 0.21，MCV 82.0 fl，MCH 28.0 pg，MCHC 330 g/L，RDW 12.6%，Ret 0.001，PLT 25×10^{9}/L。血涂片、骨髓涂片细胞形态学检查及细胞化学染色见附录1"骨髓

细胞形态学检查图文报告单(3)”。尿潜血(＋＋＋)。肝、肾功能正常。血细菌培养阴性。B超显示肝、胆、脾、胰未见异常。

分析:本例患者以皮肤出血、发热、咽痛、血尿为主要症状,血象示全血细胞减少,网织红细胞减少。B超显示无肝、脾肿大。血象、骨髓象符合增生低下的形态学特征,结合骨髓活检,排除其他全血细胞减少的疾病,可诊断为再生障碍性贫血。

【思考题】

再生障碍性贫血如何与低增生性骨髓增生异常综合征、阵发性睡眠性血红蛋白尿症鉴别?

实验二十一　溶血性贫血的细胞形态学检查

各种原因引起红细胞寿命缩短、破坏过多,超过了骨髓代偿能力而出现的贫血称为溶血性贫血(hemolytic anemia,HA),简称溶贫。溶贫属于增生性贫血范畴,血象、骨髓象具有增生性贫血的一般特点。

【目的】

1. 掌握溶贫的血象、骨髓细胞形态学特征。
2. 正确书写溶贫骨髓象检查报告单。

【材料】

瑞氏染色溶贫血涂片、骨髓涂片。

【方法】

1. 血象观察　溶贫类型较多,贫血轻重不一,其一般特征是红细胞大小不均,多为大细胞,可见红细胞碎片、嗜碱性点彩红细胞、嗜多色性红细胞、靶形红细胞、有核红细胞,红细胞内可见Howell-Jolly小体、Cabot环等异常形态,可见中性粒细胞核左移。

2. 骨髓象观察　骨髓有核细胞增生明显活跃,红系显著增生,粒红比值明显降低甚至倒置。红系以中、晚幼红细胞增生为主,核分裂象多见。各期幼红细胞形态大多正常,少数可见核畸形,胞质中可出现嗜碱性点彩、Howell-Jolly小体等。成熟红细胞形态与血象相同。粒系、巨核系及其他细胞系比例、形态一般无明显异常。

【注意事项】

溶贫原因多、类型多,实验室检查项目也多,外周血及骨髓细胞学检查可揭示溶贫的一般特点,提供溶贫是否存在的线索。不同类型的溶贫有自身的一些形态学特征,在实验过程中应留意。如球形红细胞异常增多,可以提示遗传性球形红细胞增多症或自身免疫性溶血性贫血;靶形红细胞增多可见于珠蛋白生成障碍性贫血;裂红细胞增多对机械性溶贫有诊断价值等。

【讨论】

1. 要确定某一贫血为溶贫,应寻找到红细胞破坏过多、寿命缩短的证据及红系代偿性增多的证据。异形红细胞较多、血红蛋白血症、结合珠蛋白降低、血红蛋白尿、间接胆红素增高、尿胆原增多、尿含铁血黄素试验阳性等是红系破坏过多的证据,网织红细胞显著增高，骨髓红系增生是红系增生的证据。

2. 溶贫的病因复杂，确诊需结合相关的溶血检查。怀疑为红细胞膜缺陷如遗传性球形红细胞增多症或遗传性椭圆形红细胞增多症，应进行红细胞渗透脆性试验、红细胞膜蛋白电泳分析及应用分子生物学技术检测膜蛋白基因的突变位点；怀疑为 PNH，应进行酸化血清溶血试验、Rous 试验、蔗糖溶血试验、流式细胞术测 CD55 和 CD59 等检查；考虑红细胞酶缺陷性溶血性贫血，应进行红细胞葡萄糖-6-磷酸脱氢酶或丙酮酸激酶的检测；考虑由血红蛋白/珠蛋白缺陷所致的溶血性贫血，可用血红蛋白电泳或基因分析以确诊；怀疑为自身免疫性溶血性贫血，可做抗人球蛋白试验(coombs 试验)、冷凝集素试验等血清学试验。

3. 案例分析

患儿，男，6 岁，广东惠州人。因全身黄染 3 天入院。患儿 5 天前进食少量新鲜蚕豆，3 天前出现全身皮肤、巩膜黄染，面色苍白，乏力，尿深黄色，双侧腰部持续性隐痛，无尿频、尿急、尿痛，每日尿量 800 ~ 1000 mL。

实验室检查：WBC 8.5×10^9/L，分类正常，Hb 81 g/L，RBC 3.0×10^{12}/L，HCT 0.22，Ret 0.029，Ret 绝对值 87×10^9/L，PLT 120×10^9/L。尿常规：尿蛋白(+)，尿潜血(+++)，尿胆红素(-)，尿胆原(+)。粪常规及潜血试验阴性。肝功能：ALT 110 U/L，AST 150 U/L，总胆红素 70 μmol/L，间接胆红素 51.0 μmol/L。甲、乙、丙、丁、戊肝炎标志物检查均阴性。G-6-PD 活性 0.2 U/gHb。骨髓细胞形态学检查显示增生性贫血。

分析：患儿进食蚕豆 2 天后发病，出现黄疸、贫血貌、深黄色尿、腰痛等溶血性贫血的症状及体征。实验室检查显示贫血、网织红细胞数明显升高，尿潜血阳性，尿胆原阳性，肝功能异常，间接胆红素升高，G-6-PD 活性降低。初步诊断为蚕豆病。

【思考题】

1. 溶贫的实验室检查有哪些？
2. 如何评价细胞形态学检查在溶贫诊断中的价值？

(施秀英 孙 峰)

第二章　造血原料及营养素的检测

实验二十二　血清铁蛋白检测

血清铁蛋白（serum ferritin, SF）是去铁蛋白（apoferritin）和 Fe^{3+} 形成的复合物，以维持体内铁的供应和血红蛋白相对稳定性。SF 是铁的贮存形式，其含量变化可作为判断是否缺铁或铁负荷过量的指标。

【目的】

1. 掌握化学发光法检测血清铁蛋白的原理、操作方法及临床意义。

2. 了解注意事项。

【原理】

采用双抗体夹心法，在包被有抗铁蛋白单克隆抗体的固相载体上，依次加入待测样本和酶（ALP）标记的抗铁蛋白单克隆抗体，形成固相抗体-铁蛋白-ALP 标记抗体复合物，经洗涤后，加入发光底物金刚烷衍生物（AMPPD），通过检测酶促化学发光的强度，结合标准曲线对待测样本中的铁蛋白进行定量分析。

【材料】

1. 器材　微孔板化学发光自动测量仪、微量加样器、玻璃试管。

2. 试剂

（1）聚苯乙烯微量细胞培养板（平板，48 或 96 孔）。

（2）包被稀释液：0.05 mol/L pH 9.6 Na_2CO_3-$NaHCO_3$缓冲液。

（3）封闭液：0.02 mol/L pH 7.4 磷酸盐缓冲液（PBS），1% BSA，0.5% NaN_3。

（4）洗涤液：0.02 mol/L pH 7.4 Tris-HCl-Tween 20。

（5）抗体：抗铁蛋白单克隆抗体、ALP 标记的抗铁蛋白单克隆抗体。

（6）铁蛋白标准品（现用现配）。

（7）化学发光底物：AMPPD。

【方法】

1. 包被抗体　准备微孔板，用 0.05 mol/L pH 9.6 Na_2CO_3-$NaHCO_3$缓冲液稀释抗铁蛋白单克隆抗体，每孔加入 100 μL 稀释的铁蛋白抗体，4℃过夜。

2. 洗涤　弃去孔中液体，用洗涤液洗 3 次，每次 1 min。将微孔板倒扣于吸水纸上，使孔中洗涤液流尽。

3. 封闭 每孔加封闭液 300 μL,室温封闭 2 h。

4. 洗涤 同第 2 步。冷冻干燥,密封,于 4℃保存备用。

5. 加样 将铁蛋白标准品或待测样本加入包被板中,每孔 50 μL,加入 ALP 标记抗体 50 μL,振荡混匀,置 37℃温育 1 h。

6. 洗涤 弃去孔中液体,每孔用 300 μL 洗涤缓冲液洗 5 次,于吸水纸上充分拍干。

7. 加发光底物液 每孔加 AMPPD 100 μL,室温避光反应 30 min。

8. 测定 在微孔板化学发光自动测量仪上测量相对发光强度单位(relative light units, RLU)。

9. 结果计算 用双对数坐标分别以标准品 RLU 值对铁蛋白标准品的浓度作图,通过标准曲线对待测血清中的铁蛋白实现定量分析。

【参考区间】

成年男性:30 ~ 400 μg/L。

成年女性:12 ~ 150 μg/L。

【注意事项】

1. 标准管和测定管均应进行复孔检测,测定结果取均值。

2. 加入发光底物后应在 30 ~ 90 min 内检测 RLU 值。

3. 本实验为定量分析,需注意准确加样。

【讨论】

1. 血清铁蛋白含量与骨髓铁染色结果有良好的相关性,是反映体内贮存铁的良好指标。若 SF < 15 μg/L 时即可诊断铁缺乏,如果 SF > 100 μg/L,即可排除缺铁。

2. 血清铁蛋白增多可见于炎症、肿瘤、肝实质损伤、甲亢等。在利用这一指标评价铁缺乏时应注意排除以上情况。

3. 化学发光免疫法检测血清铁蛋白具有高特异性、高灵敏度、简便、快速等优点,检测自动化程度高,较放射免疫法易于推广应用。

4. 中度溶血时红细胞内铁蛋白释放可致铁蛋白升高,黄疸及高脂血对实验也有干扰。

实验二十三 血清转铁蛋白及转铁蛋白受体检测

转铁蛋白是血清中的一种糖蛋白,主要功能是转运铁,调节铁的吸收。机体在急性感染或慢性感染时该蛋白的浓度可降低,而在缺铁性贫血和妊娠末期,转铁蛋白含量增高。

【目的】

1. 掌握血清转铁蛋白及转铁蛋白受体检测的原理、方法。

2. 了解注意事项及临床意义。

(一) 血清转铁蛋白浓度检测(免疫散射比浊法)

【原理】

血清转铁蛋白与兔抗人转铁蛋白的抗体可发生特异性抗原抗体反应,形成颗粒状抗原抗体复合物，其光吸收和散射浊度增加，光吸收的强度与血清转铁蛋白浓度相关，通过与转铁蛋白标准品比较，可计算待测血清中转铁蛋白的浓度。

【材料】

1．器材　分光光度计、离心机、塑料试管和微量加样器。

2．试剂

（1）4%聚乙二醇生理盐水溶液。

（2）兔抗人转铁蛋白抗体。

（3）转铁蛋白参考血清：将参考血清稀释成不同浓度，浓度范围为5～200 μmol/L。

【方法】

1．制备抗体工作液　将兔抗人转铁蛋白抗体用4%聚乙二醇生理盐水溶液1∶10稀释，置于4 ℃ 2 h，3000 r/min离心20 min，去除沉淀物。

2．用生理盐水将待测血清稀释50倍。

3．取4支试管按表2-2-1顺序加液。

表2-2-1　免疫散射比浊法测血清转铁蛋白浓度的操作步骤　mL

加入物	测定管	标准管	抗体对照管	空白管
抗体工作液	2	2	2	—
转铁蛋白标准液	—	0.04	—	—
待测稀释血清	0.04	—	—	—
4%聚乙二醇	—	—	—	2
生理盐水	—	—	0.04	0.04

4．充分混匀各管后，室温放置10 min，于340 nm波长下以空白管调零，测定各管的吸光度值。

5．计算

$$转铁蛋白(g/L)=\frac{测定管吸光度值-抗体对照管吸光度值}{标准管吸光度值-抗体对照管吸光度值}\times 标准液浓度\times 50$$

【参考区间】

28.6～51.9 μmol/L。

【注意事项】

1．注意转铁蛋白抗血清效价，实际工作时最好先做预实验，以确定最佳应用效价。

2．可将标准液稀释成不同浓度，作标准曲线，以提高检测的准确性。

【讨论】

1．生理性血清转铁蛋白增高见于妊娠，病理性血清转铁蛋白增高见于缺铁性贫血；转铁蛋白降低常见于肝硬化、急性白血病、肾病综合征、慢性感染和恶性肿瘤等。

2．免疫散射比浊法具有灵敏度较高、方法简便、自动化程度高等特点，是目前常用方法。

（二）血清可溶性转铁蛋白受体检测

血清可溶性转铁蛋白受体（soluble transferrin receptor，sTfR）是细胞膜表面受体的一个水解片段。在血清中 sTfR 与转铁蛋白以复合物的形式存在，血清中的 sTfR 大约 80% 来源于骨髓有核红细胞，当红细胞生成活性增加特别是铁缺乏时会引起 sTfR 合成的增加，从而使血清中 sTfR 浓度升高。

【原理】

根据酶联免疫双抗体夹心法的原理，将抗转铁蛋白受体多克隆抗体包被在酶标板上，标准品或待测血清中的转铁蛋白受体与多克隆抗体结合形成抗原抗体复合物，再加入酶标记的对转铁蛋白受体具特异性的多克隆抗体，其与以上抗原抗体复合物反应，通过洗板去掉未结合的酶标记多克隆抗体，加入底物和显色剂使酶联复合物显色，颜色的深浅与转铁蛋白受体的多少成正比。通过与标准品比对可测出血清转铁蛋白受体的浓度。

【材料】

1. 器材　包被有转铁蛋白受体的多克隆抗体的酶标板、酶标仪和微量加样器。

2. 试剂

（1）不同浓度的转铁蛋白受体标准品。

（2）辣根过氧化物酶标记的转铁蛋白受体的多克隆抗体。

（3）洗板液：pH 7.4 磷酸盐缓冲液加 1% 牛血清白蛋白。

（4）底物混合液：四甲基苯烯丁与 3% 过氧化氢等量混合，现用现配。

（5）终止液：0.5 mol/L 硫酸。

【方法】

1. 加样　在已包被好抗体的酶标板各孔内分别加入不同浓度的转铁蛋白受体标准品和待测血清各 100 μL。

2. 孵育　将反应板置于 37℃ 湿盒孵育 2 h。

3. 洗涤　弃去孔中液体，每孔用 300 μL 洗板液冲洗 3 次，每次 1 min，于吸水纸上充分拍干。

4. 加酶标抗体　将稀释好的酶标抗体（根据酶标抗体说明书提供的参考工作稀释度进行预实验，确定稀释倍数）加入反应孔中，每孔 100 μL，置 37℃ 温育 2 h。

5. 洗涤　同第 3 步。

6. 显色　每孔加新配制的底物混合液 100 μL，置室温避光显色 30 min，其间观察颜色变化。

7. 终止　当阳性对照出现明显颜色变化时，每孔加入 100 μL 终止液终止反应。

8. 测定　在波长 630 nm 酶标仪上比色。

9. 计算　以不同浓度标准液的吸光度值为 y 轴，以对应浓度为 x 轴，绘制标准曲线。据待测稀释血清的吸光度值从标准曲线上查出对应的转铁蛋白受体浓度。

【参考区间】

不同实验室间检测结果有差异，各实验室应据试剂说明书上的参考区间进行判断。

【注意事项】

1. 标本采集后应迅速分离血清，不能立即检测时应置 -20℃保存，并避免反复冻融。

2. 底物混合液应在使用的 30 min 内混合，以保证显色效果。

3. 所有检测血清在检测时应进行适当稀释，常不少于 1∶100 稀释。

4. 洗板后尽量拍干孔内液体，以防止孔内有游离酶残留而导致假阳性结果。

5. 当室温较低时，为保证显色效果可置于 37℃孵育。

6. 显色反应终止后应尽快完成比色，吸光度值会随放置时间延长而发生变化。

【讨论】

1. 临床上将 SF 检测与 sTfR 检测结合起来用于缺铁性贫血与慢性病贫血的鉴别。血清转铁蛋白受体浓度升高与铁缺乏一致，是一种可靠的反映红细胞内缺铁的指标。IDA 时 SF 降低，sTfR 浓度升高；慢性病贫血时铁并不缺乏，SF 受机体急性相反应的影响而升高，sTfR 浓度正常或降低。血清转铁蛋白受体降低还见于骨髓红系增生低下者，如再生障碍性贫血、肾衰竭等。

2. 在铁缺乏早期 sTfR 浓度即可升高。sTfR 是功能性铁状态的一项特异性检测指标，一般不受各种干扰因素的影响，例如急性或慢性炎症反应等。

3. 血清转铁蛋白受体的检测采用定量的夹心酶联免疫方法进行检测，各实验室使用不同的试剂，其参考区间有一定的差异，应根据试剂说明书上的参考值进行临床判断。

4. 在临床实践中，血清铁蛋白、sTfR 和血红蛋白联合检测可准确分析患者铁缺乏的状态，可预测促红细胞生成素治疗效果。

实验二十四　红细胞叶酸检测

叶酸缺乏时，细胞内 DNA 合成减少，细胞的分裂成熟发生障碍，引起巨幼细胞贫血。红细胞叶酸检测主要用于巨幼细胞贫血的诊断。由于红细胞叶酸不受叶酸摄入情况的影响，故更能代表体内叶酸的实际情况。

【目的】

1. 掌握化学发光酶免疫分析技术检测红细胞叶酸的原理、操作方法、临床意义。

2. 了解注意事项。

【原理】

在微孔板上包被抗叶酸抗体，样本中的叶酸可与固相抗体结合，并与随后加入的酶标记抗体形成双抗体夹心酶标记复合物，经洗涤后，加入发光底物，通过检测酶促化学发光的强度，结合标准曲线可对待测样品的叶酸含量进行定量。

【材料】

1. 器材　微孔板化学发光自动测量仪、微量加样器。

2. 试剂

(1) 聚苯乙烯微量细胞培养板。

(2) 包被稀释液：0.05 mol/L pH 9.6 Na_2CO_3-$NaHCO_3$缓冲液。

（3）封闭液：0.02 mol/L pH 7.4 磷酸盐缓冲液（PBS），1% BSA，0.5% NaN_3。

（4）洗涤液：0.02 mol/L pH 7.4 Tris-HCl-Tween 20。

（5）抗体：叶酸单克隆抗体，ALP 标记的叶酸单克隆抗体。

（6）发光底物液。

（7）叶酸标准品：现用现配。

【方法】

1. 溶血样本制备：将全血加入以去离子水 1∶10 稀释的 EDTA 液中混匀，室温静置 30 min，反复冻融 2 次致溶血。

2. 包被固相抗体　用 0.05 mol/L pH 9.6 Na_2CO_3-$NaHCO_3$ 缓冲液稀释单克隆抗体（稀释倍数通过预实验确定），每微孔板加入 100 μL 稀释抗体，4℃过夜。

3. 洗板　弃去孔中液体，用洗涤液洗 3 次，每次 1 min。

4. 封闭　每孔加封闭液 300 μL，室温封闭 2 h。

5. 洗板　同第 3 步。冷冻干燥，密封微孔板，于 4℃保存备用。

6. 加样　每孔加入标准品 50 μL 或待测样本溶血液 50 μL，分别加酶标记抗体 50 μL，振荡混匀，置 37℃温育 1 h。

7. 洗涤　弃去孔中液体，每孔用 300 μL 洗涤缓冲液洗 5 次，于吸水纸上充分拍干。

8. 每孔加 50 μL 发光底物液，室温避光反应 30 min。

9. 测定　化学发光自动测量仪测定相对发光强度单位（RLU）。

10. 计算　以标准品 *RLU* 值对标准品的叶酸浓度用双对数坐标作图，通过标准曲线可定量分析待测样本叶酸浓度（SF），结果乘以 10 得溶血液的叶酸浓度（WBF）。再根据以下公式计算出红细胞叶酸含量（RCF）：

$$RCF = \frac{WBF - SF(HCT/100)}{HCT/100}$$

式中，*HCT* 为红细胞压积。

【参考区间】

成人：192.1～577.1 μg/L。

【注意事项】

1. 应采集空腹血进行检测，避免食物的影响。

2. 洗板应充分。

3. 加入发光底物后应在 30～90 min 内检测。

【讨论】

1. 体内储存叶酸量低，一般仅供人体 4 个月用，若摄入减少、吸收障碍或需要量增加易致叶酸不足。叶酸降低常见于巨幼细胞贫血、叶酸利用增加如骨髓增殖性疾病、叶酸拮抗剂（如甲氨蝶呤）的使用等。

2. 溶血液的制备必须在取血后 8 h 内完成，测定红细胞叶酸的同时，应同时测定血清叶酸和红细胞压积。

3. 化学发光免疫分析测定红细胞叶酸具有灵敏度高、线性范围宽、分析方法简便快速、结果稳定性高等特点，不存在试剂有效期短和辐射污染等问题，但需要发光免疫分析仪及与仪器配套的试剂，检测成本较高。

实验二十五　血清维生素 B_{12} 检测

维生素 B_{12} 是唯一含金属元素的维生素，又称钴胺素。维生素 B_{12} 缺乏时，间接导致 DNA 合成障碍和神经髓鞘质合成障碍，进而出现伴有神经性精神异常的巨幼细胞贫血。

【目的】

1. 掌握化学发光酶免疫分析技术（chemiluminescent enzyme immunoassay，CLEIA）检测血清维生素 B_{12} 的原理、操作方法和临床意义。

2. 了解注意事项。

【原理】

将抗维生素 B_{12} 抗体包被固相载体，依次加入待测样本和酶标记抗体，样本中的维生素 B_{12} 可与固相抗体和酶标记抗体结合形成双抗体夹心酶标记复合物，洗涤后加入发光底物，检测酶促化学发光的强度，结合标准曲线定量分析待测样品维生素 B_{12} 的含量。

【材料】

1. 器材　微孔板化学发光自动测量仪、微量加样器。

2. 试剂

（1）聚苯乙烯微量细胞培养板。

（2）包被稀释液：0.05 mol/L pH 9.6 Na_2CO_3–$NaHCO_3$ 缓冲液。

（3）封闭液：0.02 mol/L pH 7.4 PBS，1% BSA，0.5% NaN_3。

（4）洗涤液：0.02 mol/L pH 7.4 Tris–HCl–Tween 20。

（5）抗体：维生素 B_{12} 单克隆抗体，ALP 标记的维生素 B_{12} 单克隆抗体。

（6）发光底物液。

（7）维生素 B_{12} 标准品。

【方法】

1. 包被固相抗体　微孔板每孔加入 100 μL 用 0.05 mol/L pH 9.6 Na_2CO_3–$NaHCO_3$ 缓冲液稀释的维生素 B_{12} 单抗（稀释倍数通过预实验确定），4℃过夜。

2. 洗涤　弃去孔中液体，用洗涤液洗 3 次，每次 1 min。将微孔板倒扣于吸水纸上，使孔中洗涤液流尽。

3. 每孔加封闭液 300 μL，室温封闭 2 h。

4. 洗涤　同第 2 步。冷冻干燥，密封，于 4℃保存备用。

5. 加样　于包被板中每孔加入标准品 50 μL 或待测血清样本 50 μL，酶标记抗体 50 μL，振荡混匀，置 37℃温育 1 h。

6. 洗涤　弃去孔中液体，每孔用 300 μL 洗涤缓冲液冲洗 5 次，于吸水纸上充分拍干。

7. 每孔加发光底物液 50 μL，室温避光反应 30 min。

8. 在微孔板化学发光自动测量仪上测量相对发光强度单位。

9. 计算结果　用双对数坐标分别以标准品 *RLU* 值对标准品的维生素 B_{12}浓度作图，通过标准曲线可定量分析待测标本血清中的维生素 B_{12}含量。

【参考区间】

187～1059 ng/L。

【注意事项】

1. 空腹采血，尽量采用血清标本进行检测。
2. 避免维生素 C 的污染，因其会破坏维生素 B_{12}。
3. 避免使用肝素抗凝血浆，因为肝素会结合血浆中的维生素 B_{12}而使结果假性降低。
4. 测定方法不同及实验室不同，参考区间差异较大。

【讨论】

维生素 B_{12}人体贮存量较高而需要量低，一般不易出现缺乏。血清维生素 B_{12}降低常见于营养性巨幼细胞贫血、恶性贫血；增高见于白血病、真性红细胞增多症、某些恶性肿瘤、肝细胞损伤等。目前，临床多应用化学发光免疫分析仪测定血清维生素 B_{12}，其具有灵敏度高、线性范围宽、分析快速、结果稳定易于分析等优点。

（严茹红）

第三章　溶血相关指标的检测

实验二十六　血浆游离血红蛋白和血红蛋白尿检测

通常血红蛋白存在于红细胞内,血浆中游离血红蛋白(free hemoglobin,free Hb)测定是溶贫的筛查项目。健康人血浆中有极少量游离血红蛋白,血浆游离血红蛋白增高是血管内溶血的指征。当游离血红蛋白增高超过结合珠蛋白的结合能力时,血红蛋白可从尿排出,形成血红蛋白尿。

(一)血浆游离血红蛋白检测

【目的】

1. 了解实验原理。
2. 掌握抗凝血的制备、血浆的分离和分光光度计比色方法。
3. 掌握血浆游离血红蛋白增高的临床意义。

【原理】

溶血时红细胞破坏,血红蛋白释放入血浆。血清中的结合珠蛋白(Hp)可与血红蛋白结合,当血浆中游离血红蛋白含量超过结合珠蛋白的结合能力时,其含量即可升高,形成高血红蛋白血症。血红蛋白具有类过氧化物酶活性,可催化过氧化氢释放新生态氧,使邻联甲苯胺氧化,由无色最终变为蓝紫色。根据显色深浅,与已知浓度的标准血红蛋白溶液进行比较,可测出游离血红蛋白的含量。

【材料】

1. 器材　台式离心机、分光光度计。
2. 试剂

(1) 2 g/L 邻联甲苯胺溶液:以 600 mL 的冰醋酸溶解 20 g 邻联甲苯胺,用蒸馏水加至 1 L,低温避光保存。

(2) 1% 过氧化氢溶液:用原液新鲜配制。

(3) 10% 醋酸溶液:10 mL 冰醋酸加蒸馏水至 100 mL。

(4) 100 mg/L 标准血红蛋白溶液:取抗凝静脉血,离心取红细胞,用生理盐水洗涤3 次。用等体积的蒸馏水与洗涤过的红细胞混合,再加红细胞体积一半的四氯化碳,剧烈振摇 5 ~ 10 min,高速离心,取上层血红蛋白液,以 HiCN 方法测定血红蛋白液的血红蛋白浓度,再用生理盐水调节至 100 g/L 的浓度作为储存标准液低温保存。使用前用生理盐水稀释储存标准液至 100 mg/L 的浓度。

【方法】

1. 枸橼酸钠抗凝静脉血 2 mL,离心分离血浆。

2. 按表 2-3-1,用分光光度计(波长 515 nm),以空白管调零,测定标准管和测定管的吸光度。

表 2-3-1　血浆游离血红蛋白测定步骤　　mL

反应物	测定管	标准管	空白管
邻联甲苯胺溶液	0.5	0.5	0.5
血红蛋白标准液	—	0.02	—
受检血浆	0.02	—	—
1%过氧化氢溶液	0.5	0.5	0.5
		混匀后室温放置 10 min	
10%醋酸溶液	5.0	5.0	5.0
		室温静置 10 min	

3. 计算游离血红蛋白浓度

$$\text{血浆游离血红蛋白(mg/L)} = \frac{\text{测定管吸光度值}}{\text{标准管吸光度值}} \times 100\text{(mg/L)}$$

【参考区间】

血浆游离血红蛋白 <40mg/L。

【注意事项】

1. 所有试管、吸管等玻璃制品使用前用盐酸浸泡 24 h,并用蒸馏水冲洗干净,以避免假阳性,还要避免器皿被血红蛋白污染。

2. 要避免采集标本过程中发生溶血。

3. 如测定管吸光度值超过 0.6,应将标本稀释后重新测定。

(二) 尿血红蛋白定性试验

【目的】

掌握尿血红蛋白化学法和试带法测定的原理、方法及结果判断。

Ⅰ. 化学法

【原理】

血红蛋白具有过氧化物酶样作用,能催化 H2O2 作为电子受体使色素原氧化呈色,其颜色的深浅与血红蛋白含量成正比。该试验又称为尿隐血试验。

【材料】

1. 10 g/L 邻联甲苯胺溶液。

2. 过氧化氢溶液。

【方法】

于 12 mm×100 mm 试管中置尿液 4 滴，加 10 g/L 邻联甲苯胺溶液 2～3 滴，混匀。再加过氧化氢溶液 1～2 滴，混匀。如呈现蓝色，为阳性反应。立即观察尿液颜色变化。

【结果判断】

尿液颜色变蓝为阳性，见表 2-3-2。

表 2-3-2　邻联甲苯胺法血红蛋白定性结果判断

反应现象	报告方式
加入试剂后立即出现黑褐色	＋＋＋＋
加入试剂后立即出现蓝褐色	＋＋＋
加入试剂后由浅蓝褐色逐渐变为明显的蓝褐色	＋＋
加入试剂 10 s 后由浅蓝色逐渐变为蓝色	＋
加入试剂 2 min 后仍不显色	－

Ⅱ. 试带法

【原理】

检测原理同化学法。

【材料】

尿液分析仪，单项或多联尿液干化学试带，新鲜尿液标本 10 mL。

【方法】

使用尿液分析仪，按照仪器说明书进行操作。完整红细胞在试带上溶解，释放血红蛋白，呈绿色斑点状，血红蛋白或肌红蛋白尿呈均匀绿色。

【参考区间】

阴性。

【注意事项】

1. 标本必须新鲜。由于红细胞易于沉淀，所以测试前标本必须混匀。

2. 试带法检测血红蛋白的灵敏度约为 0.3 mg/L，相当于红细胞数量为每微升 5～10 个。

3. 化学法中 3% 过氧化氢溶液易变质，检测过程中应设立阳性对照。

4. 尿液中含有强氧化剂或某些产过氧化物酶细菌时，可致试带法结果呈假阳性。为防止此类假阳性，可将尿液煮沸 2 min，再用试带进行检测。

5. 大剂量维生素 C 可致假阴性结果。部分品牌试带因使用含碘酸盐清洁剂的试剂垫，而排除了维生素 C 的干扰。

【讨论】

1. 尿液中含有游离血红蛋白称为血红蛋白尿，为透明的鲜红色（含氧血红蛋白）或暗红色（含高铁血红蛋白），严重者呈浓茶色或酱油色，离心后颜色也不改变。沉渣中无红细胞，隐血试验呈阳性。

2. 健康人尿液中无游离血红蛋白。当体内大量溶血，尤其是血管内溶血，血液中游离血红蛋白可大量增加。当超过 1.00 ~ 1.35 g/L 时，即出现血红蛋白尿。此种情况常见于血型不合输血、阵发性睡眠性血红蛋白尿症、阵发性冷性血红蛋白尿症、急性溶血性疾病等。还可见于各种病毒感染、链球菌败血症、疟疾、大面积烧伤、体外循环、肾透析、手术后所致的红细胞大量破坏等。

（王　升　王　波）

实验二十七　抗人球蛋白试验

抗人球蛋白试验（anti-human globulin test）又称 coombs 试验，是检查不完全抗体的经典方法。将抗人球蛋白血清加入已经致敏的红细胞盐水悬液中，红细胞表面的抗人球蛋白与抗人球蛋白血清中的抗体发生特异性反应，使红细胞发生凝集。此试验可测定红细胞表面的 IgG、IgM、IgA 及补体组分（C3、C4）。抗人球蛋白试验分为直接及间接抗人球蛋白试验。直接抗人球蛋白试验检测患者红细胞表面的不完全抗体，间接抗人球蛋白试验用于检测患者血清中的不完全抗体。抗人球蛋白试验是自身免疫性溶血性贫血的重要诊断试验。

【目的】

掌握抗人球蛋白试验的原理、操作方法、注意事项和临床意义。

【原理】

免疫性溶血性贫血患者的血清中或红细胞膜上常有不完全抗体，这种不完全抗体能吸附在红细胞膜上，使红细胞致敏，但不能使红细胞凝集，能与相应的抗体（抗人球蛋白抗体）发生特异的抗原抗体结合反应，使致敏红细胞发生凝集。抗人球蛋白试验用于检测不完全抗体，分直接和间接抗人球蛋白试验。

【材料】

1. 器材　离心机、水浴箱（37℃）、吸管、试管。

2. 试剂

（1）受检者红细胞及血清。

（2）阴性对照、阳性对照红细胞悬液。

（3）抗人球蛋白血清。

（4）抗 D 血清、AB 型血清。

（5）0.85% 生理盐水。

【方法】

1. 直接抗人球蛋白试验

(1) 受检者红细胞悬液:取受检者抗凝血 2 mL,离心去血浆,用适量的生理盐水洗涤3次,配成10%红细胞悬液。

(2) 取上述10%受检者红细胞盐水悬液1滴,移入一小试管(10 mm×60 mm)内,加抗人球蛋白血清1滴,混匀。

(3) 阴性对照:取健康人5% D 阳性红细胞悬液1滴,加抗人球蛋白血清1滴,混匀。

(4) 阳性对照:取不完全抗 D 血清致敏的5% D 阳性红细胞悬液1滴,加抗人球蛋白血清1滴,混匀。

(5) 受检管及阳性、阴性对照管同时以1000 r/min 离心1 min,轻轻侧动,观察结果。

2. 间接抗人球蛋白试验

(1) 取数名健康人的O型Rh阳性抗凝血,离心去除上清液,用生理盐水洗3次,然后配成5%红细胞悬液。

(2) 取3支试管按表2-3-3操作。

表2-3-3 间接抗人球蛋白试验加样表 滴

反应物	测定管	阳性对照管	阴性对照管
被检血清	2	—	—
5%红细胞悬液(受检或已知)	1	—	—
抗D血清	—	2	—
AB型血清	—	—	2
5% O型Rh阳性红细胞悬液	—	1	1

(3) 混匀各管,37℃水浴箱中孵育1 h后取出,用生理盐水洗涤3次,最后一次弃去上清液,仅留1滴红细胞悬液。

(4) 每管均加入抗人球蛋白血清1滴,混匀,1000 r/min 离心1 min,轻轻侧动,观察结果。

【结果判断】

1. 直接抗人球蛋白试验　阳性对照凝集、阴性对照不凝集表示操作及试剂均无问题,如受检管凝集为阳性,不凝集为阴性。

2. 间接抗人球蛋白试验　若阳性对照凝集、阴性对照不凝集、看测定管结果,若出现凝集为阳性,提示待测血清中有不完全抗体;无凝集为阴性,表示待测血清中无不完全抗体。

【注意事项】

1. 标本采集后应立即进行试验,延迟或中途停止试验可使抗体从细胞上丢失。

2. 抗人球蛋白血清应按说明书使用最适稀释度,否则会产生前带或后带现象而导致阴性结果。

3. 受检红细胞一定要用生理盐水洗涤3次,除去红细胞悬液中混杂的蛋白,以防止假阴性结果。

4. 如需了解在体内致敏红细胞的 Ig 类型,则分别以抗 IgG、抗 IgM 或抗 C3 单价抗人球蛋白血清进行试验。

5. 红细胞上吸附抗体太少或 coombs 试验阴性的自身免疫性溶血性贫血，直接抗人球蛋白试验可呈假阴性反应。

6. 离心速度和时间非常重要,应按规定进行。

【讨论】

1. 健康人抗人球蛋白直接、间接试验均呈阴性。

2. 直接抗人球蛋白试验阳性主要见于自身免疫性溶血性贫血:温抗体型(IgG 型)37℃条件下作用最强;冷抗体型(IgM 型)4℃条件下进行试验。

3. 间接试验主要用于 Rh 或 ABO 妊娠免疫性新生儿溶血病母体血清中不完全抗体检测。

4. 新生儿同种免疫溶血病直接及间接试验均可呈阳性。

5. 系统性红斑狼疮、淋系肿瘤等抗人球蛋白试验可呈阳性。

实验二十八　冷凝集素试验

冷凝集素综合征患者血清中存在冷凝集素(cryoagglutinin),主要为 IgM 类完全抗体。该类抗体能与患者自身红细胞、O 型红细胞或与患者同型红细胞在低温(0～4℃)条件下产生凝集现象,当温度回升到 37℃时凝集消失。据此将人红细胞与待测血清混合,置 4℃ 2 h 或过夜,判断冷凝集素的存在。

【目的】

掌握冷凝集素检测的原理、操作方法、注意事项及临床意义。

【原理】

冷凝集素为 IgM 类完全抗体,在低温时(特别是 0～4℃)可使自身(或 O 型、同型)红细胞发生凝集,当气温回升到 37℃时凝集消失。

【材料】

1. 器材　冰箱、离心机、试管等。

2. 试剂

(1) 2% 人红细胞悬液:O 型或与受检者相同血型的抗凝血 1 mL,离心获得红细胞,用生理盐水洗涤 3 次,配成 2% 人红细胞悬液。

(2)生理盐水。

【方法】

1. 分离血清须在 25℃以上收集,如在冬季,应将已凝固的血块打碎,放入 37℃水浴箱 15 min,再快速离心 5 min,取上清液进行试验。如直接放 37℃凝固后分离血清更好。

2. O 型或自身红细胞,用盐水洗 3 次后配成 2% 血细胞悬液。

3. 排列 10 mm×75 mm 试管 10 支,每管加生理盐水 0.5 mL。

4. 第 1 支试管加患者血清 0.5 mL,混合后依次做倍比稀释,直至第 9 支。第 10 支系血细胞对照管。

5. 各试管加入2%红细胞悬液0.5 mL，如此稀释度为1∶4，1∶8，…，1∶1024。

6. 混合后，置4℃ 2 h或过夜。

7. 取出轻摇，有块状凝集者为阳性，记下凝集的最高稀释度，再将管架放37℃ 5～10 min，凝集消失者，最后判为阳性。报告冷凝集素的效价为最高稀释度。

【参考区间】

健康人效价≤1∶32。

【注意事项】

1. 分离血清须在25℃以上收集，如血液已经凝固，应将已凝固的血块打碎，放入37℃水浴箱15 min，再快速离心5 min，取上清液进行试验，防止出现假阴性结果。

2. 观察凝集的同时要注意标本有无溶血。

3. 每次试验应做正常对照及自身对照。

【讨论】

1. 健康人冷凝集素效价很低，一般不超过1∶16，婴幼儿假阳性高。

2. 阳性见于冷凝集素综合征（>1∶1000）。

3. 支原体性肺炎的冷凝集素效价往往超过1∶64或更高，患病后2～3周最高。

4. 肝硬化、雷诺氏症、传染性单核细胞增多症、原虫感染和多发性骨髓瘤可出现一定滴度的冷凝集素，但多数患者不超过1∶1000。

5. 某些AIHA患者的冷凝集素效价很高，有的可达1∶6400。

6. 此方法简单易行，无须特殊仪器设备，便于临床推广。

实验二十九　冷热溶血试验

阵发性冷性血红蛋白尿症患者血清中有一种特殊的冷反应抗体，即Donath-Landsteiner（D-L）抗体，在20℃以下（常为0～4℃）时与红细胞结合，同时吸附补体，但不溶血；当温度升至37℃时发生溶血。本法是一种冷溶血抗体简易过筛试验，阳性对阵发性冷性血红蛋白尿症（PCH）的诊断有一定价值。

【目的】

掌握冷热溶血检测的原理、操作方法、注意事项及临床意义。

【原理】

阵发性冷性血红蛋白尿症患者血清中有D-L抗体，在20℃以下（常为0～4℃）时与红细胞结合，同时吸附补体，但不溶血；当温度升至37℃时，红细胞因补体激活膜破坏而发生溶血。

【材料】

1. 器材　三角烧杯、冰箱、水浴箱。

2. 试剂

(1) 补体：豚鼠血清，使用时用生理盐水1∶10稀释。

（2）生理盐水。

【方法】

1. 取患者静脉血约 3 mL，加到 3 支已预温至 37℃的小试管中，每管约 1 mL，分别标记为 A、B、C。

2. A 管血凝固后置于 37℃ 1 h；B 管凝固后置于 4℃ 1 h；C 管则先置于 4℃中 30 min，再置于 37℃1 h，各管均不可搅动。

3. 观察结果：仅 C 管溶血，A、B 管不溶血，结果为阳性，表明患者可能有 D-L 抗体。

【参考区间】

健康人为阴性。

【注意事项】

1. 如患者近期正处于溶血发作，由于补体被消耗，可出现假阴性结果。

2. 应采用去纤维蛋白血。

【讨论】

1. 阳性结果对阵发性冷性血红蛋白尿症（PCH）的诊断有一定价值，D-L 抗体效价可高于 1∶40。

2. 某些病毒感染如麻疹、流行性腮腺炎、水痘、传染性单核细胞增多症也可有阳性反应。

（范银银）

实验三十　血清结合珠蛋白检测

结合珠蛋白（haptoglobin，Hp）是一种 α_2-球蛋白，具有结合游离血红蛋白的能力，在血红蛋白降解成胆红素的代谢过程中具有重要作用。在溶血性疾病时，特别是血管内溶血时，血浆游离血红蛋白（free Hb）浓度明显增高，与 Hp 结合而生成 Hp-Hb 复合物，导致血液中的 Hp 浓度明显下降。测定 Hp 含量可反映溶血尤其是血管内溶血的情况，是评价溶血与否的敏感指标。

【目的】

掌握血清 Hp 检测的原理、操作方法、注意事项及临床意义。

【原理】

在被检血清中加入足量已知含量的血红蛋白（Hb），血清中的 Hp 立即与 Hb 结合而生成 Hp-Hb 复合物。电泳法分离游离 Hb 与 Hp-Hb 复合物，盐水洗脱后用比色法分别测定游离 Hb 和 Hp-Hb 复合物的含量，计算血清 Hp 含量。

【材料】

1. 器材　离心机、微量加样器、电泳仪及分光光度计等。

2. 试剂

（1）30 g/L 血红蛋白液：取新鲜抗凝血离心去除血浆，用生理盐水洗涤红细胞 3 次，最后一次尽量移除生理盐水,加入相当于红细胞压积2～3倍体积的蒸馏水和1体积的四氯化碳,猛烈振摇5～6 min,高速离心,吸取上层清亮的血红蛋白液。然后,按照ICSH推荐的HiCN方法测定血红蛋白溶液浓度,用蒸馏水精确配置成30 g/L的Hb液。

(2) pH 8.6的TEB缓冲液:取55 g Tris、17 g EDTA、12 g硼酸,用蒸馏水配成1000 mL的储存液。浸膜缓冲液临用前稀释6倍,电泳缓冲液临用前稀释3倍。

(3) 2 g/L丽春红S染液:取丽春红S 0.2 g、三氯醋酸3 g、磺基水杨酸3 g,用蒸馏水溶解后稀释至100 mL。染色时,将薄膜浸入丽春红S染液中染色约10 min,移入3%～5%的醋酸中,漂洗至背景无色,取出贴在玻板上待阴干。

(4) 联苯胺染液:取联苯胺0.1 g溶于10 mL甲醇中,为储存液。临用时取储存液1 mL,加醋酸钠缓冲液(取0.8 g结晶醋酸钠、冰醋酸1.2 mL,加蒸馏水至500 mL) 50 mL,再加30% (*V/V*) H_2O_2 1滴和50 g/L亚硝基铁氨化钠1滴,混匀。染色时,薄膜先用70 g/L三氯醋酸或100 g/L磺柳酸液固定5 min,充分水洗,浸入联苯胺染液中染色数分钟,待Hb区带清晰显现后,用水洗净或用脱色液洗净。

【方法】

1. 取待检血清90 μL,加入10 μL的30 g/L血红蛋白液,混匀,置37℃水浴20 min。此时标本中Hb的终末浓度为3 g/L。

2. 取8 cm×2 cm醋酸纤维素薄膜(简称醋纤膜)条,置TEB浸膜缓冲液中充分湿润,用滤纸吸去多余水分,在距阴极2 cm处加上述混合液约5 μL,待血清完全吸入薄膜后,将醋酸纤维膜置于电泳槽上,平衡10 min,电泳1 h左右,至清晰出现2条区带为止。

3. 取下醋酸纤维膜,趁潮湿时,立即剪下前面的Hp-Hb带和后面的Hb带。分别用3 mL等渗盐水洗脱,浸泡20～30 min,并轻轻振摇,对照管调零,415 nm波光处测定吸光度值。

4. 结果计算　按以下公式计算血清结合珠蛋白的含量:

$$\text{Hp含量(gHb/L)}=\frac{\text{Hp-Hb带的吸光度值}}{\text{Hp-Hb带的吸光度值}+\text{游离Hb带的吸光度值}}\times 3$$

【参考区间】

0.5～1.5 gHb/L。

【注意事项】

1. 在采血和离心过程中应严防溶血,否则结果偏低。

2. 采血前避免使用类固醇、性激素和口服避孕药等药物。

3. 电泳后如果遇到只有一条肉眼可见的条带,应将醋纤膜纵向剪为两条,分别用丽春红S和联苯胺染液染色,以区分以下情况:① 在Hp减少时,Hp-Hb带细小,颜色浅,丽春红S才能看到;而用联苯胺染色可确定是否含血红蛋白。② 待检标本中Hp含量明显增高,从而使Hb与之全部结合仅出现Hp-Hb条带。③ 待检标本Hp含量极低甚至缺如,无Hp-Hb复合物形成,仅出现Hb区带。同时要注意,当存在严重血管内溶血(如PNH)时,还会出现一条高铁血红素白蛋白区带。

【讨论】

1. Hp测定是常用的溶血性贫血筛查试验之一。溶血时,血清结合珠蛋白明显减少,测定 Hp 含量可反映溶血尤其是血管内溶血的情况，是评价溶血与否的敏感指标，并有助于区分血管内和血管外溶血，当存在严重血管内溶血时，Hp 可降为 0，因此电泳后无 Hp-Hb 区带，但在其相应位置的前面可出现一条高铁血红素白蛋白带，而血管外溶血则无此带。

2. 肝细胞损害性病变、传染性单核细胞增多症、先天性无珠蛋白症等血清 Hp 可明显减少。肝外阻塞性黄疸血清 Hp 常增高，感染、组织损伤、恶性肿瘤、SLE、类固醇治疗、妊娠等也可增高，此时如果 Hp 正常，不能排除合并溶血的可能。

3. 电泳法是目前临床上检测血清结合珠蛋白的最常用方法，该法简单、快速，价格低廉，无须特殊条件和设备，易于推广。除电泳法外，免疫学法（免疫扩散法和免疫比浊法等）也是一种目前较常使用的检测方法，但 Hp 有 3 种常见的遗传组型，因此免疫法应考虑不同遗传组型间的差异，否则可能造成检测结果的不一致。而电泳法中，Hb 可与任何遗传组型的 Hp 结合，故不需要考虑 Hp 的组型。

实验三十一　尿含铁血黄素试验

血管内溶血时血液中游离血红蛋白明显增多，大部分可通过肾脏滤过产生血红蛋白尿，小部分被肾小管上皮细胞吸收分解，其中部分铁离子以含铁血黄素的形式沉积于上皮细胞，并随尿液排出，通过普鲁士蓝色反应，尿沉渣细胞内外可见蓝色的亚铁氰化铁沉淀颗粒。本试验又称 Rous 试验。

【目的】

掌握 Rous 试验的原理、操作方法、注意事项及临床意义。

【原理】

含铁血黄素是不稳定的铁蛋白聚合体，其中高铁离子（Fe^{3+}）可与亚铁氰化钾作用，在酸性环境下产生蓝色的亚铁氰化铁沉淀，称为普鲁士蓝反应。当尿液中存在含铁血黄素时，尿沉渣细胞内外可见直径 1 ~ 3 μm 的蓝色颗粒。

【材料】

1. 器材　离心机、显微镜等。

2. 试剂

（1）20 g/L 亚铁氰化钾溶液：称取亚铁氰化钾 2 g，溶于 100 mL 蒸馏水中。应定期新鲜配制。

（2）3% 盐酸溶液。

【方法】

1. 取混匀的新鲜尿液 10 mL，以 2000 r/min 离心 5 min，倾去上清液。

2. 尿沉渣中加入 20 g/L 亚铁氰化钾溶液和 3% 盐酸各 2 mL，充分混匀，室温静置 20 min。

3. 离心沉淀后弃上清液，取沉渣涂片，加盖玻片后于高倍镜下观察（必要时油镜检查）。

【结果判断】

见到分散或成堆蓝色闪光颗粒（直径 1 ~ 3 μm）即为阳性，在上皮细胞内有蓝色闪光颗粒则诊断价值更大。

【参考区间】

阴性。

【注意事项】

1. 试管、玻片、盖玻片等器皿需做去铁处理,操作过程应避免铁污染,否则可能会出现假阳性。

2. 亚铁氰化钾溶液和盐酸需要定期新鲜配制,如两者混合后立即显蓝色,表示试剂已被铁污染,应重新配制。

3. 应同时做阴性对照,以免出现假阳性结果。

4. 取晨尿标本进行检测可提高阳性率。

【讨论】

1. 本试验常作为慢性血管内溶血的筛选试验,如 PNH、自身免疫性溶血性贫血等。尿含铁血黄素阳性也见于溶血性输血反应、机械性红细胞损伤、烧伤、药物性溶血、梭状芽孢杆菌外毒素血症及血色病等。出血性胰腺炎时,由于腹腔中的红细胞分解,也可导致尿含铁血黄素试验呈阳性。

2. 在急性血管内溶血初期,虽有血红蛋白尿,上皮细胞内尚未形成可检出的含铁血黄素,或上皮细胞未处于新陈代谢的脱落期,此时本试验可呈阴性。

3. 尿含铁血黄素试验简单、快速,无须特殊的仪器及设备,便于临床实验室开展。应注意尿含铁血黄素试验阴性不能排除血管内溶血的存在。

实验三十二　红细胞渗透脆性试验

红细胞渗透脆性试验(erythrocyte osmotic fragility test)是检测红细胞对不同浓度低渗盐溶液抵抗力的一种半定量试验,是常用的检验红细胞膜缺陷的筛选试验。红细胞渗透脆性增加提示溶血可能是由红细胞膜的异常引起。

【目的】

掌握红细胞渗透脆性试验的原理、操作步骤、注意事项及临床意义。

【原理】

在低渗盐水中,由于红细胞内渗透压较高,水分子向细胞膜内渗透,致使红细胞肿胀破裂而发生溶血。利用这一原理,将红细胞加于不同浓度低渗盐水中,观察溶血情况来判断其对低渗盐水的抵抗能力,红细胞对低渗盐水的抵抗能力越小,红细胞越容易破裂,称为红细胞脆性增加。

【材料】

1. 器材　分析天平、注射器、小试管等。

2. 试剂　10 g/L(171 mmol/L) NaCl 溶液:精确称取 1.000 g 经 100℃烘干的分析纯 NaCl,加少量蒸馏水溶解后,于 100 mL 容量瓶中用蒸馏水定容。

【方法】

1. 取12支试管编号,按表2-3-4配制不同浓度的NaCl溶液。

2. 抽取待测者静脉血1~2 mL,立刻通过6号针头向各试管中加入1滴(约50 μL,中度以上贫血的标本加2滴),轻轻摇匀,室温静置2 h后观察实验结果。

表2-3-4　红细胞渗透脆性试验低渗盐水浓度梯度

试剂	1	2	3	4	5	6	7	8	9	10	11	12
10 g/L NaCl(mL)	0.85	0.8	0.75	0.7	0.65	0.6	0.55	0.5	0.45	0.4	0.35	0.3
蒸馏水(mL)	0.4	0.45	0.5	0.55	0.6	0.65	0.7	0.75	0.8	0.85	0.9	0.95
NaCl(g/L)	6.8	6.4	6	5.6	5.2	4.8	4.4	4	3.6	3.2	2.8	2.4
NaCl(mmol/L)	116.3	109.4	102.6	95.8	88.9	82.1	75.2	68.4	61.6	54.7	47.9	41.0

3. 判断结果　从高浓度管开始观察溶血情况,上清液呈透明浅红色且管底有未溶解的红细胞为开始溶血管,溶液呈透明红色且管底无红细胞为完全溶血管。

4. 每次试验应以相同方法做正常对照。

【参考区间】

开始溶血NaCl浓度:3.8~4.6 g/L。

完全溶血NaCl浓度:2.8~3.2 g/L。

【注意事项】

1. NaCl必须经100℃干燥后精确称量,临用前新鲜配制。

2. 本实验忌用抗凝剂,如遇特殊情况可用肝素抗凝,不能用其他抗凝剂,以免增加离子强度,影响溶液的渗透压。若用无机盐抗凝,应用等渗盐水洗涤一次,然后配成50%红细胞悬液进行检查。

3. 要避免试验中各种原因导致的溶血。除采血环节外,所有实验器材应干燥清洁,血液应滴入而不是沿管壁注入低渗盐水中。

4. 每次试验均应设正常对照,其结果应在正常范围内。被检者与正常对照溶血管的NaCl浓度相差0.4 g/L即有诊断价值。

5. 在白色背景下观察判断每管溶血情况,必要时可低速离心后观察。

6. 黄疸患者溶血不易观察,重度贫血患者红细胞过少,均可用等渗盐水洗涤后配成50%的红细胞悬液再进行试验。

【讨论】

1. 红细胞渗透脆性增加　主要见于遗传性球形红细胞增多症和遗传性椭圆形红细胞增多症,也可见于自身免疫性溶血性贫血伴球形红细胞增多者及部分遗传性口形红细胞增多症患者。

2. 红细胞渗透脆性减低　主要见于各型珠蛋白生成障碍性贫血,HbC、HbD、HbE病,缺铁性贫血,脾切除术后及其他一些红细胞膜有异常的疾病,如肝脏疾病等。

3. 红细胞渗透脆性试验是检验红细胞膜缺陷的常用筛选试验,该方法简单、实用,结合外周血红细胞形态,对于溶血性贫血的诊断具有较高的价值。本试验敏感性较差,对于轻型遗传性球形红细胞增多症和遗传性非球形红细胞增多症的诊断及鉴别诊断，结合红细胞孵育渗透脆性试验、自身溶血及其纠正试验更有价值。

实验三十三　红细胞孵育渗透脆性试验

红细胞孵育渗透脆性试验（erythrocyte incubated osmotic fragility test）是指将患者血液置于37℃孵育24 h后，再进行渗透脆性试验。对轻型遗传性球形红细胞增多症及某些红细胞酶缺陷引起的溶血性贫血的诊断及鉴别诊断有一定的意义。

【目的】

掌握红细胞孵育渗透脆性试验的原理、操作方法、注意事项及临床意义。

【原理】

血液在37℃孵育24 h，葡萄糖的消耗增加，储备的ATP减少，导致红细胞膜对阳性离子的主动传递受阻，造成钠离子在红细胞内集聚，细胞膨胀，渗透脆性增加。有细胞膜缺陷及某些酶缺陷的红细胞孵育时能源很快耗尽，孵育后渗透脆性明显增加。试验结果以红细胞中间脆性（即50%溶血率）的氯化钠溶液浓度表示。

【材料】

1. 器材　分析天平、孵育箱、离心机、分光光度计等。

2. 试剂　配制9 g/L氯化钠磷酸盐溶液（pH 7.4）：称取NaCl 9.000 g、Na_2HPO_4 1.365 g（或$Na_2HPO_4 \cdot 2H_2O$ 1.712 g）、NaH_2PO_4 0.184 g（或$NaH_2PO_4 \cdot 2H_2O$ 0.243 g），加蒸馏水1000 mL。

【方法】

1. 取肝素抗凝静脉血2 mL，分为2份，1份立即做渗透脆性试验，1份于加塞无菌试管中37℃孵育24 h再进行试验。

2. 取13支试管，按表2-3-5将氯化钠磷酸盐溶液稀释成不同浓度。

表2-3-5　红细胞孵育渗透脆性试验低渗盐水浓度梯度

试剂	1	2	3	4	5	6	7	8	9	10	11	12	13
NaCl磷酸缓冲液（mL）	4.25	3.75	3.5	3.25	3	2.75	2.5	2.25	2	1.75	1.5	1	0.5
蒸馏水（mL）	0.75	1.25	1.5	1.75	2	2.25	2.5	2.75	3	3.25	3.5	4	4.5
NaCl浓度（mmol/L）	145	128	119.7	111	103	94.1	85.5	76.9	68.4	59.8	51.3	34.2	17.1
NaCl浓度（g/L）	8.5	7.5	7	6.5	6	5.5	5	4.5	4	3.5	3	2	1

3. 以上各管加抗凝全血或孵育后的全血0.05 mL，轻轻颠倒混匀，放置室温（约20℃）30 min。

4. 依次将各管轻轻混匀，然后离心取上清液于540 nm比色，以氯化钠磷酸盐缓冲液调零，测定各管上清液的吸光度值。以第13支试管完全溶血管的吸光度值为100%，以各管的吸光度值计算出相应氯化钠浓度的溶血百分率。

$$溶血率(\%)=\frac{测定管吸光度值}{完全溶血管吸光度值}\times 100\%$$

5. 结果计算　以溶血百分率为纵坐标、NaCl浓度为横坐标作溶血曲线图，即为红细胞盐水渗透脆性曲线，从曲线中找出50%溶血率的相应NaCl浓度，即为红细胞中间脆性。

6. 每次试验应做正常对照。

【参考区间】

1. 未孵育：50%溶血为NaCl 4.00~4.45 g/L。

2. 37℃孵育24 h：50%溶血为NaCl 4.65~5.90 g/L。

【注意事项】

1. 红细胞孵育所用的试剂及试管均应消毒，试管应加塞，操作时应严守无菌操作规程。

2. 本试验对试剂pH及孵育温度较敏感，因此必须保持恒定，否则影响试验结果。比色应在2 h内结束。

3. 氯化钠磷酸盐溶液的配制要根据结晶水的不同调整用量，要定期新鲜配制，蒸馏水用前应煮沸，以除去CO_2。

【讨论】

1. 本试验多用于轻型遗传性球形红细胞增多症（HS）的诊断和鉴别诊断：约20%~25%的轻型HS患者典型的球形红细胞很少，渗透脆性试验正常或轻度增高，但将患者血液置于37℃孵育24 h后再进行试验，即使极轻度患者也可显示渗透脆性增高。

2. 对某些红细胞酶缺陷引起的溶血性贫血的诊断也有一定的意义：如红细胞丙酮酸激酶缺乏症患者孵育前脆性正常，孵育后脆性明显增高。

3. 孵育渗透脆性降低　主要见于地中海贫血、缺铁性贫血、镰状细胞贫血、脾切除术后。

4. 本试验为半定量试验，成本低、易操作，无须特殊仪器，对轻型遗传性球形红细胞增多症及某些红细胞酶缺陷引起的溶血性贫血的诊断及鉴别诊断有一定的意义。

实验三十四　葡萄糖-6-磷酸脱氢酶活性检测

葡萄糖-6-磷酸脱氢酶（G-6-PD）活性定量检测是诊断G-6-PD缺乏最可靠的方法，具有诊断价值。目前，常用的检测方法有4种：① WHO推荐的Zinkhan法；② ICSH推荐的Glock与Mclean法；③ Chapman-Dern法；④ 硝基四氮唑蓝定量法。本实验主要介绍WHO推荐的改良Zinkhan法。

（一）改良Zinkhan法

【目的】

掌握Zinkhan法测定G-6-PD活性的原理、操作步骤、注意事项和临床意义。

【原理】

G-6-PD可催化葡萄糖-6-磷酸（G-6-P）转化成6-磷酸葡萄糖酸（6-PGA），同时NADP被还原成NADPH，在340 nm处监测NADPH吸光度值，可计算出红细胞内G-6-PD活性。但是红细胞中还含有6-磷酸葡萄糖酸脱氢酶（6-PGD），可催化6-PGA生成核酮糖-

5-磷酸(R-5-P),同时使NADP还原成NADPH。本测定系统中,由6-PGA和G-6-P组成的底物系统测得的酶活性,减去单独以6-PGA为底物时测得的酶活性,代表真正G-6-PD的活性。

【材料】

1. 器材　分析天平、离心机、恒温水浴箱、恒温分光光度计等。

2. 试剂　下述试剂(1)~(7)应冷藏于4℃;试剂(8)~(10)应-20℃冻存。

(1) ACD-Ⅰ抗凝剂。

(2) 生理盐水。

(3) 0.27 mmol/L EDTA溶液(pH 7.0):称取10.05 g $EDTA-Na_2$,以蒸馏水稀释,调pH至7.0,定容至100 mL。

(4) 稳定液(SS):取0.27 mmol/L $EDTA-Na_2$ 5 mL、β-硫基乙醇0.25 mL,以蒸馏水稀释,调pH至7.0,定容至500 mL。

(5) Hb测定液:氰化高铁血红蛋白测定试剂。

(6) Tris-HCl-EDTA缓冲液(1 mol/L Tris-HCl,5 mmol/L EDTA, pH 8.0):称取30.25 g Tris,0.42 g $EDTA-Na_2$,加入约200 mL蒸馏水,溶解后以5 mol/L盐酸调pH至8.0,最后加蒸馏水至250 mL。

(7) 0.1 mol/L氧化镁溶液:称取5.08 g $MgCl_2 \cdot 6H_20$,加蒸馏水至250 mL。

(8) 2 mmol/L NADP溶液:称取NADP 10 mg,加蒸馏水至6.5 mL。

(9) 6 mmol/L G-6-P溶液:取葡萄糖-6-磷酸二钠21.5 mg溶于10 mL蒸馏水。

(10) 6 mmol/L 6-PGA溶液:取6-磷酸葡萄糖酸三钠20.6 mg溶于10 mL蒸馏水。

【方法】

1. 标本采集　采取静脉血,ACD-Ⅰ抗凝,4℃保存。

2. 溶血液制备　取抗凝血,用生理盐水洗涤3次,每次1500 r/min离心10 min后务必吸去上清液和乳白层(主要为白细胞和血小板),再加入等体积的生理盐水制成50%红细胞悬液。上述红细胞悬液1份,加SS稳定液9份,混匀后放置10 min,得1∶20溶血液。

3. 溶血液血红蛋白浓度测定　用氰化高铁血红蛋白法测定(见《临床检验基础实验指导》第4版)。

4. 加样　按表2-3-6加入标本和试剂。

表2-3-6　G-6-PD活性测定反应管　μL

试剂	对照管	测定管(S_1)	测定管(S_2)	测定管(S_3)
NADP溶液	100	100	100	100
Tris溶液	100	100	100	100
氯化镁溶液	100	100	100	100
G-6-P溶液	—	100	—	100
6-PGA溶液	—	—	100	100
蒸馏水	680	580	580	480
		37℃预热10 min		
溶血液	20	20	20	20

5. 比色 加入溶血液，充分混匀，立即于340 nm处，1 cm光径石英比色杯，以对照管调零，37℃恒温，每分钟记录1次吸光度值的变化，共6次。由5 min的连续吸光度值的变化，计算出每分钟吸光度值增加的平均值（ΔA/min）

6. 计算 1 L溶血液每分钟催化反应产生1 μmol的NADPH为1个国际单位，换算成与每克血红蛋白相关的酶活性。

（1）G-6-PD活性（未校正）

$$\text{G-6-PD 活性(U/gHb)} = \Delta A(S_1) \times \frac{1000}{6.22} \times \frac{1000}{20} \times \frac{1}{Hb(\text{g/L})}$$

（2）G-6-PD活性（校正）

$$\text{G-6-PD 活性(U/gHb)} = \Delta A(S_3 - S_2) \times \frac{1000}{6.22} \times \frac{1000}{20} \times \frac{1}{Hb(\text{g/L})}$$

（3）6-PGD活性

$$\text{6-PGD 活性(U/gHb)} = \Delta A(S_2) \times \frac{1000}{6.22} \times \frac{1000}{20} \times \frac{1}{Hb(\text{g/L})}$$

（4）G-6-PD与6-PGD比值

$$\frac{\text{G-6-PD}}{\text{6-PGD}} = \frac{\Delta A(S_3 - S_2)}{\Delta A(S_2)}$$

式中，ΔA/min为每分钟吸光度值变化的平均值；6.22为NADPH毫摩尔消光度；1000/20为总反应量与溶血液量之比；Hb为溶血液所测的血红蛋白浓度。

【参考区间】

G-6-PD活性（未校正）：(12.1±2.09) U/gHb。

G-6-PD活性（校正）：(8.34±1.59) U/gHb。

6-PGD活性：(8.78±0.78) U/gHb。

G-6-PD/6-PGD：大于0.80。

【注意事项】

1. G-6-PD在全血标本中比较稳定，ACD抗凝血可冷藏保存3～5天，但肝素抗凝血应在12 h内测定。溶血后，G-6-PD不稳定，故应立即测定，否则应储存于0～4℃，且不超过6 h。

2. 所用试剂应为分析纯，缓冲液的pH值应准确，配制好的溶液应冷藏保存，一般可保存2～4周。酶及底物应-20℃冻存。

3. 溶血液中的Hb含量应用氰化高铁血红蛋白法测定。

4. 如连续6次测定吸光度值，各ΔA/min差别较大时，应增加读数次数，直至连续5次ΔA/min较为接近为止。但总比色时间一般不要超过15 min。

5. 在急性溶血期及恢复期，G-6-PD活性可以正常或接近正常，可采用下列方法确定有无G-6-PD缺乏：① 将全血高速离心后取底层红细胞测定G-6-PD活性，如明显低于正常对照底层红细胞，则可诊断G-6-PD缺乏；② 低渗处理红细胞，测低渗处理后的溶血液G-6-PD活性，如明显降低，亦可诊断；③ 急性溶血后2～3个月复查，能较准确地反映患者G-6-PD活性。

【讨论】

1. G-6-PD 活性降低　常见于 G-6-PD 缺乏所致的溶血性贫血，如蚕豆病、新生儿高胆红素血症、G-6-PD 缺乏所致的先天性非球形红细胞溶血性贫血、药物性溶血(如伯氨喹啉、磺胺类药、砜类药等)及感染所致的溶血等。

2. G-6-PD 活性增高　新生儿的红细胞和网织红细胞内 G-6-PD 活性较高，应注意鉴别。

3. 本法与 WHO 推荐的标准化方法有以下不同之处：① WHO 用的是 1∶30 的溶血素；② WHO 测定时保持 25℃恒温；③ 酶活性的计算公式稍有不同。

4. 本法为 WHO 推荐方法，特异性强、敏感度高，是 G-6-PD 缺乏的确诊试验，临床上可用于 G-6-PD 缺乏所致的溶血性贫血的诊断，但对女性 G-6-PD 缺乏杂合子的检出率不高，可进行 G-6-PD/6-GPD 比值法检查，能较准确地反映 G-6-PD 活性。

5. 本试验方法操作复杂，要求严格，需恒温分光光度计。如无条件则用四氮唑蓝定量法或 G-6-PD 活性简易法检测，亦可先行 G-6-PD 缺乏的筛选试验，如高铁血红蛋白还原试验、荧光斑点试验及 Heinz 小体试验等，然后再选择性进行定量试验。

(二) G-6-PD 活性的简易法测定

改良 Zinkhan 法操作较复杂，同时在溶血性疾病的检查中尚未发现因红细胞 6-PGD 活性而掩盖 G-6-PD 活性缺乏的现象，因此，G-6-PD 活性的简易法测定在一定程度上已能满足临床需要。

【原理】

G-6-PD 可催化 G-6-P 转化成 6-PGA，同时使 NADP 还原成 NADPH，后者在 340 nm 处有一吸收峰，通过监测 NADPH 吸光度值的增大，直接计算红细胞 G-6-PD 活性。

【材料】

与改良 Zinkhan 法基本一致，因忽略红细胞 6-PGD 催化 6-PGA 生成 R-5-P，同时使 NADP 还原成 NADPH，因此可省去 6 mmol/L 6-PGA 溶液的配制。

【方法】

1. 标本采集、溶血液制备及 Hb 浓度测定方法同改良 Zinkhan 法。

2. 加样　按表 2-3-6，仅加对照管及测定管(S_1)两管即可。

3. 比色　用分光光度计，于波长 340 nm 处，以对照管调零，记录测定管吸光度增高速率(ΔA/min)。

4. 计算　按下式计算 G-6-PD 的活性：

$$\text{G-6-PD 活性(U/gHb)} = \Delta A\ /\text{min} \times \frac{1000}{6.22} \times \frac{1000}{20} \times \frac{1}{Hb(\text{g/L})}$$

$$= \Delta A\ /\text{min} \times \frac{8040}{Hb(\text{g/L})}$$

【参考区间】

健康成年人，红细胞 G-6-PD 活性为 8～18 U/gHb。年轻(或新生儿)患者，如红细胞计数正常,若本法测定的 G-6-PD 活性超过 18 U/gHb,一般没有临床意义。

【注意事项】

同改良 Zinkhan 法。

【讨论】

同改良 Zinkhan 法。

实验三十五　丙酮酸激酶活性检测

丙酮酸激酶(pyruvate kinase,PK)是红细胞无氧糖酵解途径的重要酶类之一,其基因缺陷导致酶活性或性质的改变,从而阻碍无氧糖酵解的进行,ATP 合成减少,使红细胞的代谢及功能障碍,变形性降低,引起血管外溶血。红细胞 PK 活性测定是诊断 PK 缺乏症的可靠指标。

【目的】

掌握丙酮酸激酶活性检测的原理、操作方法、注意事项和临床意义。

【原理】

在二磷酸腺苷(ADP)存在下,丙酮酸激酶使磷酸烯醇丙酮酸(PEP)转化成丙酮酸,而丙酮酸在乳酸脱氢酶(LDH)作用下转化为乳酸,同时使 NADH 转化为 NAD。NADH 在 340 nm 波长下有一特定吸收峰,而 NAD 没有吸收峰,故可根据吸光度值的改变来推算酶的活性。

【材料】

1. 器材　分析天平、离心机、水浴箱、恒温分光光度计等。

2. 试剂

(1) 1 mol/L Tris-HCl 缓冲液(含 5 mmol/L EDTA):pH 为 8.0。

(2) 0.1 mol/L 氯化镁溶液。

(3) 1 mol/L 氯化钾溶液。

(4) 2 mmol/L NADH 溶液:称取 NADH 1.4 mg,加蒸馏水 1 mL。

(5) 30 mmol/L ADP 溶液:称取 ADP-Na_2 150 mg,加蒸馏水 5 mL。

(6) 60 U/mL LDH 溶液:取 LDH 溶液,用蒸馏水调节活性单位至 60 U/mL。

(7) 50 mmol/L PEP 溶液:称取 24.05 mg 磷酸烯醇丙酮酸氨盐,加 1 mL 蒸馏水,4℃冷藏备用。

【方法】

1. 制备溶血液　取肝素抗凝血 3.5 mL,加 60 g/L 右旋糖酐 1 mL,室温静置 30 min 后弃去上层含有白细胞的血浆。加右旋糖酐 1 mL,生理盐水补足至 4.5 mL 洗涤红细胞,反复洗涤 4~6 次,再将几乎无白细胞的红细胞用生理盐水洗涤 2 次。取适量洗涤后的压积红细胞,再加入冰浴的蒸馏水,制成 1∶20 的溶血液,测定血红蛋白浓度,冰浴备用。

2. 加样　按表 2-3-7 加入试剂及溶血液。

表 2-3-7　丙酮酸激酶活性测定的操作　μL

试剂	对照	高 PEP 浓度	低 PEP 浓度
1 mol/L Tris-盐酸缓冲液	100	100	100
1 mol/L 氯化钾溶液	100	100	100
0.1 mol/L 氯化镁溶液	100	100	100
2 mmol/L NADH 溶液	100	100	100
30 mmol/L ADP 溶液	—	50	20
60 U/mL LDH 溶液	100	100	100
1∶20 溶血液	20	20	20
蒸馏水	380	330	455
		混匀,37℃水浴 10 min	
50 mmol/L PEP 溶液	100	100	5

3. 比色　在37℃恒温条件下,于波长340 nm处,以对照管调零,测定吸光度值,每分钟1次,连续测定10 min。

4. 计算　按下式计算丙酮酸激酶活性:

$$丙酮酸激酶活性(U/gHb) = \frac{100 \times \Delta A \times V_C}{Hb \times 6.22 \times V_H}$$

式中,ΔA 为每分钟的吸光度值变化;V_C 为测定体系的总体积,本实验为 1000 μL;V_H为加入溶血液的量,本实验为 20 μL;Hb 为溶血液的血红蛋白浓度;6.22 为 1 mmol/L 的 NADH 在 340 nm 处的吸光度值。

【参考区间】

健康成人:(15.0 ± 1.99)U/gHb。

【注意事项】

1. 标本要新鲜。pH 和试验温度尽可能保持相对恒定。

2. 测定时必须尽可能去除白细胞,因为丙酮酸激酶缺陷溶血者的白细胞 PKM2 基因未受影响,而白细胞丙酮酸激酶活性是正常红细胞丙酮酸激酶活性的300倍。

3. 丙酮酸激酶是一种变构酶,部分红细胞丙酮酸激酶缺乏变异型在高底物(PEP)浓度时,酶活性接近正常,而在低 PEP 浓度时,活性明显降低;也有部分红细胞丙酮酸激酶缺乏变异型的酶活性可被微量果糖-1,6-二磷酸(FDP)刺激而增加。故当高浓度 PEP 测定结果不易判断时,可在低浓度 PEP 试管加入 50 μL 10 mmol/L FDP 溶液进行试验。

4. 年轻红细胞的酶活性较高,而衰老红细胞的酶活性降低,因此,在诊断红细胞丙酮酸激酶缺乏时应考虑网织红细胞数量的影响。

【讨论】

1. 丙酮酸激酶活性下降或缺乏,主要见于先天性酶缺乏症,纯合子患者 PK 活性在正常活性的25%以下,杂合子患者为正常活性的25% ~50%。

2. 丙酮酸激酶活性下降也可见于继发性缺陷,如再生障碍性贫血、MDS、白血病等。

3. 本试验是国际血液学标准委员会(ICSH)推荐的检测该酶活性的定量试验,特异性强、敏感度高。

实验三十六　红细胞包涵体试验

不稳定血红蛋白易发生变性与沉淀,形成变性珠蛋白小体(Heinz body),一般附着在细胞膜上,故又称红细胞包涵体,可使红细胞变形性下降,引起溶血性贫血。此包涵体常见于不稳定血红蛋白病、HbH 病及 G-6-PD 缺乏症。本试验对以上疾病的筛查有一定价值。

【目的】

掌握红细胞包涵体试验的原理、操作步骤、注意事项及临床意义。

【原理】

煌焦油蓝具有氧化还原性质,可加速变性珠蛋白的生成与沉淀,并染成墨绿或蓝色球形小点,弥散而均匀地分布在红细胞内。显微镜观察蓝色颗粒大小、形状、分布情况及形成时间并计数。

【材料】

1. 器材　显微镜、水浴箱等。

2. 试剂　10 g/L 煌焦油蓝染液:取煌焦油蓝 1 g、枸橼酸钠 0.4 g,研磨后溶于 100 mL 生理盐水,置棕色瓶中储存,临用前过滤。

【方法】

取新鲜抗凝血 5 滴,加 10 g/L 煌焦油蓝染液 10 滴,置于试管内,加塞,混匀, 37℃孵育,分别于 10 min、1 h、3 h 和 24 h 混匀后取 1 滴血推成薄片。待血涂片充分干燥后,立即用油镜观察并计数。

【结果判断】

1. 红细胞内出现蓝色颗粒为阳性,应注意颗粒的大小、形状、分布情况及形成时间。

2. 计数 500 ~ 1000 个红细胞,计算出含包涵体红细胞的百分率。

【参考区间】

健康人:0 ~ 5%。

【注意事项】

1. 孵育时间与包涵体形成的关系　孵育 3 ~ 10 min 就显现出来的为网织红细胞,一般呈蛛网状,红细胞基质完整。HbH 包涵体一般在 10 min 至 2 h 内形成,颗粒大小一致,数量多,红细胞基质模糊或消失。不稳定血红蛋白的包涵体需温育更长时间(3 h 或更长),颗粒细小、分布均匀。

2. 血涂片推好后宜及时风干(潮湿、雨天可放入 37℃干燥箱烘干),否则红细胞形态不清楚,影响结果观察。

3. 制片后应及时计数,若放置过久,变性的血红蛋白小体可褪色消失。

【讨论】

增高常见于不稳定血红蛋白病、HbH 病、G-6-PD 缺乏所致的蚕豆病及伯氨喹啉类药物所致的溶血性贫血。

1. 不稳定血红蛋白病　不同型的不稳定血红蛋白所需温育时间和包涵体形成的大小、形态、数量、分布可有不同。孵育 3 h，不稳定血红蛋白病的多数红细胞内可出现变性珠蛋白肽链沉淀形成的包涵体。

2. HbH 病　孵育 1 h 就可出现包涵体，也称 HbH 包涵体。HbH 病患者阳性的红细胞可达 50% 以上。

3. G-6-PD 缺乏患者血标本可先加入乙酰苯肼于 37℃孵育 2 ~4 h 后，再用甲紫染色后观察，计算含 5 个以上变性珠蛋白小体的红细胞的百分率，常称变性珠蛋白小体生成试验。G-6-PD 缺乏症阳性细胞常高于 45%。

4. 本试验为检测不稳定血红蛋白的定性试验，可作为不稳定血红蛋白病及 HbH 病的筛选试验。有时 HbH 量少或其他因素使 Hb 电泳未见 HbH 区带，而包涵体检查却为阳性，该试验对其有一定的诊断价值。

实验三十七　血红蛋白电泳

血红蛋白电泳可以分离正常及异常血红蛋白区带，并检测其相对含量，是临床研究血红蛋白病不可或缺的实验方法。醋酸纤维薄膜血红蛋白电泳是目前实验室常用的检测方法，对珠蛋白生成障碍性贫血和异常血红蛋白病的诊断及鉴别诊断有重要意义。

【目的】

掌握碱性醋酸纤维薄膜血红蛋白电泳的检测原理、操作步骤、注意事项及临床意义。

【原理】

不同血红蛋白具有不同的等电点，在一定 pH 缓冲液中带有不同的电荷，当 Hb 的等电点小于缓冲液的 pH 值时带负电荷，电泳时向阳极泳动；反之，Hb 带正电荷向阴极泳动。不同的 Hb 所带电荷不同、分子量不同，泳动方向和速度不同，电泳时可在醋酸纤维薄膜上形成各种区带，从电泳图中便可初步发现各种异常 Hb，对各区带进行比色或扫描，可对各种 Hb 进行半定量分析。

【材料】

1. 器材　电泳仪、分光光度计、加样器、离心机等。

2. 试剂

（1）浸膜缓冲液（pH 8.5 TEB 缓冲液）：称取 Tris 10.29 g、DETA-Na_2 0.6 g 及硼酸 3.2 g，加蒸馏水至 1000 mL。

（2）电泳槽缓冲液（pH 8.5 硼酸盐缓冲液）：称取硼砂 6.87 g、硼酸 5.56 g，加蒸馏水至 1000 mL。

（3）染液及漂洗液可选用以下任一组：

① 2 g/L 丽春红 S 染液：取丽春红 S 0.2 g、三氯醋酸 3 g、磺基水杨酸 3 g，用蒸馏水溶解

后稀释至 100 mL。其漂洗液为 3% 醋酸溶液。

② 联苯胺染液：称取联苯胺 0.1 g 溶于 10 mL 甲醇中，为储存液。临用时取储存液 1 mL，加醋酸钠缓冲液(取 0.8 g 结晶醋酸钠、冰醋酸 1.2 mL，加蒸馏水至 500 mL)50 mL，再加 30% (V/V) H_2O_2 1 滴和 50 g/L 亚硝基铁氨化钠 1 滴，混匀。其固定液为 10% 磺柳酸溶液，漂洗液为蒸馏水。

③ 氨基黑染液：取氨基黑 10B 0.5 g，加甲醇 50 mL，冰醋酸 10 mL，蒸馏水 40 mL。其漂洗液为甲醇 45 mL、冰醋酸 5 mL 加蒸馏水至 100 mL。透明液：无水乙醇 70 mL，冰醋酸 30 mL。

【方法】

Ⅰ. 血红蛋白电泳

1. 制备 Hb 液　取肝素抗凝血 3 mL，1500 r/min 离心 10 min，弃去血浆、白细胞及血小板，再用生理盐水洗涤红细胞 3 次(1000 r/min 离心 10 min)，然后再加入适量生理盐水，3000 r/min 离心 10 min，弃去上清液，得到压积红细胞。在压积红细胞内加入等量的蒸馏水充分振摇，再加入 0.5 倍压积红细胞体积的四氯化碳，用力振摇，上清液即为血红蛋白液。

2. 浸膜　在醋酸纤维薄膜(3 cm×8 cm)无光泽面的一端(距 1.5 cm 处)用铅笔画一横线作点样线，在近阳极端写上被检者姓名或检号。然后将醋纤膜纸条缓慢浸入 pH 8.5 TEB 缓冲液中，浸泡 15～20 min，使其完全浸透后取出，用滤纸吸去多余的缓冲液。

3. 点样　用微量加样器吸取血红蛋白液 2～4 μL，然后垂直点加于醋纤膜点样线处。

4. 电泳　将硼酸盐缓冲液加入电泳槽两端的缓冲液槽内并使两端液面平衡，用两层滤纸或纱布作桥搭在两边醋纤膜支架上，将点样后的醋酸纤维薄膜放于电泳槽架上，无光泽面向下，点样在阴极端。平衡 5～10 min 后接通电源，端电压 200～250 V、电流在 0.3～0.4 mA/cm电泳 25～45 min。

5. 染色　可选用丽春红 S 或氨基黑染液进行染色。丽春红 S 染色利于观察，HbA_2的定量检测多选用氨基黑染色，若发现异常血红蛋白区带，可用联苯胺染色证实。

(1) 丽春红 S 染色：将薄膜浸入丽春红 S 染液中浸泡 10 min，移入 3% 醋酸液中漂洗至背景为无色，取出贴于玻片上阴干后观察。

(2) 氨基黑染色：将已电泳的薄膜浸入氨基黑染液中，染色约 15 min，移入漂洗液中浸泡漂洗，更换漂洗液数次，直至背景干净为止。取出后贴于玻璃板上，待自然干燥。

(3) 联苯胺染色：将电泳后的薄膜先用 10% 磺柳酸溶液固定 5 min，充分水洗后，浸于联苯胺染液中，待 Hb 带清晰显现后取出水洗，观察结果。

6. 判断结果　pH 8.5 TEB 缓冲液醋酸纤维薄膜电泳，结果如下：

(1) 正常 Hb 电泳区带：最近阳极端量最多的为 HbA 区带，其后为少量的 HbA_2区带，再后有两条更少的红细胞内非 Hb 蛋白成分(NHb_1、NHb_2)区带(如不染色或用联苯胺染色则不出现)，HbF 在 HbA 之后，但正常情况下 HbF 和 HbA 很难分开，见图 2-3-1。

(2) 异常 Hb 电泳区带：以 HbA 为标准，异常 Hb 分为快速异常 Hb(如 HbH、HbJ、HbK)和慢速异常 Hb(如 HbG、HbD、HbE 等)，特别应注意与 HbA_2 泳动位置相同的 E 区域可出现 HbE 和 HbC，需用更敏感特异的方法才能鉴别，如图 2-3-1 所示。

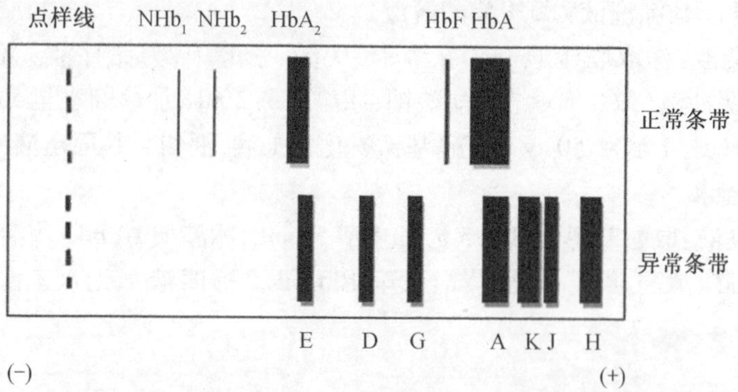

图 2-3-1　醋酸纤维薄膜电泳正常血红蛋白及异常血红蛋白示意图

Ⅱ. 异常血红蛋白的定量测定

1. 电泳　方法同上。多选用氨基黑染色。

2. 洗脱　分别将各 Hb 区带剪下置入带塞试管中,加入 0.4 mol/L 的 NaOH 溶液,其中 HbA 管 4 mL,HbA_2 管及异常 Hb 管各 2 mL,另剪一块与 HbA_2 大小相当的空白带,加入 NaOH 溶液 2 mL 作为空白对照。在室温下浸泡 15 ~ 20 min,不时轻轻振摇,待 Hb 完全洗脱后,混匀。

3. 比色　用空白带管调零,将以上各管洗脱液,在波长 600 nm 处测定其吸光度值。

4. 计算

$$异常\ Hb(\%) = \frac{异常\ Hb\ 管吸光度值}{HbA\ 管吸光度值 \times 2 + HbA_2\ 管吸光度值 + 异常\ Hb\ 管吸光度值} \times 100\%$$

Ⅲ. HbA_2的定量测定

1. 电泳　原理方法基本同醋酸纤维薄膜血红蛋白电泳,电泳约 30 min,至 HbA 与 HbA_2清晰地分离,用氨基黑染色。

2. 洗脱　分别剪下 HbA、HbA_2及与 HbA_2同大的空白膜带,置于相应编号的试管中,然后分别加入 0.4 mol/L NaOH 溶液 10、2 和 2 mL 时,室温浸洗 15 ~ 20 min,中间振摇数次,使色带完全洗脱。

3. 比色　用空白管调零,在 600 nm 波长下测定各管吸光度值。

4. 计算

$$HbA_2(\%) = \frac{HbA_2\ 管吸光度值}{HbA\ 管吸光度值 \times 5 + HbA_2\ 管吸光度值} \times 100\%$$

【参考区间】

pH 8.5 TEB 缓冲液醋酸纤维薄膜电泳,正常血红蛋白区带:HbA > 95%、HbF < 2%、HbA_2为 1.0% ~ 3.1%。

【注意事项】

1. 醋酸纤维薄膜应漂浮在 TEB 缓冲液中浸透,不要一开始就浸没于缓冲液之中而产生气泡。

2. 避免醋酸纤维薄膜被蛋白质污染,手指尽量只触及薄膜的两端。

3. 点样时，用力不能太大，动作要轻、稳，以免损坏薄膜，影响区带分离效果，同时加样也不要达到膜的边缘，以免引起拖尾。点样量要适宜，点样过多，则色带易脱落，染色效果不佳，可出现假阳性结果；点样过少则洗脱后 HbA_2 吸光度值太低，影响准确性。

4. 电泳时间不能太长，电泳时醋酸纤维薄膜不能变干，故观察到 HbA 和 HbA_2 清晰分开时就应停止电泳。电泳时间过长，区带反而扩散模糊。同时应注意电流强度不应过大，否则血红蛋白分不开条带。

5. 为保证电泳效果，电泳槽中的缓冲液不能长期使用（最多重复使用两次），第二次使用时应倒换电极。

6. 染色和洗脱时间与温度有关，温度低时，染色时间应延长；温度高时，洗脱时间不宜过长，以免影响结果的准确性。洗脱后应尽快比色，超过半小时即可逐渐褪色而影响测定结果。

7. 检测时应同时用健康人和已知异常血红蛋白的标本作对照。

8. pH 8.5 TEB 醋酸纤维薄膜电泳难以分开 HbH、Hb Barts 和 HbJ，可用 pH 6.5 TEB 醋酸纤维薄膜电泳区分：HbH 向阳极移动，Hb Barts 停在点样线上，HbJ 向阴极移动，这是诊断 HbH 病的主要依据。

【讨论】

1. 筛选异常血红蛋白　通过与健康人的血红蛋白电泳图谱进行比较，可发现异常血红蛋白区带，如 HbS、HbD、HbC、HbE，以及 HbH 和 Hb Barts 等，为相关血红蛋白病的诊断提供实验依据。

2. 珠蛋白生成障碍性贫血的诊断与鉴别诊断

（1）轻型 β 珠蛋白生成障碍性贫血患者的特征性表现为 HbA_2 增高，约 90% 以上的患者 HbA_2 为 4% ~8%，是该病重要实验室诊断指标，而 HbF 正常或轻度增高（不超过 5%），HbA 无明显变化。重型 β 珠蛋白生成障碍性贫血患者 HbF 为 30% ~90%，甚至可高达 100%，HbA 多低于 40%，甚至为 0。

（2）重型 α 珠蛋白生成障碍性贫血（Hb Barts 胎儿水肿综合征），血红蛋白电泳 Hb Barts 常大于 90%，可有少量 HbH，无 HbA、HbF、HbA_2。中间型 α 珠蛋白生成障碍性贫血（HbH 病），HbH 成分占 5% ~40%，也可出现少量 Hb Barts（出生时 Hb Barts 可达 15% 以上）。

3. HbA_2 轻度增加还可见于肝病、肿瘤和某些血液病。缺铁性贫血时 HbA_2 常减少。

4. 本法不需要特殊的仪器和试剂，适于临床应用，是实验室诊断血红蛋白病的基本方法。但由于步骤多，程序复杂，干扰因素多，以及受分光光度计灵敏度和扫描仪精度的影响而难以实现精确定量。

5. 部分异常血红蛋白采用醋酸纤维薄膜电泳不易分离，应进一步采用等电聚焦电泳、聚丙烯酰胺凝胶电泳、高效液相层析等技术检测。采用基因检测有利于确诊及进一步分型。

（张　宏）

实验三十八　抗碱血红蛋白检测

抗碱血红蛋白检测又称碱变性试验，是利用胎儿血红蛋白（HbF）具有较强的抗碱能力，在碱性溶液中不易变性的原理，用以分离测定 HbF 含量的方法。

【目的】

掌握抗碱血红蛋白检测的原理、操作方法、注意事项及临床意义。

【原理】

HbF 及某些异常血红蛋白具有比 HbA 更强的抗碱作用，在碱性溶液中不易发生变性，存在于上清液中，而 HbA 则变性沉淀。取上清液于 540 nm 处测定吸光度值，可得到抗碱血红蛋白的浓度。除 HbF 外，Hb Barts 和部分 HbH 也具有抗碱能力，需经电泳鉴别。

【材料】

1. 器材　分光光度计、定时钟、漏斗及滤纸。

2. 试剂

（1）0.083 mol/L 氢氧化钠溶液（pH 12.7）：置聚乙烯瓶内，4℃保存，使用前需进行滴定校正，若有沉淀则弃去不用。

（2）酸性半饱和硫酸铵溶液（pH 3.0）：饱和硫酸铵溶液加等体积的蒸馏水，再加入 1 mol/L 的盐酸（2%）。

【方法】

1. 取一定量的抗凝血，按血红蛋白电泳检测实验所述方法制得血红蛋白溶液。

2. 取 1.6 mL 0.083 mol/L 氢氧化钠溶液加入试管内，25 ± 1℃水浴中放置 10 min。加入 0.1 mL 上述血红蛋白液，立即混匀并计时，准确碱化 1 min，加入 3.4 mL 酸性半饱和硫酸铵溶液中止反应，迅速颠倒混匀，过滤后取滤液检测吸光度，用蒸馏水调零，在 540 nm 波长下比色测定。

3. 取 5 mL 蒸馏水加入血红蛋白液 0.02 mL 作对照管，相同条件测定吸光度值。

4. 按下式计算抗碱血红蛋白的浓度：

$$\text{抗碱血红蛋白}(\%) = \frac{\text{测定管吸光度值}}{\text{对照管吸光度值}} \times 100\%$$

【参考区间】

成人：1.0% ~3.1%。

新生儿：55% ~85%。

【注意事项】

1. 每份标本要重复测定，以提高准确性，并用健康人外周血和脐带血作对照。

2. 碱液浓度和碱化时间、温度应准确，过滤后应在 1 h 内完成比色。

3. 血红蛋白液要新鲜，否则会形成高铁血红蛋白，遇碱会变性，测定结果会出现假性偏低。

4. 滤液须澄清透明，否则应重新滤过或离心沉淀，若滤液呈淡黄或淡红色，可能为血红蛋白含量高，也可能由于碱液碱性不足或酸性半饱和硫酸铵浓度和酸度不足，应检查试剂质量以免影响测定结果。

5. 过滤所用滤纸应为化学实验用品，所用试管、滴管等不可被酸、碱污染。

【讨论】

1. HbF 绝对增多　见于珠蛋白生成障碍性贫血，重型者 HbF 可占 30% ~90%，中间型常在5% ~30%，轻型小于 5%。纯合子遗传性胎儿血红蛋白持续存在综合征 HbF 高达100%。

2. HbF 相对增多　见于骨髓纤维化、白血病、浆细胞瘤等恶性疾病及再生障碍性贫血、PNH、卟啉病等。

3. HbF 生理性增多　见于孕妇和新生儿。

4. 本法简单易行，重复性较好，无须特殊仪器和试剂，易于临床应用。

（戴晓莉）

实验三十九　阵发性睡眠性血红蛋白尿症的流式细胞术检测

阵发性睡眠性血红蛋白尿症（paroxysmal nocturnal hemoglobinuria，PNH）是一种获得性造血干细胞基因突变引起的克隆性红细胞膜缺陷性溶血病。基因突变造成红细胞膜糖基磷脂酰肌醇（GPI）合成缺陷，导致由 GPI 锚联结在红细胞膜上的一组膜蛋白表达明显降低或丢失，包括 CD16、CD24、CD55 和 CD59 等，形成 GPI 缺乏的 PNH 克隆。由于 CD55 及 CD59 在补体调节中起重要作用，目前认为 CD55 及 CD59，尤其是 CD59 的缺乏导致红细胞对补体敏感性增强是 PNH 发生溶血的重要机制。细胞膜的缺陷也见于白细胞。通过流式细胞术检测到血细胞表面 CD55 及 CD59 缺陷，对 PNH 有诊断价值。Flaer 是一种嗜水气单胞菌毒素的变体，从患暴发性传染病的鲫鱼中分离出嗜水气单胞菌株，该菌株培养的上清液中可分离到嗜水气单胞菌毒素，对其进行灭活等处理得到 Flaer 试剂。荧光标记的 Flaer 可特异地与细胞膜上的 GPI 锚结合，直接反映 GPI 锚的缺失情况，对 PNH 的诊断比 CD55 及 CD59 检测更具敏感性和特异性。

（一）流式细胞术检测红细胞膜表面 CD55 及 CD59 表达

【目的】

掌握流式细胞术测定红细胞膜表面 CD55 及 CD59 的方法和临床意义。

【原理】

抗凝新鲜静脉血中加入异硫氰酸荧光素（FITC）、藻红蛋白（PE）分别标记的抗 CD55 及 CD59 单克隆抗体，在流式细胞仪上通过前向角散射光（FSC）、侧向角散射光（SSC）设“门”收集红细胞，通过 FITC 或 PE 荧光直方图分析细胞膜表面 CD55 及 CD59 的表达。

【材料】

1. 器材　双激光四色流式细胞仪（BD FACS Calibur）、台式离心机、流式上样试管等。

2. 试剂

(1) FITC(或PE)标记的抗CD55及CD59单抗。

(2) 溶血素(BD FACS lysing solution)。

(3) PBS:含0.5%牛血清白蛋白(BSA),0.1%叠氮钠。

【方法】

1. 血细胞样品制备　取EDTA-K_2抗凝的新鲜外周静脉血1 mL,加入PBS稀释200倍。

2. 抗体孵育　取两支试管作样品管,各加入20 μL稀释血、20 μL荧光素标记的CD55或CD59单抗,混匀,避光孵育15~30 min,洗涤,300×*g*离心5 min,去上清液,500 μL PBS重悬细胞。正常对照标本同上处理。

3. 流式细胞仪检测

(1) 进行荧光补偿调整,减去荧光信号的重叠。

(2) 通过FSC/SSC“门”收集50000个红细胞。

(3) 以健康人红细胞CD55及CD59表达设定阴性阈值,荧光直方图分析红细胞膜表现CD55及CD59的表达。

【参考区间】

健康人红细胞膜表面CD55及CD59呈阳性表达,表现为单一阳性峰,为Ⅰ型细胞。

【结果判断】

Ⅰ型细胞为正常细胞,Ⅲ型细胞为锚蛋白缺失细胞,Ⅱ型细胞为锚蛋白部分缺失细胞。CD55及CD59阴性细胞百分率大于5%可认定有PNH克隆。

【注意事项】

1. 溶血和输血的标本可影响检测结果。

2. 应确定所用流式细胞仪经荧光微球标准样品调整后$CV<2\%$。

3. 标本在加入荧光素标记的抗体后一定要避光。

4. 可在同一管细胞中同时加入不同荧光素标记的CD55及CD59单抗,通过散点图分析。

5. 每次检测应同时做正常对照或同型对照。

(二) 流式细胞术检测粒细胞膜表面CD55、CD59及Flaer表达

【目的】

掌握流式细胞术测定外周血粒细胞膜表面CD55、CD59及Flaer表达的方法和临床意义。

【原理】

应用SSC/CD15或SSC/CD45进行粒细胞设“门”,检测荧光素标记的CD55、CD59及Flaer表达。

【材料】

1. 器材　双激光四色流式细胞仪(BD FACS Calibur)、台式离心机、流式上样试管等。

2. 试剂

(1) 荧光素标记的 CD55、CD59、CD15、CD33 及 Flaer。

(2) 溶血素(BD FACS lysing solution)。

(3) PBS:含 0.5% BSA,0.1% 叠氮钠。

【方法】

1. 粒细胞膜表面 CD55 及 CD59 检测

(1) 样本制备

① 取 EDTA-K_2 抗凝血 100 μL,加入 CD55-PE 及 CD15-FITC 各 20 μL 或 CD59-PE 及 CD15-FITC 各 20 μL,避光室温孵育 15~30 min。同样制备健康人对照管。

② 加入 1×溶血素 2 mL,避光室温孵育 10 min,300×*g* 离心 5 min。

③ PBS 洗涤,离心,去上清液。

④ 加入 500 μL PBS 混匀待测。

(2) 流式细胞仪测定

① 调荧光补偿,减去荧光信号的重叠。

② SSC/CD15 设"门",获取 10000 个中性粒细胞。

③ 通过荧光散点图和荧光直方图分析中性粒细胞膜表面 CD55 及 CD59 表达。

2. 粒细胞膜表面 Flaer 检测

(1) 样本制备

① 取 EDTA-K_2 抗凝血 100 μL,加入 20 μL Flare-FITC、20 μL CD15-PE,混匀避光 30 min。同时制备同型对照管、健康人对照管。

② 加入 1×溶血素 2 mL,避光室温孵育 10 min,300×*g* 离心 5 min。

③ PBS 洗涤 1 次,离心,去上清液。

④ 加 500 μL PBS 混匀待测。

(2) 流式细胞仪测定

① 调荧光补偿,减去荧光信号的重叠。

② SSC/CD15 设"门",获取 10000 个中性粒细胞。

③ 通过荧光散点图和荧光直方图分析中性粒细胞膜表面 Flaer 表达。

【参考区间】

健康人粒细胞膜表面 CD55 及 CD59 的表达阳性,无 CD55、CD59 及 Flare 阴性细胞群。

【结果判断】

出现 CD55、CD59 及 Flare 低表达或完全缺失细胞群,提示 PNH 克隆存在。

【注意事项】

1. 红细胞膜表面 CD55 及 CD59 的检测简便、快捷,但考虑到溶血对检测的影响,可同时检测中性粒细胞及单核细胞膜表面 CD55 和 CD59 的表达。后者标本可先加入溶血剂溶血后再进行荧光抗体的标记,也可先标记抗体再溶血,后者一般不会影响散射光的检测,更容易设"门"。

2. 标本的放置时间对中性粒细胞膜表面 CD55 及 CD59 等的检测影响较大,标本最好在采集后 48 h 内检测。

3. 对于粒细胞较少的血标本，建议用氯化铵裂解液，不用市售的溶血剂。

4. 应确定流式细胞仪经荧光微球标准样品调整后处于最佳工作状态。

5. 正常对照或同型对照可帮助确定阳性和阴性细胞的位置，对于熟练的操作者也可不设同型对照。

【讨论】

1. 流式细胞术检测红细胞、粒细胞膜表面 CPI 锚连接量的表达是 PNH 的确诊试验。检测到 CD55 及 CD59 低表达的红细胞和粒细胞支持 PNH 的诊断。不同 PNH 患者血细胞上 CD55 及 CD59 的表达可呈现不同模式，会出现Ⅰ型细胞、Ⅱ型细胞、Ⅲ型细胞的不同比例和组合。

2. 中性粒细胞不像红细胞那样易被补体破坏，检测其 CD55、CD59 与 Flaer 的表达是诊断 PNH 较敏感和特异的指标。Flaer 是与 GPI 锚直接结合的试剂，其检测更具敏感性和特异性。

3. 有研究表明 PNH 患者血液中的病态网织红细胞比成熟红细胞更能反映 PNH 异常克隆的存在，因此也可检测网织红细胞 CD55 及 CD59 的表达。

4. 健康人和 PNH 患者不同类型淋巴细胞及其亚型 GPI 锚蛋白表达波动较大，一般不作为 PNH 的诊断指标。

（王　升　王洪建　谷俊侠）

实验四十　溶血性贫血的实验筛查方案（综合性实验示范）

溶血性贫血是由于红细胞自身缺陷或外在因素使红细胞存活期缩短、破坏增多，超过骨髓红系代偿能力而发生的一类贫血。溶血性贫血的诊断思维是根据疑似溶血性贫血的临床病史，选择合适的实验室检测项目，首先通过较简便的筛查试验确定溶血性贫血的存在，初步判断溶血的发生部位主要是血管内还是血管外，再通过特异性试验确定溶血性贫血的性质和病因。

【目的】

1. 通过该案例实验方案的学习，掌握溶血性贫血的实验诊断思维原则。

2. 通过病例分析，提出疑似溶血性贫血的依据。

3. 设计一组实验室筛查项目，对实验结果进行分析，确定溶血性贫血的存在。

4. 根据初筛结果，设计进一步实验，确定溶血性贫血的性质和病因。

5. 通过上述尝试，加深对溶血性贫血的认识，培养以临床疾病为导向综合运用各种实验技能解决溶血性贫血诊断等较复杂临床问题的能力。

【病例资料】

患者，男，18 岁，务农，以“发作性面色苍白伴头晕、疲乏、尿色深 2 年余，再次发作 3 天”为主诉入院。患者两年前疲劳后出现发作性面色苍白伴头晕、疲乏、气促、尿色深，其后又发作了2次。在当地医院均诊断为“贫血”,经休息、加强营养和“铁剂”治疗后可逐渐恢复。3天前因疲劳再次发病,晨起发现尿色呈酱油样。患者发病以来无发热,未见皮肤有瘀点、瘀斑。食欲无影响,无腹痛,大便颜色无异常。既往体健,否认肝炎、结核等传染病史,无家族遗传病史。

查体:T 37℃,R 21次/min,P 100次/min,BP 108/70 mmHg,神清,发育正常,中度贫血貌。皮肤未见出血点,浅表淋巴结不肿大。巩膜轻度黄染。甲状腺不肿大。胸骨无压痛,心率100次/min,心前区可闻及2/6级收缩期吹风样杂音,双肺呼吸音清晰,未闻及干、湿性啰音。腹平软,无压痛,肝脾未触及,无包块,肠鸣音正常。脊柱四肢无异常发现。无病理神经反射及脑膜刺激征。

实验室检查:血常规,红细胞计数(RBC)2.55×10^{12}/L,血红蛋白(Hb)70.0 g/L,MCV 86 fl,MCH 27.45 pg, MCHC 304 g/L,白细胞计数(WBC)3.1×10^{9}/L,白细胞分类N 0.59,L 0.39,M 0.02,血小板计数(PLT)70×10^{9}/L,网织红细胞计数(Ret)0.07。

【实验诊断设计及分析1】

实验诊断必须密切联系临床。

1. 患者的病史具有以下特点　① 反复发作的面色苍白伴头晕、疲乏等贫血表现。② 有尿色发黄、酱油色尿,以及查体发现巩膜黄染等提示溶血的表现;③ 血常规检查提示中度贫血,贫血为轻度低色素性,血小板和白细胞均减少。根据患者的以上表现,其贫血的性质可能是溶血引起。

2. 实验诊断设计　① 红细胞破坏过多的证据,可进行血清胆红素、血浆游离血红蛋白、血清结合珠蛋白、尿血红蛋白、尿胆原、尿含铁血黄素等检测。② 红系代偿性增生的证据,网织红细胞计数,骨髓象分析。

3. 检测结果及分析　患者血清非结合胆红素137 μmol/L(1.7~10.2 μmol/L),血浆游离血红蛋白70 mg/L(<40mg/L),血清结合珠蛋白未测到,尿液检查尿胆红素、尿胆原、尿血红蛋白和尿含铁血黄素均呈阳性,有红细胞破坏过多的证据存在;患者网织红细胞比例增高,骨髓有核细胞增生活跃,红系明显增生,以中幼红和晚幼红细胞增生为主,分别为0.21和0.19,以上实验结果支持溶血性贫血的诊断。结合病史,患者血红蛋白尿的发作与睡眠有关,慢性反复发作,实验室证据提示为血管内溶血,应考虑PNH。部分PNH患者可表现为全血细胞减少,要与再生障碍性贫血鉴别。患者网织红细胞明显增多,骨髓红系增生,溶血证据明显,不支持再生障碍性贫血。PNH的确诊要有血细胞GPI锚连蛋白CD55、CD59等缺失的证据。

【实验诊断设计及分析2】

1. 实验诊断设计　① 酸化血清溶血试验(Ham试验)。② 流式细胞术检测血细胞表面GPI锚连蛋白。③ 流式细胞术检测血细胞Flaer与GPI锚的结合。

2. 检测结果及分析　Ham试验阳性。流式细胞术红细胞膜GPI锚连蛋白CD55完全缺失细胞64.1%,部分缺失细胞26.5%,CD59完全缺失细胞36.6%,部分缺失细胞41.2%;粒细胞膜GPI锚连蛋白CD55完全缺失细胞8.7%,部分缺失细胞49%,CD59完全缺失细胞51.6%,部分缺失细胞48.5%;粒细胞Flaer完全缺失细胞60%,部分缺失细胞

5.3%。

健康人红细胞 Ham 试验为阴性，GPI 锚连蛋白及 Flaer 缺失细胞的比例一般小于 5%。本例患者 Ham 试验阳性，血细胞存在 GPI 锚连蛋白缺失克隆，可以诊断为 PNH。Ham 试验是 PNH 的经典确诊试验，特异性较高但敏感性较差，目前逐渐被敏感性和特异性更高的流式细胞术 GPI 锚连蛋白的检测所取代。流式细胞术检测 Flaer 是确诊 PNH 的新方法，更灵敏，特异性高，尤其对检测微小 PNH 克隆有优势，且不受溶血和输血的影响。

【总结与评价】

对贫血患者要认真分析病史和临床表现，疑似溶贫时要通过实验室检查确定溶血性贫血的存在，判断溶血的发生部位，做出初步诊断，进而选择敏感性强、特异性高的试验进行确诊。

（王　升　谷俊侠）

第三篇

白细胞相关检验

白细胞疾病多涉及造血与淋巴组织肿瘤。1976 年法美英三国组成的协作组(FAB)制订并逐渐完善了基于形态学基础的血液肿瘤分类方案。在此基础上,世界卫生组织(WHO)分别于2001 年和2008 年发布了新的分型方案。WHO(2008)分型方案综合应用细胞形态学(morphology,M)、免疫学(immunology,I)、细胞遗传学(cytogenetics,C)及分子生物学(molecular biology,M)的分析技术分型,即 MICM 分型,强调分类的预后和指导治疗意义。该分型方案代表了当前造血与淋巴组织肿瘤分类的发展趋势。血液肿瘤主要包括髓系和淋系肿瘤,血细胞形态学检查始终是分型和诊断的最主要依据,本篇主要涉及常见髓系肿瘤和淋系肿瘤的骨髓细胞形态学检查,白血病的流式细胞术免疫表型分析和细胞遗传学检查。

第一章 髓系肿瘤细胞形态学检查

髓系肿瘤包括急性髓系白血病、骨髓增生异常/骨髓增殖性肿瘤、骨髓增生异常综合征、骨髓增殖性肿瘤等,血细胞形态学检查是诊断髓系肿瘤的主要依据。

第一节 急性髓系白血病

急性白血病是一组起源于造血干细胞的克隆性恶性增殖性肿瘤,其特点为骨髓中的白血病细胞大量增生,分化成熟障碍,凋亡减少,并广泛浸润其他组织和脏器。FAB 分型方案依据形态学特征将急性白血病分为急性淋巴细胞白血病(acute lymphoblastic leukemia,ALL)和急性髓系白血病(acute myeloid leukemia,AML)两大类。再将 ALL 分为 L1 ~ L3 型,AML 分为 M0 ~ M7 型。WHO(2008)分型认为 ALL 与淋巴母细胞淋巴瘤(lymphoblastic lymphoma,LBL)是同一疾病的不同临床表现,将二者纳入淋系肿瘤一起分类。WHO(2008)对 AML 重新分类,将其分为有独特临床和生物学特点的亚型,主要包括 AML 伴有重现性细胞遗传学异常、AML 伴骨髓增生异常相关改变、治疗相关髓系肿瘤、非特殊类型等。WHO 分型与 FAB 分型相比,AML 诊断标准中原始细胞下限定得更低(外周血或骨髓中原始细胞≥20%,可诊断为 AML 的任一亚型),当伴有 t(8;21)(q22;q22)、inv(16)(p13;p22)或 t(16;16)(p13.1;q22)、t(15;17)(q22;q12)重现性染色体异常及相应融合基因时,原始细胞≤20%时也可诊断。

FAB 分类是 WHO(2008)分类的基础,目前临床上并行使用这两种分类方案。本章沿用 FAB 的分型方案介绍 AML 常见亚型的骨髓象检查(见附录2 彩图9)。

实验四十一 急性粒细胞白血病未分化型细胞形态学检查

【目的】

1. 熟悉 AML-M1 骨髓细胞形态学特征。
2. 正确书写 AML-M1 骨髓象报告单。

【材料】

AML-M1 瑞氏染色血涂片、骨髓涂片。

【形态观察】

1. 血象 白细胞常增多,分类原始粒细胞增多,可达90%。少数患者见不到幼稚细胞。

可见幼红细胞，血小板常明显减少。

2. 骨髓象　骨髓有核细胞增生极度活跃或明显活跃，粒细胞系极度增生，原始粒细胞（Ⅰ型＋Ⅱ型）>90%（NEC），该类细胞体积较小，多为不规则圆形，胞质较少，蓝色，核仁1～2个，核染色质细颗粒状。可见小原始粒细胞及副原始粒细胞，早幼粒细胞少见，中幼粒及以下各阶段细胞罕见，部分患者的原始粒细胞内有Auer小体，核分裂象细胞多见。

Ⅰ型原始粒细胞（又称为典型原始粒细胞或无颗粒原始粒细胞）形态特征：胞体较规则，胞质中无颗粒，核染色质细致，核仁清晰。Ⅱ型原始粒细胞形态（又称为有颗粒原始粒细胞）特征：胞质中有少量细小的嗜苯胺蓝颗粒，核浆比小于Ⅰ型原粒细胞，其他同Ⅰ型原始粒细胞。

小原始粒细胞胞体较小，胞质量少，可见少量颗粒，胞核圆形，核染色质比典型原始粒细胞密集，核仁1～2个，应注意与原始淋巴细胞鉴别。副原始粒细胞染色质细致，核不规则，可扭曲、凹陷、折叠等，应注意与原始单核细胞鉴别。

红细胞系、巨核细胞系增生受抑制，淋巴细胞减少，血小板减少。成熟粒细胞基本消失。

【注意事项】

1. 骨髓涂片中的小原始粒细胞与原始淋巴细胞形态相似，副原始粒细胞与原始单核细胞形态相似，在POX染色涂片中小原始粒细胞和副原始粒细胞多为阳性，原始淋巴细胞为阴性，原始单核细胞为阴性或弱阳性，可结合细胞化学染色加以鉴别。

2. Auer小体是在瑞氏染色的血涂片或骨髓涂片中出现于白细胞胞质中的紫红色物质，呈细杆状或卵圆形，长约1～6 μm，一至数条。Auer小体的有无、数量及形态在急性白血病细胞类型的鉴别中有参考意义。急性粒细胞白血病原始细胞胞质中可见Auer小体，常为1或2条，呈粗短棒状；急性早幼粒细胞白血病细胞胞质中的Auer小体可数条甚至数十条成束排列；急性单核细胞白血病细胞胞质中的Auer小体常为一条且细而长，而急性淋巴细胞白血病细胞胞质中不出现Auer小体。

3. 书写骨髓报告时，应将粒细胞系置于各系之首位并详细说明，重点描述原始粒细胞的比例、形态及Auer小体的特征。

【讨论】

1. POX染色阳性提示髓系分化，有助于与急淋鉴别。NAS-DCE染色白血病原始细胞部分阳性或均阴性，α-NAE染色白血病原始细胞阴性或弱阳性，阳性不被氟化钠抑制。α-NBE染色白血病原始细胞为阴性。

2. 免疫学检查一般MPO、HLA-DR、CD34、CD33及CD13阳性，CD14、CD15及CD11b阴性。

3. 有约3% AML（大多数为M1）患者可检测到Ph染色体及BCR/ABL融合基因，约1% AML（包括M1）患者还可见inv(3)。

【思考题】

AML-M1的形态学诊断依据是什么？

实验四十二　急性粒细胞白血病部分成熟型细胞形态学检查

【目的】

1. 掌握 AML-M2 骨髓细胞形态学特征。

2. 掌握异常中性中幼粒细胞的形态特征。

3. 正确书写 AML-M2a 及 AML-M2b 骨髓象报告单。

【材料】

AML-M2a 及 AML-M2b 瑞氏染色血涂片、骨髓涂片。

【形态观察】

1. AML-M2a

(1) 血象:M2a 白细胞数多数升高,少数下降,原始及早幼粒细胞增多,部分胞质中有 Auer 小体,可见中性中幼及晚幼粒细胞。血小板常明显减少。

(2) 骨髓象:骨髓有核细胞增生极度活跃或明显活跃,粒系明显增生,原始粒细胞占 30% ~89%(NEC),早幼粒细胞及以下各阶段 >10%,单核细胞 <20%,约半数患者的白血病细胞内见 Auer 小体。白血病细胞形态异常,可见胞体大小异常、瘤状突起,胞核畸形,如扭曲、折叠、凹陷等,核质发育不平衡,胞质内含少量嗜苯胺蓝颗粒,细胞常有退行性变、空泡变性等。

2. AML-M2b

(1) 血涂片分析:多数患者白细胞减少,血涂片中可见异常中性中幼粒细胞。血小板常明显减少。

(2) 骨髓象:骨髓有核细胞增生极度活跃或明显活跃,粒系明显增生,异常中性中幼粒细胞≥30%(NEC),原始粒细胞及早幼粒细胞增多,但原始粒细胞 <30%,部分患者粒细胞内可见 Auer 小体。异常中性中幼粒细胞特征:核椭圆形,核质发育不一致,胞核发育明显落后于胞质(核幼质老),核染色质细致疏松,有核仁;胞质量较多,内含丰富的中性颗粒(粉红色),可见空泡,常见 Auer 小体;可见内外双层胞质,内质粉红色,量较多,含丰富的中性颗粒,外质浅蓝色,量较少,颗粒很少或无,可见伪足。

AML-M2 骨髓红系、巨核细胞系增生受抑制,血小板常减少。

【注意事项】

1. 书写骨髓报告时,应将粒细胞系置于各系之首位并详细说明,重点描述 M2a 骨髓涂片中原始粒细胞的比例、形态及 Auer 小体,M2b 骨髓涂片中异常中性中幼粒细胞的比例及形态特征。

2. M2b 骨髓涂片观察时,应将异常中性中幼粒细胞与正常中性中幼粒细胞分开计数,异常中性中幼粒细胞转化为非红系百分比(NEC)。

3. 异常中性中幼粒细胞并非 M2b 患者特有,MDS、M2a 时亦可见到,应注意鉴别。

【讨论】

1. M2b 细胞化学染色 POX 染色阳性率 >3%,阳性常呈(+)~(++)。NAS-DCE 染

色常呈强阳性，非特异性酯酶染色阳性但不被氟化钠抑制。

2. M2b 表达更成熟的髓系抗原 CD15 和 CD11b。

3. 90%的 M2b 患者出现 t(8;21)(q22;q22)特异性染色体和 AML1/ETO 融合基因。

【思考题】

AML-M2b 异常中性中幼粒细胞有哪些特点？

实验四十三　急性早幼粒细胞白血病细胞形态学检查

【目的】

1. 掌握急性早幼粒细胞白血病(APL，即 AML-M3)的骨髓细胞形态学特征。

2. 掌握典型异常早幼粒细胞、柴捆细胞(faggot cell)的形态特征。

3. 正确书写 AML-M3 骨髓象报告单。

【材料】

AML-M3 瑞氏染色血涂片、骨髓涂片。

【形态观察】

1. 血象　白细胞分类异常早幼粒细胞多见，可达 90%，可见少数原始粒和其他阶段粒细胞，Auer 小体易见。血小板常明显减少。

2. 骨髓象　骨髓有核细胞增生极度活跃。粒系极度增生，颗粒增多的异常早幼粒细胞≥30%(NEC)，可见少许原始粒细胞及中性中幼粒细胞，其他阶段粒细胞明显减少，Auer 小体、柴捆细胞常易见。

异常早幼粒细胞最主要的特点是细胞核形状不规则，胞质中颗粒异常增多。其胞体大小不一，一般直径为 15～30 μm，胞体常不规则(可有瘤状突起)；胞核偏小，常呈扭曲、折叠甚至分叶、双核，核染色质较细致，常有核仁 1～3 个；胞质丰富，淡蓝色，内含丰富、密集的紫红色嗜苯胺蓝颗粒，有的胞质可分内、外质，内质中充满颗粒，外质中颗粒很少或无颗粒。异常早幼粒细胞胞质中 Auer 小体易见，且数量较多，形态上似柴捆，呈束状交叉排列，棒状小体多者亦称为“柴捆细胞”。

根据异常早幼粒细胞胞质中颗粒的粗细不同，急性早幼粒细胞白血病分为两型：粗颗粒型(M3a)，颗粒粗、多、密集或融合，胞质量多，常含较多 Auer 小体，呈柴捆样，外质伪足样突起；细颗粒型(M3b)，颗粒细小、密集，核扭曲、折叠。

红系、巨核细胞系增生明显受抑制，血小板常少见。

【注意事项】

1. 书写骨髓报告时，应将粒细胞系置于各系之首位并详细说明，重点描述异常早幼粒细胞的形态特征及 Auer 小体和柴捆细胞的特征。

2. 异常早幼粒细胞胞质中颗粒密集，颜色与胞核相似，应仔细辨认，并观察有无 Auer 小体和柴捆细胞。

3. M3b 的早幼粒细胞胞质中颗粒细小，核形常不规则，形似单核细胞，应注意与 M5 鉴别，可通过细胞化学染色、细胞遗传学、分子生物学检查等明确诊断。

【讨论】

1. M3 血象特点是白细胞计数常减少，常见较多异常早幼粒细胞，Auer 小体易见。红细胞、血红蛋白及血小板常明显减少。

2. 细胞化学染色 POX、NAS-DCE 染色常呈强阳性。NAS-DAE 染色常呈强阳性，阳性不被氟化钠抑制。α-NBE 染色阴性。

3. M_3可有特异性遗传学异常，其对应的 WHO 分型是 AML 伴 t(15;17)(q22;12);(*PML-RARA*)及变异易位。

【思考题】

1. AML-M3 的形态学诊断要点有哪些？

2. AML-M3 的细胞遗传学和分子遗传学标志是什么？

实验四十四 急性粒-单核细胞白血病细胞形态学检查

【目的】

1. 掌握急性粒-单核细胞白血病(AML-M4)的骨髓细胞形态学特征。

2. 正确书写 AML-M4 骨髓象报告单。

【材料】

AML-M4 瑞氏染色血涂片、骨髓涂片。

【形态观察】

1. 血象 白细胞数可增多、正常或减少。可见粒及单核两系早期细胞，单核细胞可见吞噬现象，粒系早幼粒以下各阶段均易见到。血小板重度减少。

2. 骨髓象 骨髓有核细胞增生极度活跃或明显活跃。粒、单核两系异常增生，可见 Auer 小体。M4 至少包含两类白血病细胞：一类细胞分别具有粒系或单核系细胞形态学特征，原粒形态同 M1，原单及幼单形态同 M5；另一类细胞同时具有粒系和单核系细胞形态学特征。

根据增生细胞的数量及形态，可将 M4 分为 4 型：M4a、M4b、M4c、M4Eo。M4a 以原粒、早幼粒增生为主，原单、幼单≥20%(NEC)；M4b 以原单、幼单增生为主，原粒、早幼粒≥20%(NEC)；M4c 具有粒、单核两系标记的原始细胞≥30%(NEC)，其余特征同 M4a；M4Eo 在以上三型基础上，异常嗜酸性粒细胞占 5%～30%(NEC)，胞核多为圆形或单核样，不分叶，其嗜酸性颗粒圆而粗大，常伴有着色较深的嗜碱性颗粒。

红系、巨核细胞系增生明显受抑制，血小板少见，有时可见浆细胞。

【注意事项】

1. 应重点观察粒、单核两系细胞的形态特征。诊断应结合细胞化学染色。双酯酶染色在 M4 的诊断中具有重要价值，可分别呈现 NAS-DCE 阳性细胞、NAS-DAE 阳性细胞或双酯酶均阳性的细胞。

2. 当急性白血病伴嗜酸性粒细胞增加时，应考虑 M4Eo 的可能，绝大多数 M4Eo 的患者伴有特异性的 inv(16)(p13;q22)或 t(16;16)(p13;q22)或 *CBFβ/MYH*11 融合基因，WHO

分型将其归入伴重现性遗传学异常的 AML，命名为 AML 伴 inv(16)(p13;q22)或 t(16;16)(p13;q22);(*CBFβ/MYH*11)。M4a、M4b 及 M4c 因其细胞形态特征和化学染色结果常不典型，诊断相对较难。

【讨论】

1. AML-M4 白细胞计数常增高，可见粒、单核两系幼稚细胞，有时可见嗜酸性粒细胞和成熟单核细胞增多，部分白血病细胞中可见 Auer 小体。红细胞、血红蛋白及血小板常减少。

2. AML-M4 细胞化学染色　POX 染色部分阳性，阳性以(±)至(++)为主，少数(+++)。双酯酶染色(NAS-DCE 和 NAS-DAE)时，可分别见 NAS-DCE 阳性细胞、NAS-DAE阳性细胞及双酯酶均阳性的细胞。M4a 及 M4b 时可见两群阳性细胞，一群特异性酯酶阳性，一群非特异性酯酶阳性。M4c 时可见一群阳性细胞，在同一细胞中同时出现特异性和非特异性酯酶阳性。

【思考题】

如何选择急性粒-单核细胞白血病的细胞化学染色项目?

实验四十五　急性单核细胞白血病细胞形态学检查

【目的】

1. 掌握急性单核细胞白血病(AML-M5)的骨髓细胞形态学特征。

2. 正确书写 AML-M5 骨髓象报告单。

【材料】

AML-M5 瑞氏染色血涂片、骨髓涂片。

【形态观察】

1. 血象　白细胞常减少，可见原始和幼稚单核细胞，形态异常。血小板明显减少。

2. 骨髓象　骨髓有核细胞增生明显活跃或极度活跃。单核系明显增生，以原始单核、幼稚单核细胞为主，原单+幼单≥30%(NEC)。

M5 白血病性单核细胞特征:胞体较大，10～22 μm，形态不规则，常有伪足。胞核多不规则，常偏于一侧，呈扭曲、折叠、笔架形，核染色质疏松细致，呈网状，着色较浅，核仁常为 1 个，大而清楚。胞质量较多，呈灰蓝色，有伪足，胞质内颗粒粗细不一、数量不定，有的胞质中可见空泡及被吞噬的细胞。可见内、外双层胞质，内质灰蓝色，不透明，毛玻璃样，内含粉尘样嗜苯胺蓝颗粒;外质淡蓝色，较透明，颗粒很少或无颗粒。

粒系、红系、巨核系细胞增生明显受抑制或缺如，血小板少见。

依据原始、幼稚单核细胞增生的比例，将 M5 分为 M5a 和 M5b。M5a 型骨髓中原单≥80%(NEC);M5b 骨髓中原单+幼单≥30%(NEC)，其中原单<80%，部分 M5 患者白血病性单核细胞中可见细长的 Auer 小体，少数患者伴有吞噬细胞增多。

【注意事项】

1. 急性白血病的原始细胞形态变化较大，M5 的原始单核细胞应注意与原始粒细胞及原始淋巴细胞鉴别。

2. Auer 小体在粒细胞和单核细胞中的大小、形态不同，对急性白血病的细胞类型鉴别有参考意义。

3. 书写骨髓报告时，应将单核细胞系置于各系之首位并详细说明白血病性单核细胞的比例、形态特征及 Auer 小体的特征。应注意各阶段单核细胞，特别是成熟单核细胞与幼稚单核细胞的鉴别。

【讨论】

1. AML-M5 白细胞计数常增加，血涂片可见原始、幼稚单核细胞，也常见成熟单核细胞增加。部分原始、幼稚单核细胞胞质中可见 Auer 小体（典型者细长）。血小板减少。

2. AML-M5 细胞化学染色　POX 染色少数阳性，常 >3%，部分弱阳性。NAS-DCE 染色阴性，部分弱阳性，非特异性酯酶染色阳性被氟化钠抑制。

【思考题】

急性单核细胞白血病的骨髓细胞形态学特征有哪些？

实验四十六　急性红白血病细胞形态学检查

【目的】

1. 掌握急性红白血病（AML-M6）的骨髓细胞形态学特征。

2. 正确书写 AML-M6 骨髓象报告单。

【材料】

AML-M6 瑞氏染色血涂片、骨髓涂片。

【形态观察】

1. 血象　红血病期血红蛋白和红细胞减少，可见各阶段幼红细胞，以原始及早幼红细胞为主，幼红细胞形态异常（如巨幼样变、双核、核畸形、核碎裂等），多染性红细胞常易见。白细胞常减少，随病情进展可增多，血小板减少。进展到红白血病期，幼粒细胞逐渐增多，幼红细胞可减少。

2. 骨髓象

(1) 红血病期：骨髓有核细胞增生明显活跃或极度活跃，粒红比例倒置。红系明显增生，比例 >50%，以原始及早幼红细胞为主，可见“红血病裂孔”现象，即中幼红细胞缺如。红系细胞可见类巨幼样变、副幼红细胞等形态异常。类巨幼样变幼红细胞形态：胞体巨大，核染色质细致，胞质丰富，常见伪足。副幼红细胞形态：胞核不规则，可扭曲、凹陷、碎裂、多核、巨形核、畸形核，分裂象增多。

(2) 红白血病期：骨髓有核细胞增生明显活跃或极度活跃。红系增生 ≥50%，常以中幼、晚幼红细胞为主，原始、早幼红细胞次之，但也可见中幼、晚幼红细胞少于原始、早幼红细胞的情况。红系细胞形态的异常与红血病期相似。粒系或单核系细胞异常增生，原始粒细胞（或原始单核+幼稚单核细胞）≥30%（NEC），部分患者原始细胞或幼稚细胞胞质中可见 Auer 小体，粒系细胞也可见形态异常如巨幼样变。如外周血涂片中原始细胞>5%，骨髓中原始粒细胞（或原始单核+幼稚单核细胞）≥20%（NEC），骨髓中红系>50% 并有形态异常亦可诊断为 M6。巨核系细胞常明显受抑制，可见病态巨核细胞，如小巨核细胞、多原核巨核细胞等，血小板常减少。

（3）白血病期：根据疾病发展不同，与相应的 AML 一致。

【注意事项】

1. M6 骨髓细胞形态改变的特征较明显，形态学检查一般可给出肯定性诊断意见。书写骨髓报告时，应详细描述红系、粒（或单核）系细胞的比例、形态特征。

2. M6 形态学上应注意与巨幼细胞贫血（MA）、MDS 鉴别，见表 3-1-1。

表 3-1-1　红白血病与 MDS 及 MA 的鉴别

鉴别点	红白血病	MDS	MA
红系比例	>50%	不一定	增加
红系巨幼（样）变	较明显	较明显	明显
红系多核、畸形核等	较易见	可见或较易见	少见
原始细胞比例	≥30%（NEC）	可增加	正常
粒系形态异常	较少	较易见	主要为巨幼变
病态巨核细胞	较易见	较易见	偶见
幼红细胞 PAS 染色	常阳性，有时强阳性	可阳性	阴性

【讨论】

1. M6 细胞化学染色　PAS 染色中，幼红细胞常呈阳性，有的呈弥散、块状阳性。原始粒细胞 POX 呈阳性。

2. M6 免疫标记　膜表面检测到血型糖蛋白 A、CD71 阳性，髓系细胞的免疫表型通常与 AML-M1 相同。

【思考题】

急性红白血病患者红血病期和红白血病期的骨髓细胞各具有哪些形态学特征？

实验四十七　急性巨核细胞白血病细胞形态学检查

【目的】

1. 掌握急性巨核细胞白血病（AML-M7）的骨髓细胞形态学特征。

2. 正确书写 AML-M7 骨髓象报告单。

【材料】

AML-M7 瑞氏染色血涂片、骨髓涂片。

【形态观察】

1. 血象　常见全血细胞减少，有核红细胞可见，白细胞、血小板大多减少，可见到类似淋巴细胞的小巨核细胞，易见畸形血小板。

2. 骨髓象 骨髓有核细胞增生活跃或明显活跃。巨核细胞系异常增生，以原始、幼稚巨核细胞为主，其中原巨≥30%（NEC），可见巨型原始巨核细胞、发育不良的微小巨核细胞。巨核细胞分裂象增多，成熟型巨核细胞少见。

原始巨核细胞通常为12～18 μm，胞质嗜碱性，通常无颗粒，可有明显的空泡或伪足样结构。胞核圆形，轻微不规则形，染色质呈细网状或较粗糙，核仁1～3个。血小板易见，有明显畸形，颗粒较多。粒系、红系增生明显受抑制或缺如。

【注意事项】

1. 异常原始巨核细胞不易辨认，形态不典型者，容易被误认为淋巴细胞。

2. 微小巨核细胞不应计数为原始巨核细胞。

3. 一些患者骨髓伴有纤维组织增生，常引起“干抽”，应进行骨髓活检以明确诊断。

【讨论】

1. 外周血涂片可见微小巨核细胞、巨核细胞碎片、异常的大血小板和颗粒增多的中性粒细胞。

2. 部分患者可检测到vWF、CD41a（GPⅡb/Ⅲa）、CD41b（GPⅡb）、CD42b（GPⅠb）、CD61（GPⅢa）等特异性抗原。

3. 细胞化学染色 原始巨核细胞POX阴性，酸性磷酸酶染色阳性，非特异性酯酶染色阳性可被氟化钠抑制。PAS呈大小不等颗粒状、块状阳性。

【思考题】

急性巨核细胞白血病的诊断为什么要检测血小板抗原？

第二节 骨髓增生异常综合征

骨髓增生异常综合征（myelodysplastic syndrome，MDS）是一组克隆性造血干细胞疾病，表现为一系、两系或多系血细胞减少伴病态造血、无效造血，临床出现贫血、感染、出血等表现，具有向AML转化的高风险。在FAB分型基础上，WHO提出了新的分型和诊断方案，后者最显著的改变是骨髓原始细胞达到20%即可诊断为AML，伴几种特殊遗传学异常时，原始细胞小于20%也可诊断为AML。这样，原按FAB标准属MDS的一些病例，按WHO标准可诊断为AML。WHO(2008)分类方案将MDS分为RA、RARS、RCMD、RCMD-RS、RAEB-1、RAEB-2、MDS-U、MDS5q-8个类型。

实验四十八 骨髓增生异常综合征细胞形态学检查

【目的】

1. 掌握MDS的血涂片、骨髓细胞形态学特征。

2. 熟悉MDS形态学诊断及分型标准。

3. 正确书写MDS骨髓象报告单。

【材料】

MDS 瑞氏染色血涂片、骨髓涂片。

【形态观察】

1. 血象　红细胞大小不均,形态多有异常,可见有核红细胞、巨大红细胞、嗜碱性点彩红细胞、嗜多色性红细胞等。白细胞有不同程度的质和量改变,可见原始及幼粒细胞。可见中性粒细胞体积小,胞质偏蓝,颗粒减少、缺如或变粗大,核分叶过度或减少,甚至不分叶。血小板多数减少,少数可增多,大小不均,可见各种形态异常,如巨大血小板、颗粒减少血小板、畸形血小板,偶见小巨核细胞、巨核细胞碎片。

2. 骨髓象(见附录 2 彩图 10)　骨髓有核细胞增生活跃或明显活跃,少数可为低增生性(约占 20%),伴明显病态造血。红系细胞多数增生明显,少数增生减低,以中、晚幼红细胞为主,原红、早幼红亦可增多。可见幼红细胞巨幼样变、核异常(核出芽、核碎裂、核分叶、多核、微核、异常核分裂象)、胞质空泡、核质发育不平衡等。铁染色可见环形铁粒幼红细胞增多。

粒系细胞增生活跃或减低,可见原始粒细胞及早幼粒细胞增多。粒系细胞病态造血形态学异常:可见细胞大小异常,胞体小或增大;胞核改变,可见早幼粒细胞核仁明显,见核凹陷、折叠类似单核细胞,成熟中性粒细胞核分叶过少或分叶过多,胞核畸形、溶解、环形等;在原始、早幼粒细胞胞质中可见 Auer 小体,颗粒粗大、减少或无颗粒。

巨核系细胞数量正常、减少或增多。可伴病态造血,主要见分叶减少的小巨核细胞,各种大小的巨核细胞中出现一个或多个分离的无分叶细胞核(圆形核)。淋巴样小巨核细胞形态特征为细胞大小及形态与成熟淋巴细胞相似,体积小、核较大、核质比增大,核圆形可凹陷,染色质粗糙致密,结构模糊,无核仁或偶见模糊的小核仁 1 ~ 2 个,胞质强嗜碱性,云雾状,不透明,边缘不规则。可见巨大、畸形或颗粒减少的血小板。

【注意事项】

1. 病态造血是诊断 MDS 必备的形态学特征,可发生在红系、粒系、巨核系细胞,观察时要分析病态造血形态学异常细胞的类型并量化,因此需要涂片、染色质量高的血涂片及骨髓涂片,制作不佳的涂片可能导致错误诊断。

2. 形态学上疑似 MDS 时,应常规进行骨髓铁染色、PAS 染色。

【讨论】

1. 对病态造血的认识　病态造血的形态学对 MDS 有诊断价值,各系细胞中病态造血细胞≥该系细胞的 10% 为有意义。病态造血细胞的界定有主观因素,并非 MDS 所特有。MDS 的诊断尚无“金标准”,需遵循除外性诊断的思维。MDS 时全血细胞减少易与再生障碍性贫血、PNH 相混,PNH 也可有病态造血表现;红系增生易与溶血性贫血、红白血病相混;红系、粒系巨幼样变易与巨幼细胞贫血相混。MDS 诊断时应排除以上疾病,可结合临床、细胞化学染色、骨髓病理学检查、染色体检查等进行鉴别诊断。

2. MDS 遗传学异常　40% ~ 70% 的 MDS 有克隆性染色体异常,以 +8、-5/5q-、-7/7q-、20q- 等多见。

3. 骨髓病理学改变　骨髓切片病理检查能反映 MDS 的组织学病变特点,是细胞形态学检查的重要补充，有利于 MDS 与再生障碍性贫血等疾病的鉴别。正常骨髓原始和早幼粒细胞沿骨小梁内膜分布，MDS 骨髓病理改变为在骨小梁旁区和间区出现原始粒细胞、早幼粒细胞的簇性分布，即未成熟前体细胞异常定位（ALIP），每张切片上达 3 处及以上者为阳性，多见于 RAEB。

【思考题】

MDS 的病态造血表现有哪些？

第三节　骨髓增殖性肿瘤

骨髓增殖性肿瘤（myeloproliferative neoplasms，MPN）是一组克隆性造血干细胞病，以骨髓中分化较成熟的一系或多系（红系、粒系、巨核系）细胞明显增生，外周血红细胞、粒细胞和血小板数量增多为特征。常见肝、脾肿大，出血、血栓等表现，可向急性白血病转化。这组疾病包括慢性髓细胞白血病（又称慢性粒细胞白血病）、真性红细胞增多症、原发性血小板增多症、原发性骨髓纤维化、慢性中性粒细胞白血病、慢性嗜酸性粒细胞白血病非特殊类型等。临床表现、血象和骨髓象改变可提示诊断线索，遗传学检查对 MPN 诊断有重要意义。本节主要介绍慢性髓细胞白血病、原发性血小板增多症的细胞形态学检查。

实验四十九　慢性髓细胞白血病细胞形态学检查

【目的】

1. 掌握慢性髓细胞白血病（chronic myelogenous leukemia，CML）慢性期的血涂片、骨髓细胞形态学特征。

2. 正确书写 CML 骨髓象报告单。

【材料】

CML 瑞氏染色血涂片、骨髓涂片。

【形态观察】

CML 各期血象和骨髓象特征见表 3-1-2。

1. 血象　白细胞显著增高，一般大于 $100\times10^9/L$，白细胞分类各阶段的粒细胞均可见，慢性期以中性中、晚幼粒细胞增多为主，杆状核、分叶核细胞亦增多，原粒常 $<10\%$，嗜酸性、嗜碱性粒细胞及双染性粒细胞常增多。血小板常明显增多，形态可异常，可见畸形、巨大血小板。

2. 骨髓象（见附录 2 彩图 11）　骨髓有核细胞增生极度活跃，粒系增生尤甚，粒红比例显著增高，可达（10 ~ 50）∶1。慢性期以中性中、晚幼及杆状核粒细胞增多为主，原粒 $\leq10\%$，原粒 + 早幼粒 $<15\%$，嗜酸性和（或）嗜碱性粒细胞及双染性粒细胞明显增多；加速期和急变期原始细胞逐渐增多。粒系细胞形态常有异常，细胞大小不一，核质发育不平衡，核染色质疏松，胞质内有空泡，偶见 Auer 小体，细胞分裂象增多。

红系早期增生活跃，晚期受抑，幼红细胞减少。

巨核细胞早期正常或增多，晚期减少，可见单圆核巨核细胞、双圆核巨核细胞、多圆核巨核细胞、微小巨核细胞等异常改变。

表 3-1-2　CML 各期血象、骨髓象特征

	慢性期	加速期	急变期
血象	白细胞显著增高，原始细胞 < 10%，以中性中幼粒细胞及以下阶段细胞为主，嗜酸、嗜碱性粒细胞增多；红细胞、血红蛋白早期改变不明显，可见有核红细胞；血小板早期常增多	原始粒、早幼粒细胞比慢性期增多，原粒常 > 10%，嗜酸性和（或）嗜碱性粒细胞 > 20%；红细胞、血红蛋白减少，贫血加重；血小板减少或增多	原始细胞 > 20%，原始、早幼粒细胞 > 30%；红细胞、血红蛋白进行性下降，呈中、重度贫血；血小板明显减少
骨髓象	增生极度活跃，粒系异常增生，原始细胞 < 10%，以中性中、晚幼及杆状核粒细胞增多为主，嗜酸性和（或）嗜碱性粒细胞明显增多；幼红细胞明显减少；巨核细胞系早期明显增生	原始、早幼粒细胞比慢性期增多，原粒常 > 10%，嗜碱性粒细胞明显增多	原始细胞 > 20%，原始、早幼粒细胞 > 50%；红系、巨核系明显受抑
化学染色	NAP 阳性率及积分降低甚至为零	NAP 活性升高	NAP 活性升高

【注意事项】

1. 因 CML 患者骨髓涂片有核细胞非常多，应选择涂片较薄、细胞分布均匀、结构清楚的部位进行计数观察。

2. 书写骨髓报告时应首先描述粒系，重点描述骨髓涂片中粒细胞的比例、形态特征，注意原始粒细胞、嗜碱性粒细胞数量。

【讨论】

1. 遗传学检查　90% ~95% 的 CML 可检出 Ph 染色体，即 t(9;22)(q34;q11.2)，更多病例可检测到 *BCR-ABL* 融合基因。部分病例由于变异易位检测不到 Ph 染色体，但能通过 FISH 等检测到 *BCR-ABL* 融合基因。遗传学检测是确诊的依据，可据此与其他 MPN 鉴别。

2. CML 急变　晚期可发生急性变，以急性粒细胞白血病最常见，即急粒变，约占 50% ~ 60%，急性淋巴细胞白血病次之，约占 20% ~30%，还可见急性早幼粒细胞白血病、嗜碱性粒细胞白血病、急性单核细胞白血病、急性巨核细胞白血病、急性红白血病等的急变。CML 急变期的细胞形态特征参照相应的急性白血病。

3. 细胞化学染色　中性粒细胞碱性磷酸酶（NAP）阳性明显减弱或消失，积分明显降低，甚至为零。如妊娠、急性变或合并感染，NAP 积分可升高。

4. 与类白血病反应鉴别　类白血病反应血象白细胞总数亦升高，也可见中、晚幼粒细胞，CML 应与之鉴别。鉴别要点是类白血病反应白细胞数增高，一般 $\leq 50 \times 10^9/L$，幼粒细胞内常见中毒颗粒、空泡和核变性等中毒性改变，NAP 阳性率和积分明显增高。骨髓粒系增生有明显核左移及中毒性改变，嗜酸、嗜碱性粒细胞不增多。无 Ph 染色体和 *BCR-ABL*

融合基因。

【思考题】

1. 慢性髓细胞白血病慢性期的血象特点有哪些?

2. 慢性髓细胞白血病应与哪些疾病进行形态学鉴别?

实验五十　原发性血小板增多症细胞形态学检查

【目的】

1. 掌握原发性血小板增多症(essential thrombocythemia,ET)血涂片、骨髓细胞形态学特征。

2. 正确书写骨髓象报告单。

【材料】

ET 瑞氏染色血涂片、骨髓涂片。

【形态观察】

1. 血象　血小板显著增多,形态大小不一,可见巨大血小板、小血小板、血小板碎片,常见血小板聚集成堆。

2. 骨髓象　有核细胞增生活跃,偶见增生减低。以大的成熟巨核细胞明显增生为主,也可见较多原始及幼稚巨核细胞。巨核细胞可有核质发育不平衡、颗粒缺乏、空泡形成及核分叶过多。血小板增多。没有明显的粒系和红系细胞增生或左移。

【注意事项】

血小板增多是诊断的重要线索,当血细胞分析仪报告血小板计数增高疑似 ET 时,应进行血涂片复检,ET 的血小板形态异常比继发性血小板增多常见。

【讨论】

1. ET 诊断的主要标准之一是持续性血小板计数 $\geqslant 450 \times 10^9/L$,但不可机械理解这一标准,以减少漏诊、误诊。当血小板计数增多但达不到这一标准时,要注意复查,应联系临床表现,如血栓、出血表现、脾肿大等,并注意血象其他指标的改变,ET 白细胞计数常轻度增高。

2. ET、真性红细胞增多症、原发性骨髓纤维化属 JAK2V617F 基因突变相关 PMN,约 50% 的 ET 有该基因突变。检测该基因突变有助于排除继发性或反应性血小板增多。

【思考题】

骨髓增殖性肿瘤的血象特点是什么?

(施秀英　尹　红)

第二章　淋系肿瘤细胞形态学检查

WHO 的造血与淋巴组织肿瘤分类将淋巴细胞白血病、淋巴瘤、浆细胞肿瘤等纳入淋系肿瘤。该分类认为淋巴细胞白血病与淋巴瘤是同一疾病，当只表现为瘤块不伴或仅有轻微血液和骨髓受累时应诊断为淋巴瘤，当广泛骨髓和血液受累时则诊断为淋巴细胞白血病。FAB 的形态学分型方案将急性淋巴细胞白血病（acute lymphoblastic leukemia, ALL）分为 L1～L3 三型，WHO 分型方案将 ALL 与淋巴母细胞淋巴瘤（lymphoblastic lymphoma, LBL）归入前体淋巴细胞肿瘤，不再使用 L1、L2 及 L3 分型，而是将形态学与免疫学、遗传学结合起来分型，更能体现分型的预后和指导治疗的价值。慢性淋巴细胞白血病（chronic lymphocytic leukemia, CLL）/小淋巴细胞淋巴瘤（small lymphocytic lymphoma, SLL）属成熟 B 细胞肿瘤。本章主要介绍 ALL、CLL、多发性骨髓瘤的细胞形态学检查。

实验五十一　急性淋巴细胞白血病细胞形态学检查

【目的】

1. 掌握 ALL 的血涂片、骨髓细胞形态学特征。
2. 熟悉 FAB 分型和 WHO(2008) 的分型及诊断要点。
3. 正确书写 ALL 骨髓象报告单。

【材料】

ALL 瑞氏染色血涂片、骨髓涂片。

【形态观察】

1. 血象　分类以原始、幼稚淋巴细胞为主，偶见少量幼粒细胞，成熟粒细胞明显减少，易见涂抹细胞（篮细胞）。有时可见幼稚红细胞。血小板减少。

2. 骨髓象（见附录 2 彩图 12）　骨髓有核细胞增生极度活跃或明显活跃，淋系细胞极度增生，以原始、幼稚淋巴细胞为主，胞内无 Auer 小体，成熟淋巴细胞少。退化细胞、涂抹细胞多见。粒、红、巨核细胞系增生明显受抑制，血小板少见。

典型原始淋巴细胞形态特征：① 胞体较小（较原粒和原单小）；② 胞核圆形或不规则，偶有凹陷、切迹或折叠；③ 核仁 1～2 个，常较小，较清晰；④ 核染色质较细致（但较原粒和原单粗）；⑤胞质量少、深蓝色，内无颗粒和 Auer 小体，可有空泡。

根据 FAB 分型和诊断标准，骨髓原淋 + 幼淋 ≥30% 可诊断为 ALL，再根据白血病细胞的形态特征，将 ALL 分为 L1、L2 及 L3 亚型。L1 型：以小细胞为主，大小较一致，核染色质较粗，核形较规则，核仁不清楚或不见，胞质少；L2 型：以大细胞为主，大小不一致，核染色质较疏松，核形不规则，核仁清楚，胞质量常较多；L3 型：以大细胞为主，大小较一致，染色质细点状均匀，核形较规则，核仁明显、呈小泡状，胞质量较多、深蓝色，胞质呈空泡状。

【注意事项】

1. 白血病的原始细胞形态变化较大，常不典型，应注意与骨髓涂片中其他类型细胞比较，并结合细胞化学染色、免疫表型和血涂片细胞形态进行分析。

2. 涂抹细胞在 ALL 时易见，是 ALL 的特点，但也可见于其他疾病或由人为因素所致。

3. 书写骨髓报告单时，应首先详细描述淋系细胞的比例及形态特征，包括细胞大小、胞体形态、胞核位置及形态、核染色质结构、核仁（数量、大小、清晰度）、胞质的量及颜色、胞质内颗粒（有无、大小、数量、颜色）、空泡、有无涂抹细胞及 Auer 小体等特殊结构。

4. 细胞分裂象有助于细胞系的判断，淋系细胞的染色体一般较粗短。

【讨论】

1. 根据 WHO 分型标准，骨髓涂片原始＋幼稚淋巴细胞≥25%可诊断为 ALL，结合细胞免疫表型及遗传学检测，可区分 ALL 的亚型。遗传学检测对 ALL 的诊断、治疗、预后判断及微量残留白血病的检测具有重要意义。当发现与 B－ALL 有关的频发性遗传学异常且无髓外瘤块时，虽然骨髓原始和幼稚淋巴细胞小于 20%，也可诊断为 B－ALL。ALL 的 WHO 分型在评估预后和指导治疗方面更具优势，正取代 ALL 的 FAB 分型。

2. ALL 有时需与 M0、M1、M7 及单核细胞白血病、毛细胞白血病等鉴别，应综合临床、细胞形态学、免疫学、细胞遗传学及分子生物学等多方面信息做出诊断。

3. ALL 细胞化学染色　各阶段淋巴细胞 POX 染色均阴性，原始细胞阳性率＜3%；原始淋巴、幼稚淋巴细胞 PAS 染色阳性率多为 20%～80%，阳性颗粒呈粗颗粒状、串珠状或块状。

【思考题】

目前如何认识急性淋巴细胞白血病和淋巴瘤？

实验五十二　慢性淋巴细胞白血病细胞形态学检查

【目的】

1. 掌握慢性淋巴细胞白血病（CLL）的血涂片、骨髓细胞形态学特征。

2. 正确书写 CLL 骨髓象报告单。

【材料】

CLL 瑞氏染色血涂片、骨髓涂片。

【形态观察】

1. 血象　淋巴细胞增多，白血病细胞以形态成熟的小淋巴细胞为主，此类细胞胞体小，胞质少，核圆形或有切迹，核染色致密，无核仁。可见少量幼稚淋巴细胞、大淋巴细胞、核有切迹的淋巴细胞。幼稚淋巴细胞的染色质疏松，核仁明显。篮细胞多见。中性粒细胞比例降低，血小板正常或减少。

2. 骨髓象(见附录2彩图11)　骨髓有核细胞增生明显活跃或极度活跃。淋巴细胞显著增生,白血病细胞形态同外周血涂片,比例大于40%。原始及幼稚淋巴细胞通常<5%。红系、粒系、巨核系细胞增生受抑。

【注意事项】

1. 目前普遍采用2008年国际CLL工作组的诊断标准,CLL专指B细胞肿瘤,因此必须通过流式免疫表型分析确定外周血增生的为B淋巴细胞。B淋巴细胞绝对值≥5×10^9/L,B-CLL主要表达CD5、CD19及CD23,同时CD5阳性,无其他T细胞标记,弱表达CD22、CD79b及SmIg,Ig轻链呈单克隆κ或λ型。

2. 书写骨髓报告时,应将淋巴系细胞置于各系之首位并详细说明,重点描述骨髓涂片中白血病性淋巴细胞的增生程度、比例、形态特征,并注明篮细胞是否易见。

【讨论】

1. 细胞化学染色　增生的淋巴细胞PAS染色多数为粗颗粒阳性,NAP染色积分增高,ACP染色可阴性或阳性,阳性能被酒石酸抑制。

2. CLL应与病毒感染引起的反应性淋巴细胞增多鉴别,后者增生的淋巴细胞属多克隆性,淋巴细胞增多是一过性的。可应用单克隆抗体免疫标记进行流式细胞术检查以鉴别。

3. WHO分类中的CLL专指B细胞肿瘤,原来的所谓T细胞慢淋应根据情况分别归为T幼淋巴细胞白血病、T大颗粒淋巴细胞白血病及T淋巴细胞反应性增生等。

【思考题】

慢性淋巴细胞白血病的诊断标准是什么?

实验五十三　多发性骨髓瘤细胞形态学检查

【目的】

1. 掌握多发性骨髓瘤(MM)的血涂片、骨髓细胞形态学特征。

2. 正确书写MM骨髓象报告单。

【材料】

瑞氏染色MM血涂片、骨髓涂片。

【形态观察】

1. 血象　成熟红细胞可呈"缗钱状"排列,可见少量幼红细胞。早期白细胞比例正常或偏低,随病情的发展而减少并逐渐加重,可见少量骨髓瘤细胞,一般少于5%(当外周血浆细胞超过2.0×10^9/L时,诊断为浆细胞白血病)。血小板分布早期正常或轻度减少,随病情的发展明显减少。

2. 骨髓象(见附录2彩图13)　骨髓有核细胞增生活跃或明显活跃,少数增生极度活跃。骨髓瘤细胞占有核细胞的10%以上,可呈弥漫性、局灶性或斑片状分布。骨髓瘤细胞多成堆分布,胞体较大、大小不一,呈圆形、椭圆形或不规则形,可见伪足;胞核可不规则,可见多核、巨形核、畸形核;核染色质疏松、排列紊乱;核仁1~2个,大而清楚;胞质可呈火焰状不透明,常含空泡。

骨髓中可见一些特征性细胞及内容物：① 火焰状细胞，整个胞质或胞质边缘染成红色（因瘤细胞分泌黏蛋白所致，多为 IgA 型）；② 桑葚状细胞，胞质中含大量空泡，呈桑葚状排列；③ 葡萄状细胞，胞质中含大量浅蓝色空泡，呈葡萄状排列；④ Russel 小体，胞质中含粗大、圆形、红色的嗜酸性包涵体。

粒系、红系、巨核系细胞早期增生正常，晚期增生受抑，受抑程度随骨髓瘤细胞的浸润程度的不同而不同。

【注意事项】

1. MM 初期，骨髓中骨髓瘤细胞增生呈局灶性，随病情的进展而逐步发展为整个骨髓病变，故在初诊时，应采用多部位穿刺，尤其注意疼痛部位穿刺，观察骨髓涂片时应特别注意涂片的尾部及边缘。观察 MM 的骨髓涂片及血涂片时，应注意多部位分类计数，以骨髓瘤细胞比值最高的一次为准，还应注意成熟红细胞分布状况，应选择涂片细胞分布均匀的部位，太厚或太薄的部位均不利于红细胞"缗钱状"分布的观察。

2. 填写报告单时，应首先描述骨髓瘤细胞（包括增生程度、各阶段细胞比例、胞体、胞核、胞质等形态特征）。

【讨论】

1. WHO（2008 年）将 MM 分为症状性骨髓瘤和无症状性骨髓瘤。骨髓中骨髓瘤细胞通常≥10%，但没有一个绝对的最低标准。应密切结合临床，一部分有临床症状（高钙血症、肾功能不全、贫血、骨质破坏等）的 MM 患者，其骨髓瘤细胞可小于 10%。

2. 绝大部分 MM 患者的血清和尿液中能检测到异常升高的免疫球蛋白和 M 蛋白成分，根据 M 蛋白成分的有无及成分不同，可分为 IgG 型、IgA 型、IgD 型、IgM 型、IgE 型、轻链型、双克隆或多克隆免疫球蛋白型及非分泌型。

3. 当外周血浆细胞比例≥20% 或绝对值≥2.0×10^9/L 时，诊断为浆细胞白血病。浆细胞白血病可为原发性或为 MM 的病程终末期的并发症，多见于 IgD、IgE 和轻链型骨髓瘤，有 MM 的大多数表现，但骨痛和溶骨病损较少见，肾衰常见，器官肿大及淋巴结病更常见。

4. 骨髓瘤细胞应注意与正常浆细胞鉴别。正常浆细胞核较小，占细胞的 1/2 以下，偏于一侧，偶可见双核，染色质粗密，常染成紫丁香色或深紫红色，聚集成堆，呈龟背状或车辐状，浆中偶见有空泡或有泡沫感。

【思考题】

骨髓瘤细胞与正常浆细胞的区别是什么？

（施秀英　尹　红）

第三章　其他白细胞疾病细胞形态学检查

实验五十四　传染性单核细胞增多症细胞形态学检查

【目的】

1. 掌握传染性单核细胞增多症(infectious mononucleosis,IM)的血涂片、骨髓细胞形态学特征。

2. 掌握 IM 的三型异型淋巴细胞的形态特征。

3. 正确书写 IM 骨髓象报告单。

【材料】

瑞氏染色 IM 血涂片、骨髓涂片。

【形态观察】

1. 血象　病程初期中性分叶核粒细胞增多,后淋巴细胞迅速增多,可高达60% ~97%,同时有异型淋巴细胞增多,常大于 20%。红细胞、血红蛋白及血小板多正常。

异型淋巴细胞形态异质性较强,Downey 将其分为三型:

Ⅰ型(浆细胞型或泡沫型):胞体与正常成熟淋巴细胞相似或稍大,大小不一,多为圆形、椭圆形,可见不规则形;胞核呈椭圆形、肾形或分叶状,常偏位;染色质粗糙,呈粗网状或小块状,排列不规则;胞质量少,呈深蓝色,含空泡或呈泡沫状,内含少量细小的嗜苯胺蓝颗粒或无颗粒。

Ⅱ型(单核细胞型或不规则型):胞体较Ⅰ型大,大小较一致,外形常不规则,可有多个伪足;核形状及结构与Ⅰ型相同,或更不规则;染色质较Ⅰ型细致;胞质丰富,呈淡灰蓝色,边缘处常着色较深,一般无空泡,可有少数嗜苯胺蓝颗粒。

Ⅲ型(幼稚淋巴细胞样或幼稚型):细胞形态与Ⅰ型相似,但胞体较Ⅰ型大;胞核呈圆形或卵圆形;染色质细致疏松,呈均匀网状排列;可见 1 ~2 个核仁;胞质深蓝色,一般无颗粒,可有少数空泡。

红细胞、血红蛋白、血小板一般无异常。

2. 骨髓象　骨髓有核细胞增生活跃或明显活跃。粒系、红系、巨核系细胞数量、比例、形态正常。淋巴细胞比例正常或稍高,可见异型淋巴细胞,但较外周血中少。

【注意事项】

1. IM 的细胞形态学异常改变主要表现在血象,骨髓象无明显特征性改变,血涂片检查的诊断价值较大，一般无须做骨髓检查，只在诊断困难、需排除恶性组织细胞增生症、白血病时才需做骨髓检查进行鉴别诊断。

2. 异型淋巴细胞有时与原始或幼稚淋巴细胞、单核细胞等形态相似，观察 IM 血涂片及骨髓涂片时应注意鉴别。

3. 临床上一般只需报告异型淋巴细胞的数量和比例，无须对异型淋巴细胞进行形态学分型。有的异型淋巴细胞形态介于 Downey 三型之间，较难划分，可笼统地称为异型淋巴细胞。

【讨论】

1. IM 的诊断要密切结合临床，患者典型临床表现为发热、咽峡炎、淋巴结肿大、肝脾肿大及皮疹。

2. 除异型淋巴细胞外，患者血清嗜异性凝集试验阳性、抗 EB 病毒抗体阳性亦是确诊的重要依据。

3. 除 IM 外，异型淋巴细胞增多还可见于多种疾病，如病毒性感冒、风疹、单纯疱疹、流行性出血热、病毒性肝炎、某些免疫性疾病、某些细菌和原虫感染、化疗后等，但上述疾病嗜异性凝集试验一般为阴性，除流行性出血热（异型淋巴细胞可 >20%）外，一般异型淋巴细胞数量较少。

【思考题】

异型淋巴细胞与正常成熟淋巴细胞有哪些不同之处？

（施秀英　尹　红）

第四章　白血病的免疫学检查

实验五十五　急性白血病的流式细胞术免疫表型分析

恶性血液病，尤其是急性白血病、慢性淋巴细胞白血病等的流式细胞术免疫表型分析是诊断和分型的重要依据，能提供预后方面的重要信息。

【目的】

示范教学，了解急性白血病流式细胞术免疫分型的原理、方法及临床应用。

【原理】

免疫分型的根据是白血病细胞的分化阻滞学说。白血病细胞具有正常系列细胞的某些抗原特征，但急性白血病的免疫表型是一种异常表型。荧光标记抗体可与白血病细胞膜表面或胞浆内的抗原结合。荧光标记抗体染色的血液或骨髓标本在样品管中通过气体的压力进入流动室，在鞘液的约束下形成粒子流，被激光照射后形成光散射并发出荧光，散射光和荧光经滤光片滤过和光电倍增管接受后转化为电信号存储于计算机。这些数据经专门的软件分析后，可获得细胞的前向角散射光（FSC）、侧向角散射光（SSC）特征和免疫表型特征等参数。双激光管的一个激发波长是488 nm，可同时激发FITC（异硫氰酸荧光素）、PE（藻红蛋白）、PE-CY5（藻红蛋白-花青素5偶联复合物）、PerCP（多甲藻素叶绿素蛋白）等荧光素，在荧光（通道）1～3（FL1～FL3）检测；另一个激发波长大约为635 nm，可激发APC及CY5等荧光素，在FL4检测。CD45是白细胞的共同抗原，其表达水平在不同系列细胞及同系列细胞的不同发育阶段均有差别。通常通过SSC/CD45设“门”分析白血病的免疫表型。

【材料】

1. 器材　双激光四色流式细胞仪（BD FACS Calibur）、离心机、流式管等。

2. 试剂

（1）10×PBS：使用时10倍稀释，含终浓度叠氮钠0.1%，小牛血清0.5%。

（2）10×裂解液（BD FCAS lysing solution）：临用时用蒸馏水10倍稀释。

（3）破膜剂（BD FCAS permearbilizing solution）。

（4）各种荧光标记抗体（见表3-4-1）

表 3-4-1　四色荧光标记抗体组合序号

序号	PerCP	FITC	PE	APC	意义
1	CD45	CD7	CD117	CD5	T 系、干/祖、交叉表达
2	CD45	CD10	CD34	CD19	B 系、干/祖、成熟粒、交叉表达
3	CD45	CD33	CD11b	HLA-DR	粒单系、干/祖、交叉表达
4	CD45	CD13	CD64	CD14	粒单系、交叉表达
5	CD45	CD71	GlyA		红系
6	CD45	CD41	CD42b		巨核系
7	CD45	CD4	CD8	CD3	T 系

【方法】

1. 标本制备　血液标本用 EDTA-K_2 抗凝，骨髓标本优先用肝素抗凝，也可用 EDTA-K_2 抗凝。

（1）细胞膜荧光抗体标记时抗体的量依据说明书计算。

① 荧光抗体染色：每只试管加入 100 μL 骨髓液或全血，根据需要加入表 3-4-1 某一序号中的胞膜抗体，室温避光孵育 15 ~ 20 min。

② 加入 2 mL 1 × 裂解液裂解红细胞，混匀后室温避光保存 5 ~ 10 min，离心去上清液。

③ 用 1 × PBS 悬浮细胞，300 × g 离心 5 min，去上清液。

④ 补足 0.5 mL PBS，待上机。

（2）同时标记细胞膜、细胞质荧光抗体，抗体用量依据说明书计算。

① 每只试管加入 100 μL 骨髓液或全血，根据需要加入表 3-4-1 某一序号中的胞膜抗体，室温避光孵育 15 ~ 20 min。

② 加入 2 mL 1 × 裂解液裂解红细胞，混匀后室温避光孵育 5 ~ 10 min，300 × g 离心 5 min，去上清液。

③ 加入 500 μL 1 × 破膜剂悬浮细胞，混匀后室温避光孵育 10 min。

④ 加 1 × PBS 悬浮细胞，300 × g 离心 5 min 去上清液。

⑤ 悬浮细胞，加入胞质抗体，混匀后室温避光孵育 30 min。

⑥ 加 1 × PBS 悬浮细胞，300 × g 离心 5 min 去上清液。

⑦ 补足 0.5 mL PBS，待上机。

2. 获取数据（以 CellQuest 软件为例）

（1）开启流式细胞仪，打开计算机。

（2）执行每日常规开机检查及操作程序。

（3）开启 CellQuest 软件，选择“Acquisition”（获取）模板，x 轴和 y 轴分别默认 FSC 和 SSC，“Gate”一栏选择“No Gate”。创建 SSC/FL1、SSC/FL2、SSC/FL3、SSC/FL4、FL1/FL2、FL2/FL3 及 FL3/FL4 等二维点图，保存。

（4）在“Acquire”中选择“Connect to cytometer”，出现“Acquisition Control”窗口和“Browser"窗口，调出实验获取条件，调出电压（Voltage）、阈值（Threshold）、荧光补偿（Complement）等界面。编辑文件名、Panel，确定实验组合。

（5）进行数据获取前的设定：选择获取 10000 个细胞（Event Count，10000，ALL）；设 FSC 阈值；调 FSC/SSC 电压；阴性对照管调整荧光补偿（FL1、FL2、FL3、FL4），阴性群体在左下角，确定十字位置；多色实验的补偿管（单阳性）调荧光补偿。保持实验获取条件。Acquire-Counter，打开计数器。

（6）顺序上样，获取数据文件。

3. 数据分析

（1）设 R1 细胞门，在工具中选择点图，在样本选择（Sample Select）中选择要分析的文件名（File），做 FSC/SSC 点图，用设门工具在点图中将活细胞设定为 R1，R1 以外的颗粒为细胞碎片或死细胞。此后的分析均选 R1 门内的细胞进行分析。

（2）创建 SSC/CD45 和 FSC/SSC，在"Gate"中选择 R1。SSC/CD45 点图与 FSC/SSC 中各群细胞的大小和颗粒性形成参照。

（3）同样方法创建 FL1/FL2、FL3/FL1 及 FL2/FL4 的二维点图。每一组四色荧光组合，至少需要分析两种荧光信号的二维点图。

（4）在 SSC/CD45 点图中分别对淋巴细胞、有核红细胞、粒细胞、单核细胞和幼稚细胞设"门"。不同门内的细胞被标记上不同颜色，可对不同门内的细胞进行单独分析。SSC/CD45 点图的优势在于，各种血细胞 CD45 表达强度不同，结合 SSC 的值，可较好区分各群细胞，尤其有利于区分幼稚细胞与成熟细胞，便于对幼稚细胞群进行精确的免疫分型。而 FSC/SSC 点图，幼稚细胞、淋巴细胞与有核红细胞有重叠，单核细胞与粒细胞不易区分。

（5）根据测定标本与正常血液或骨髓细胞的 SSC/CD45 点图的差别，找出异常细胞群，按照正常细胞抗原表达谱，对异常细胞进行系列分析，确定白血病细胞的免疫表型，出具分析报告。分析报告中要详细描述异常细胞的特征。

【参考区间】

健康人血液及骨髓标本 SSC/CD45 点图无异常细胞群，各区细胞的抗原表达符合各系细胞的发育规律。

【注意事项】

1. 高度溶血标本、脂血、凝固标本不宜用于检测。轻微脂血标本可经 PBS 洗涤后使用。标本采集后最好当天完成测定，如不能及时测定，最好标记后放置 4℃保存，次日完成检测。标本未行免疫标记前置于 4℃，冷藏、复温有可能使细胞表面蛋白脱落。夏、冬季要注意标本采集后的运输，保存温度应在 10～22℃。

2. 要确保仪器处于正常状态，上机前先用标准微球进行校正。

3. 白血病的免疫表型不能以不设"门"情况下细胞表达某种抗原的百分率报告结果，而是要详细描述不正常细胞群的抗原表达和表型特征，即确定每一种抗原标记的存在与否及表达的强弱。在分析中要将正常细胞群体作为内参照。

4. 目前，白血病免疫分型使用荧光直标标记的单克隆抗体，而不使用间接免疫荧光标记的方法。

5. FITC 与 PE 标记的抗体被广泛使用,PE 的量子产能较大,在检测弱抗原表达时宜选用 PE。

【讨论】

1. SSC/CD45 设“门”法,其目的是排除正常细胞的干扰,将不正常的细胞群孤立出来便于重点分析。其原理是 CD45 是所有白细胞的抗原, CD45 表达量在成熟淋巴细胞最高,单核细胞、粒细胞、早期造血细胞依次减弱。红细胞(中、晚幼红细胞、成熟红细胞)不表达。侧向角光散射(SSC)反映细胞的颗粒性,成熟粒细胞 SSC 最高,依次为单核细胞、淋巴细胞、早期造血细胞和红细胞。以 SSC/CD45 设“门”容易识别非正常细胞群,排除正常细胞的干扰。

2. 血液肿瘤的免疫表型非常复杂,国际上并没有一个通用的抗体组合。理论上抗体的选择范围应足够宽,足以鉴别标本中所有正常和异常细胞亚群。由于白血病细胞常常缺乏正常细胞的标记或表达异常,所以几个特异性抗体的重复选择是必要的。抗体的选择应参照临床和形态学、细胞化学染色的资料,使抗体的选择更有目标性,以确定可疑的诊断和分类。

3. 实验人员应非常了解抗体的细胞反应谱和正常细胞的抗原表达。

（王　升　谷俊侠）

第五章 血或骨髓标本的细胞遗传学检查

血细胞的染色体检查主要用于血液学肿瘤的诊断分型和预后。细胞遗传学技术包括染色体直接法、培养法、同步法制备技术，染色体显带技术，荧光原位杂交技术等。本章只介绍直接法、培养法染色体制备技术和R显带技术。细胞遗传学的难点在于异常核型的识别，这需要实验人员接受专门的培训和长期实践才能做到，江苏省血液研究所等单位培养了不少这方面的人才。在此只介绍染色体制备的相关技术，不涉及染色体的分析，以便为学生们在这一领域的发展打下一定基础。

实验五十六 染色体直接法制备

【目的】

了解染色体直接法制备的方法和注意事项。

【原理】

每条染色体由两条染色单体组成，每一条染色单体可看作一条双螺旋的DNA分子。有丝分裂期（M期）时DNA高度螺旋化而形成特定的形态，此时易为碱性染料着色，称为染色体。染色体的形态以中期时最为典型。血或骨髓标本经秋水仙酰胺处理后，纺锤体破坏，细胞分裂被阻滞在中期，且染色单体收缩，形态典型。通过低渗处理细胞，可使制片时染色体获得满意的分散，便于观察。制片前标本需固定，以防标本变质，其次由于抽提了与染色体结合的组蛋白，显带后能得到清晰的带型。制片时从高处滴片是使细胞破膜、染色体分散。取材后不经培养立即制片为染色体直接制备法。

【材料】

1. pH 7.4的PBS。
2. 0.2%肝素。
3. RPMI-1640培养基：

RPMI-1640（GIBCO BRL公司）	10.4 g
肝素（160 U/mg）	0.04 g
谷氨酰胺（GIBCO BRL公司）	0.6 g
青霉素	0.1 g
链霉素	0.08 g
小牛血清	200 mL
三蒸水	加至1000 mL

磁力搅拌仪充分搅拌、溶解，调 pH 至7.0～7.2，抽滤除菌，分装到容积为20 mL 的培养瓶，每瓶5 mL，－20℃保存备用，临用前解冻。

4. 0.0005%秋水仙酰胺溶液（黑纸包裹避光置4℃冰箱保存）。

5. 0.075 mol/L KCl 溶液。

6. 3∶1 甲醇、冰醋酸溶液（临用前配制）。

7. 10% Giemsa 染色液（临用前取 Giemsa 原液用 pH 7.4 的 PBS 配制）。

【方法】

1. 标本采集　用肝素湿润的注射器抽取骨髓2 mL，立即注入含1640 培养基的标本瓶中。

2. 细胞接种　计数培养瓶中的有核细胞，按 8×10^6/mL 的细胞密度注入另一标本瓶中，补足 PBS 至20 mL。

3. 阻留中期分裂象　立即加入秋水仙酰胺使终浓度为0.05 μg/mL，摇匀后置37℃温箱1 h。

4. 收获细胞　将培养物移至尖底离心管，1000 r/min 离心10 min。

5. 低渗　去上清液，沿管壁缓缓加入37℃预温的0.075 mol/L KCl 溶液6～8 mL，吹打混匀后置37℃温箱30 min。

6. 预固定　加入新鲜配制的3∶1 甲醇、冰醋酸溶液1 mL，吹打混匀。

7. 离心　1000 r/min 离心10 min。

8. 固定　去上清液，加入新鲜配制的3∶1 甲醇、冰醋酸溶液6～8 mL，吹打混匀。

9. 离心　1000 r/min 离心10 min。

10. 重复步骤8、9 两遍，使细胞经过3 次固定。除第一次固定至少30 min 外，其余两次固定每次15min 即可。

11. 细胞悬液的制备和保存　去上清液，加入适量固定液，制成浓度合适的细胞悬液（此悬液置于－20℃冰箱中可保存一至数年供各种显带处理或 FISH 检测用）。

12. 制片　用吸管将细胞悬液轻轻吹打均匀，吸取少量从10 cm 高处滴至一端倾斜15°的经冰水或20%浸泡过的洁净无脂的玻片上，每片滴2～3 滴，然后在酒精灯火焰上来回通过数次，使其干燥。冰水浸泡的玻片滴片前要将其立于滤纸上吸去过多的水分，仅余一薄层在玻片表面。滴片后要立即吹开液滴。

13. 染色　标本用10% Giemsa 染色液染色20～30 min，流水冲洗，待干，镜检。剩余标本置4℃冰箱或－20℃冰箱做各种显带用。

【注意事项】

1. 骨髓标本染色体直接法应在标本采集后1 h 内制备，超过此时间则细胞活力下降，分裂象少见。

2. 试剂应采用分析纯和三蒸水配制。

3. 玻璃器皿应绝对干净、无酸。

【讨论】

1. 健康人体细胞有23 对染色体，包括22 对常染色体和1 对性染色体。染色体非显带技术只能对染色体分组，能识别的只有1、2、3、16、17、18号和Y染色体，其余染色体无法识别。血液学肿瘤等的细胞遗传学分析要借助染色体显带技术。

2. 直接法与短期培养法相比，后者异常核型的检出机会较多。

实验五十七　染色体短期培养法制备

【目的】

了解染色体短期培养法制备的方法和注意事项。

【原理】

短期培养法是指骨髓标本经24 h或48 h培养后再收获细胞制片。白血病细胞在体内的增殖率低于正常细胞，短期培养后白血病细胞的增殖率增高，正常细胞的增殖率反而降低，有利于检出异常核型。

【材料】

同实验五十六。

【方法】

1. 细胞接种　同实验五十六。

2. 细胞培养　将培养瓶放入37℃温箱中持续培养24 h或48 h，定时摇匀。

3. 其余步骤同实验五十六。

【注意事项】

1. 细胞密度以$(1\sim2)\times10^6$/mL为宜。

2. 远距离运送的标本必须在24 h内培养。

3. 改良方法是为了获得更多高分辨染色体，以下两种可任选其一：① 收获细胞前6 h加入10^{-5}mol/L胸腺嘧啶核苷，秋水仙酰胺处理时间缩短为10~30 min；② 收获细胞前2 h加入终浓度为10 μg/mL的溴乙锭，秋水仙酰胺处理时间不变。

【讨论】

同实验五十六。

实验五十八　染色体R显带技术

【目的】

了解骨髓细胞染色体R显带方法、注意事项及核型分析时的相关事项。

【原理】

中期染色体经过DNA变性、胰酶消化或荧光染色等处理，可出现沿纵轴排列的明暗相同的带纹。按照染色体上特征性的标志可将每一个臂从内到外分为若干区，每个区分为若干条带，每条带再分为若干亚带。由于每条染色体带纹的数目和宽度是相对恒定的，根据带型的不同可识别每条染色体及其片段。显带技术分别有Q显带、G显带、R显带、C显带等。R显带常用热处理Giemsa法，其机制可能是DNA受热变性，富含AT碱基对的区段单链化,不易被 Giemsa 染色,呈浅带;富含 GC 碱基对的区段仍保持正常的双链结构,易被染料着色,显深带。

【材料】

1. Earle's 液:

氯化钠(NaCl)	6.8 g
氯化钾(KCl)	0.4 g
硫酸镁($MgSO_4 \cdot 7H_2O$)	0.2 g
葡萄糖	1.0 g
磷酸二氢钠($NaH_2PO_4 \cdot H_2O$)	0.164 g
磷酸氢二钠($Na_2HPO_4 \cdot 12H_2O$)	0.2 g
酚红	0.01 g
氯化钙	0.2 g

超纯水补足 1000 mL,磁力搅拌仪充分混匀,调 pH 至 6.5,此时溶液呈橘黄色。再经 0.22 μm 滤膜过滤后 4℃冰箱保存备用。

2. 10% Giemsa 染液。

【方法】

1. 将骨髓细胞悬液混匀后,滴片 4 ~6 张,平铺于洁净滤纸上待干。

2. 取 2 ~3 只容量为 50 mL 的白瓷立式染缸,加入 Earle's 液,加盖后置水浴箱中加热至 87.5℃。

3. 将表面干燥的玻片标本放入预温 87.5℃的 Earle's 液中温育,片与片之间要留有间隙。

4. 温育 60 min 后,每隔 5 ~10 min 取出 1 ~2 张玻片,流水下冲洗。温育时间约在 60 ~120 min 之间。

5. 用新鲜配制的 10% Giemsa 染液染色 8 ~10 min,取出后水洗、待干、镜检。观察最初取出的标本上染色体的显带情况,这有助于判断和调整显带的时间。

6. 相差显微镜镜检。

【注意事项】

1. 骨髓细胞 R 显带一般用短期培养的细胞制备,培养和收获的中期细胞量多质佳是 R 显带成功的前提。

2. Earle's 液的 pH 和温育温度是显带成功的关键。pH <6 或 >7,温度 <80℃或 >90℃,显带常失败。在此范围内,标本温育时间与 Earle's 溶液的 pH 成正比,而与温度成反比。

3. 陈旧的玻片标本或已经 Giemsa 染色的标本也可用于显带,但显带时间要缩短。

4. R 带标本最好用相差显微镜观察,若用普通显微镜或显微摄影时,宜加用绿色滤光片以增大反差。

【讨论】

1. 一般而言,直接法制备的骨髓标本分裂象数量较少,质量较差,常显得短小、分叉或发毛,不利于各种显带处理。短期培养法可提高分裂象的数量和质量。但直接法并非没有优点,AML 标本的显带以短期培养法为主,而 ALL 标本体外培养时分裂指数较低,可选择直接法。明智的做法是同时采用直接法和培养法来制备骨髓细胞染色体。

2. 除 R 显带外,还有许多不同的显带技术,它们各有特点。Q 显带易褪色,标本不宜保存。C 显带为染色体着丝粒显带法,对染色体识别帮助不大,不用做常规。骨髓标本适合用 G 显带或 R 显带。G 显带带纹细致,解象力较强,且用普通显微镜即可观察。其不足是多数染色体末端呈浅带,不利于该区异常的识别。此外,G 显带影响因素较多,对分裂象相对贫乏且染色体质量较差的标本常不易获得高质量的带型。R 显带的阳性和阴性带同 G 显带相反,有助于确定位于 G 显带阴性区的染色体重排断裂点,对染色体末端的缺失和易位特别有价值。而且 R 显带方法简便,重复性好,对于分裂象量少质差的细胞显带成功率高于 G 显带,在血液学肿瘤的染色体检查中应用广泛。R 显带的带纹不如 G 显带精细,有时解象力稍逊于 G 显带。

(王洪建　王　升　谷俊侠)

第六章　白血病的综合性实验诊断

白血病的诊断、分型、预后判断和治疗指导需依靠综合性实验诊断手段。血象常常能够提供重要的诊断线索，根据骨髓象、细胞化学染色和免疫表型特征可确定白血病的诊断及其细胞系列和亚型，细胞遗传学和分子遗传学检测可识别特异的遗传学异常标记，提供诊断、鉴别诊断、分型和预后依据。在此，通过一个疑似慢性淋巴细胞白血病案例的实验诊断方案的设计、分析，加深对白血病的综合性实验诊断实践环节的理解。

实验五十九　慢性淋巴细胞白血病的实验诊断方案（综合性实验示范）

慢性淋巴细胞白血病（慢淋，CLL）与小淋巴细胞淋巴瘤（SLL）是同一种肿瘤的不同表现形式，WHO（2008）分类命名为“成熟 B 细胞肿瘤，CLL/SLL”。慢淋主要表现为形态上成熟的小淋巴细胞在外周血、骨髓、淋巴结、脾脏等淋巴组织的侵袭，SLL 主要表现为瘤细胞在淋巴结、脾脏等淋巴组织的增殖而没有明显累及外周血和骨髓。慢淋主要见于老年人，一般起病缓慢，早期可无症状，以后可逐渐出现疲倦、乏力、消瘦、贫血和出血等表现，较为突出的体征是淋巴结肿大和脾脏肿大。

【目的】

1. 对于下面的病例，先以实验小组为单位，自行设计一套实验诊断方案并提出设计的依据，然后在指导老师的指导下点评两种设计方案，对实验结果进行分析。

2. 通过该案例的实践和分析，要求掌握慢淋的诊断思维，能采用合理的实验诊断设计和方法诊断慢淋。

3. 通过上述尝试，加深对慢淋的认识，加深对淋系肿瘤的理解和掌握，培养以临床疾病为导向的实验诊断思维和综合运用各种实验技能解决慢淋诊断等较复杂临床问题的能力。

【病例资料】

患者，女，65 岁，以“发现左腹部包块 8 个月”为主诉。患者 8 个月前偶然发现左腹部有一包块，无疼痛，发病以来无发热，感疲倦、乏力，食欲及大小便无异常。在镇医院 B 超提示脾脏肿大，未做进一步检查及治疗。5 天前在我院门诊查血常规发现白细胞增高。查体：T 37℃，P 80 次/min，R 21 次/min，血压 138/84 mmHg，轻度贫血貌。全身皮肤黏膜无出血点及瘀斑。表浅淋巴结不肿大。咽部无充血，扁桃体不肿大。胸骨无压痛，双肺呼吸音清，未闻及干湿啰音，心率 80 次/min，心律齐，各瓣膜听诊区未闻及杂音。腹饱满，无压痛及反跳痛，肝肋下未触及，脾脏肋下 AB 线 9.0 cm，质硬，无触痛。脊柱无叩压痛，关节无肿胀，双下肢轻度非指凹性浮肿。神经系统检查未见异常。血常规检查：WBC 194.90×10^9/L，L 0.825，N 0.175，Hb 99 g/L，PLT 109×10^9/L。

【实验诊断设计及分析 1】

患者为老年人，以脾脏肿大为主要表现，外周血白细胞和淋巴细胞比例显著增高，轻度贫血，血小板正常。以脾脏肿大和淋巴细胞增高为诊断思维线索，应首先考虑血液系统恶性肿瘤，尤其是淋系肿瘤，由于患者为老年人，发病较缓，贫血较轻，无血小板减少和出血等表现，外周血未发现幼稚淋巴细胞，故急性淋巴细胞白血病可能性较小，应首先考虑其他淋系肿瘤，尤其是慢淋。血液学肿瘤的诊断需要提供实验室诊断依据，包括血象、骨髓象、免疫表型、遗传学等检查资料。

1. 实验诊断设计　① 进一步复查血常规并进行血涂片白细胞形态分析，确定淋巴细胞是否持续增高，进一步了解增多的淋巴细胞的形态特征。② 骨髓细胞学检查，了解骨髓细胞尤其是骨髓淋巴细胞的增生情况，并与外周血细胞形态进行对照分析。③ 流式细胞术免疫表型分析，了解淋巴细胞的免疫表型，分析增高的淋巴细胞是否具有单克隆性质。

2. 检测结果及分析　血常规结果显示患者白细胞和淋巴细胞比例仍显著增高，WBC 177.90×10^9/L，L 0.977，Hb 90 g/L，PLT 98×10^9/L。血涂片分析淋巴细胞形态为成熟小淋巴细胞，可见少量幼稚淋巴细胞、胞质丰富的成熟淋巴细胞等不典型细胞，符合慢淋的细胞形态学特征；骨髓象有核细胞增生极度活跃，成熟淋巴细胞占 0.735，形态同外周血，原始幼稚淋巴细胞占 0.05。红系、粒系和巨核系细胞受抑。免疫学分型通常显示 CD5、CD11c、CD19、CD20、CD23、CD43、CD45、HLA-DR 和克隆性表面免疫球蛋白轻链的表达，可能出现 CD22、CD79b 和 FMC-7 的表达。

慢淋是单克隆 B 淋巴细胞增殖性肿瘤，增生的淋巴细胞形态上与成熟小淋巴细胞相同，外周血和骨髓可见幼稚淋巴细胞，但比例小于 10%。免疫表型主要表达 CD19 等 B 细胞标志，其单克隆性质可通过轻链型分析得出，细胞表达 κ 型或 λ 型。综合分析形态学和免疫表型检测结果，患者慢淋的诊断成立。

【实验诊断设计及分析 2】

1. 实验诊断设计　慢淋大多数有克隆性染色体异常，半数以上患者可有免疫球蛋白重链可变区（IgVH）基因突变，部分患者可有 *p*53 等突变。遗传学检测对预后有价值。部分淋系肿瘤可合并自身免疫性溶血性贫血，可加重贫血，影响预后，应进行溶血相关检查如血清胆红素检测、coombs 试验。患者多有低 γ-球蛋白血症。

2. 检测结果及分析　患者染色体 G 显带检测未见分裂象，PCR 检测显示 *p*53 位点缺失。溶血相关检查无异常发现。血清 IgG、IgA 减低。慢淋染色体检查由于细胞有丝分裂相少导致染色体异常检出率低，但间期荧光原位杂交（FISH）技术能明显提高检出率。血清 IgG、IgA 减低提示免疫力低下。慢淋 *p*53 位点缺失提示预后不良。

【总结与评价】

1. 约 90% 的慢淋患者发病年龄超过 50 岁。常因淋巴细胞增多、浅表淋巴结肿大、脾肿大等引起注意。最早出现的症状常常是乏力、疲倦，病程中可出现食欲减退、消瘦、发热、盗汗、贫血、体重减轻、出血等表现。患者易感染，尤其是呼吸道感染，这与正常免疫球蛋白的产生减少有关，是死亡的重要原因。

慢淋以持续性淋巴细胞增多为特征，但初诊时需与病毒感染等引起的反应性淋巴细胞增多鉴别。对于50岁以上、淋巴细胞明显增多、伴或不伴淋巴结及脾肿大者，均应警惕慢淋。

2. 实验诊断设计中及时对淋巴细胞进行免疫表型分析是确诊的关键。根据国际慢淋工作组（IWCLL）的诊断标准，当外周血B淋巴细胞≥5×10^9/L，不典型细胞不超过55%，细胞确定为单克隆B淋巴细胞增生时可明确诊断。骨髓检查和淋巴细胞增多的持续时间不是必要条件。

（谷俊侠　王　升　王洪建）

第四篇

血栓与止血检验

出血与血栓形成是机体正常的凝血、抗凝血及纤维蛋白溶解(纤溶)系统功能动态平衡失调所致的一种病理生理过程。导致机体出血或血栓形成的主要因素涉及血管壁、血小板、凝血因子、抗凝血物质、纤溶系统和血流状态,任何单一因素或多因素异常都可能引起出血性或血栓性疾病。本篇主要介绍血管壁、血小板、凝血及抗凝系统、纤溶系统的相关检验。

第一章　血管壁与血小板相关检验

实验六十　出血时间测定

皮肤毛细血管被刺破后从自然出血到自然止血所需的时间即为出血时间(bleeding time,BT)。该过程主要反映了皮肤毛细血管与血小板的相互作用,包括皮肤毛细血管的完整性与收缩功能、血小板数量与功能、血管周围结缔组织成分、血管内皮细胞的功能等。凝血因子对BT影响一般较小。

【目的】

掌握模板式刀片法测定BT的方法、参考值及临床意义。

【原理】

模板式刀片法测定出血时间是利用模板式出血时间测定器,在肘部加压的条件下,在受检者前臂皮肤上制造一个"标准"创口,测定伤口出血到出血自然停止所需要的时间。

【材料】

1. 血压计。

2. 模板式出血时间测定器常为双刀片弹簧装置,两个刀片,每片长为6 mm,深度为1 mm。

3. 消毒滤纸。

4. 秒表。

【方法】

1. 将受检者手臂掌心向上置于固定台面上(台面高度尽量与心脏水平平行),将血压计袖带缚于其上臂,加压维持压力在成人40 mmHg水平,儿童减半。

2. 选择受试部位在肘横纹下两横指,前臂外侧1/3处,常规消毒,轻轻绷紧皮肤,避开血管、瘢痕、水肿,将出血时间测定器非加压状态平放在实验部位皮肤表面,使它轻贴于皮肤表面,刀片与前臂平行,按动测定器手把,使刀片刺入皮肤,见创口出血即启动秒表。

3. 每隔30 s用消毒滤纸吸去切口流出的血液,直至出血自然停止,关闭秒表,记录所用时间,即出血时间。

4. 松开血压计袖带,止血贴敷在切口上,保留24 h。

【参考区间】

(6.9 ±2.1)min(4.8 ~9.0 min)。大于10 min为延长。

【注意事项】

本方法测定 BT 受以下因素影响，实验过程中要注意排除。

1. 切口　一般系取与前臂平行切口，该切口产生的瘢痕不明显。滤纸吸去血液时，避免与伤口接触，更不能挤压伤口。操作者的手法和皮肤柔韧度不同会使穿刺深度发生变化。

2. 环境温度　本实验要求在室温 22～25℃进行，应注意采血部位的保暖，保证血液能自行流出。

3. 静脉血压　为保证实验结果的重复性，要维持上臂的加压状态。

4. 药物　阿司匹林、非甾体类抗炎药物及其他抗血小板药物、抗生素（如青霉素和头孢菌素类）等可通过影响血小板功能使 BT 延长。治疗剂量的肝素和香豆素类抗凝药物对 BT 没有影响。BT 测定前 7～10 天应停用抗血小板药物。

【讨论】

测定 BT 是血管和血小板异常性出血的筛选试验。

1. BT 延长主要涉及血管壁异常和血小板数量、功能异常的初期止血缺陷，常见于：① 血小板数量异常，如 ITP、TTP 和 ET；② 血小板功能缺陷，先天性血小板病（如血小板无力症、巨大血小板综合征、贮存池病等），获得性血小板功能异常（如尿毒症、严重肝损害和重症贫血等）；③ 血管疾病，如血管性血友病（von Willebrand disease, vWD）和遗传性出血性毛细血管扩张症。本实验有助于鉴别 vWD 和轻型血友病，对凝血疾病诊断的应用价值不大。接受大量输血后 BT 可延长。

2. BT 正常时不能完全排除初期止血缺陷。如果有出血家族史，而且又无凝血因子异常，应进一步进行其他有关实验检查。

3. 某些严重的高凝状态和血栓形成可见 BT 缩短，但临床一般不用此指标来衡量。

实验六十一　血浆血管性血友病因子抗原检测

血浆中的血管性血友病因子（von Willebrand factor，vWF）是一种多聚体大分子蛋白，具有与胶原、肝素等结合的多个功能区。vWF 是一种急性反应蛋白，在很多应激情况下都可增高，常见于血栓性疾病，如心肌梗死、心绞痛、脑血管病变、肾小球疾病、糖尿病、妊娠高血压综合征及大手术后等。vWF 的分析包括含量、活性、功能等多项检查。vWF 质或量的缺陷是导致遗传性或获得性血管性血友病（vWD）的主要原因。血浆中的血管性血友病因子抗原（vWF:Ag）检测是临床上诊断 vWD 和确定 vWD 分型的重要指标。

【目的】

掌握 Laurell 免疫火箭电泳法检测 vWF:Ag 的原理、方法、注意事项和临床意义。

【原理】

在含有 vWF 抗体的琼脂凝胶板中加入一定量的受检血浆（抗原），在电场的作用下，血浆中含有的 vWF（抗原）在含抗体的琼脂凝胶板上泳动，一定时间内会出现抗原-抗体反应形成的火箭样沉淀线，该沉淀线高度与受检血浆中 vWF（抗原）的浓度成正相关。混合健康人血浆，用缓冲液稀释成不同浓度，不同稀释度的健康人混合血浆在同样条件下泳动，根据正常血浆的稀释度及其相应沉淀线的高度绘制标准曲线。根据受检血浆所测得的沉淀线高度即可通过标准曲线计算出血浆 vWF:Ag 的含量。

【材料】

1. 器材 试管、微量加样器、10 cm×10 cm 玻璃板 2 块、铁夹子 3 个、"U"形有机玻璃框（框内径 8 cm×8 cm，厚 1.5 cm）、打孔器（孔径 2.5 mm）、电泳仪、离心机、水浴箱、冰箱、分规。

2. 试剂

（1）109 mmol/L 枸橼酸钠溶液。

（2）Tris－巴比妥缓冲液（pH 8.8）：取巴比妥钠 4.88 g、巴比妥 1.235 g、Tris 2.890 g，加蒸馏水至 1000 mL。

（3）琼脂糖凝胶的制备：取琼脂糖 0.9 g，加 Tris－巴比妥缓冲液 100 mL，加热至沸点，待琼脂完全溶解，趁热用薄棉花过滤后，置 50～56℃水浴中待用。

（4）兔抗人 vWF:Ag 抗血清。

（5）10 g/L 磷钼酸溶液：取磷钼酸 10 g，加蒸馏水 1000 mL，溶解后用滤纸过滤待用。

【方法】

1. 制板 取兔抗人 vWF:Ag 抗血清 16.5 μL 加入小烧杯，50～56℃水浴片刻。取 50～56℃琼脂糖凝胶 10 mL 加入烧杯中充分混合，再取玻璃板 2 块，中间放入"U"形有机玻璃框，三边用夹子固定。在上口迅速倒入含抗血清的琼脂糖凝胶，然后置于 4℃冰箱中 10～15 min。待凝后，除去一块玻璃板，在距另一块玻璃板下缘 1.5 cm 处的琼脂糖凝胶板上打 10 个孔，孔径 2.5 mm，孔间距 5 mm。

2. 标准样品准备 取 20 名健康人的枸橼酸钠抗凝新鲜血液，混合后在 4℃条件下分离血浆并分装，保存于 −40℃。每次测定取 1 支，用 Tris－巴比妥缓冲液分别做 1∶1、1∶2、1∶4、1∶8 及 1∶16 倍比稀释。

3. 被检样品的制备 受检者静脉血 1.8 mL 与 109 mmol/L 枸橼酸钠溶液 0.2 mL 混合后，离心 20 min（3000 r/min），分离血浆并以 Tris－巴比妥缓冲液做 1∶2 倍稀释。

4. 加样 于 1、2、3、4、5 孔中各加入不同稀释度的标准样品 10 μL，被检样品则按编号依次加入 6、7……孔中，每孔 10 μL。

5. 电泳 ① 两侧电泳槽内加 Tris－巴比妥缓冲液 1000 mL，使两槽液面相同；② 在加抗原之前，先将打好孔的琼脂糖凝胶板放置于电泳槽内，孔朝阴极，火箭方向为阳极，用 8 cm 宽的双层滤纸做桥，接通电源，调节电压至 50 V，然后按次序加标准样品和被检样品；③ 关闭电泳槽盖，调节电压至 110～115 V，电流为 10～14 mA，电泳 18 h。电泳槽的温度以低于 15℃为宜；④ 电泳完毕后，取出凝胶板放在生理盐水中，然后再侵入 10 g/L 磷钼酸溶液中 20～60 min，即可见火箭样沉淀线，也可用氨基黑染色保存。

6. 测量和计算

（1）测量：用两分规测量火箭峰的高度，从加样孔上缘到峰顶。用标准样品的 5 个读数按双对数计算回归方程，以 vWF:Ag 为横坐标，火箭峰高度为纵坐标，作标准曲线。

(2) 计算:用同样的方法测量被检样品火箭峰高度,由标准曲线可以计算各被检样品 vWF:Ag 的含量,再乘以 2(稀释倍数),读数为百分率。

【参考区间】

(94.1 ±32.5)%(61.6% ~126.6%)。

【注意事项】

1. 制备 vWF:Ag 抗血清与琼脂糖凝胶混合液过程中尽量避免产生气泡。凝胶板制成后,最好立即点样,否则凝胶易干或液体易渗进孔内。

2. 电泳槽内加 Tris-巴比妥缓冲液两侧液面要保持一致。测量火箭线的高度应从加样孔上缘到火箭峰顶端为准。几块板同时电泳时,应加用冷却装置防止过热,以免凝胶干裂。若增大电压 2 倍,电泳时间可缩短至 4 ~6 h,但必须备有冷却装置。

3. 血浆标本应于分离后 2 h 内测定,如不能及时测试,可于 -40℃保存 1 个月。标准样品在 -40℃可保存 3 个月。

【讨论】

vWF 由内皮细胞合成并形成二聚体、多聚体,部分释放到血浆。vWF 的主要作用是介导血小板黏附于受损的血管内皮下组织,促进血小板的黏附和聚集。vWF 作为血浆中Ⅷ因子的载体蛋白,还有促进血液凝固的作用。vWF 的分析包括针对血浆 vWF:Ag、血浆 vWF 活性(vWF:A)、血浆 vWF 瑞斯托霉素辅因子(vWF:RC)、vWF 的胶原结合能力(vWF:CBc)、vWF 的Ⅷ因子结合能力(vWF:F8Bc)、vWF 多聚体的分析及 vWF 基因分析等。除免疫火箭电泳法外,vWF:Ag 的测定还有 ELISA 法、血凝分析仪法等。通过血凝分析仪检测 vWF:Ag 较为简便,一般实验室常作为首选。vWF:Ag 测定的临床意义如下:

1. 诊断 vWD　vWD 可分为三型:Ⅰ型 vWF:Ag 可减少至 5% ~30%,Ⅱ型可减少也可正常,Ⅲ型可明显减少或完全缺乏。

2. vWF:Ag 增高对血栓性疾病有辅助诊断价值,可见于缺血性心脑血管疾病、肾脏疾病(急慢性肾炎、肾小球疾病、尿毒症、肾病综合征)、肺部疾病、肝脏疾病、糖尿病、妊娠期高血压综合征、周围血管病变等。vWF:Ag 增高还可见于剧烈运动后、肾上腺素受体兴奋、妊娠中后期、电休克、胰岛素所致低血糖、注射生长激素后、大手术后等。

检测 vWF:Ag 的方法有免疫火箭电泳法、免疫浊度法、酶联免疫吸附法等。目前,临床更常用胶乳颗粒增强的免疫比浊法,此法可以在全自动血凝仪和全自动生化分析仪上进行测定,操作最为简便、快捷,线性范围宽、重复性好、特异性高、干扰小、操作简便快速,具有较高的临床应用价值。

实验六十二　血浆 6-酮-前列腺素 $F_{1\alpha}$ 检测

血浆 6-酮-前列腺素 $F_{1\alpha}$(6-keto-$PGF_{1\alpha}$)是血管内皮细胞产生的前列环素(PGI_2)的最终代谢产物,其水平反映内皮细胞的功能状态。PGI_2 是腺苷酸环化酶的重要兴奋剂,使 cAMP 生成增加,从而抑制血小板聚集和扩张血管。测定 6-keto-$PGF_{1\alpha}$ 含量可间接反映内皮细胞合成 PGI_2 的多少,有助于评估血管内皮细胞损伤情况。

【目的】

掌握 ELISA 法检测血浆 6-keto-$PGF_{1\alpha}$的方法、注意事项和临床意义。

【原理】

将抗原(6-keto-$PGF_{1\alpha}$-牛血清白蛋白连接物)包被于酶标反应板,再加入游离抗原(待测样品或 6-keto-$PGF_{1\alpha}$标准品),使二者竞争性地与一定量的兔抗人 6-keto-$PGF_{1\alpha}$抗体(一抗)结合,然后再加入过量的酶标记第二抗体,最后加入底物显色。被检血浆或标准品中的6-keto-$PGF_{1\alpha}$的量与显色程度呈负相关,根据吸光度值(A)即可从标准曲线中计算出被检血浆中 6-keto-$PGF_{1\alpha}$的含量。

【材料】

1. 器材　37℃水浴箱、离心机、酶标反应板、酶标测定仪等。

2. 试剂

(1) 0.05 mol/L 碳酸盐缓冲液(pH 9.6)。

(2) 0.41 mol/L 枸橼酸缓冲液(pH 4.5)。

(3) 6-keto-$PGF_{1\alpha}$-牛血清白蛋白连接物(6-keto-$PGF_{1\alpha}$-BSA)。

(4) 6-keto-$PGF_{1\alpha}$标准品。

(5) 兔抗人 6-keto-$PGF_{1\alpha}$抗体(一抗)。

(6) 辣根过氧化物酶(HRP)标记的羊抗兔 IgG 抗体(酶标二抗)。

(7) 邻苯二胺(OPD)。

(8) 明胶(用碳酸盐缓冲液配成 0.3% 浓度)。

(9) 聚山梨酯-20。

(10) 3 mol/L 硫酸。

【方法】

1. 标本采集　采取静脉血(选用 5% EDTA-Na_2抗凝剂,比例 9:1),3000 r/min 离心 20 min分离血浆。

2. 用碳酸盐缓冲液将 6-keto-$PGF_{1\alpha}$-BSA 作一定稀释后包被于酶标反应板,再用0.3%明胶封闭。加入标准品(倍比稀释成浓度为 12.5、25、50、100、200、400、800 和 1600 pg/mL 的 8 个不同浓度的标准品)或待测样品,再加入兔抗 6-keto-$PGF_{1\alpha}$ IgG 100μL,37℃中温育 2 h。洗涤后再加酶标第二抗体 200 μL,37℃反应 2 h。然后加入 OPD-过氧化氢溶液显色 20 min,加 3 mol/L 硫酸中止反应,在酶标检测仪上测定 490 nm 处的吸光度值。

3. 绘制标准曲线与计算

$$B/B_0(\%)=\frac{A_{标准品或样品}-A_{非特异}}{A_{零标准品}-A_{非特异}}\times 100\%$$

式中,B 代表测定管;B_0代表不加样品管,最大结合率管;B/B_0为结合率。

以标准品含量为横坐标,B/B_0(%)为纵坐标,在半对数纸上绘制标准曲线或通过计算机绘制标准曲线。根据标准曲线计算 6-keto-$PGF_{1\alpha}$的含量。

待测样品中 6-keto-$PGF_{1\alpha}$的浓度计算公式如下:

$$6\text{-keto-}PGF_{1\alpha}浓度(pg/mL)=测定值\times 10$$

【参考区间】

(17.9 ±7.2)pg/mL (10.7 ~25.1 pg/mL)。

【注意事项】

1. 由于6-keto-$PGF_{1\alpha}$半衰期较短,因此血液采集后应尽快分离血浆检测。若24 h内进行实验,标本可存放于2 ~8℃。如不能及时检测,应将标本置于 -20℃保存,并避免反复冻融。

2. 加样完毕后,轻微摇动微孔反应板,使孔中的液体充分混匀。

3. 反复清洗微孔板,并拍干微孔中的残余液体,否则容易造成吸光度偏离。

4. 实验中试管最好进行硅化处理或使用塑料制品。

5. 实验前10天被采血者应停用阿司匹林类药物。

【讨论】

血浆6-keto-$PGF_{1\alpha}$降低常见于血栓性疾病,如急性心肌梗死、心绞痛、糖尿病、脑血管病变、动脉粥样硬化、肿瘤转移、周围血管血栓形成及血栓性血小板减少性紫癜(TTP)等。血浆花生四烯酸代谢缺陷或口服阿司匹林也可引起血浆6-keto-$PGF_{1\alpha}$明显降低。

常用的血浆6-keto-$PGF_{1\alpha}$检测方法有RIA法、ELISA法等。RIA法试剂有效期短、存在辐射污染。ELISA法简便、易行,但容易受温度、酸碱度变化的影响。

内皮细胞合成的PGI_2半衰期较短,在30 min内很快转变为无稳定活性的6-keto-$PGF_{1\alpha}$,后者在体内可经肝脏氧化代谢转变为去甲基6-酮-$PGF_{1\alpha}$(DM-6-keto-$PGF_{1\alpha}$),测定两者含量均可间接反映内皮细胞合成PGI_2水平,但DM-6-keto-$PGF_{1\alpha}$比6-keto-$PGF_{1\alpha}$能更准确地反映体内血管内皮细胞的激活与损伤情况,亦可作为反映血管内皮早期损伤的指标之一。

实验六十三　血浆内皮素-1检测

内皮素(endothelin,ET)广泛存在于血管内皮及各种组织和细胞中,对维持血管张力与心血管系统稳态起重要作用。ET有三种异构体,包括ET-1、ET-2和ET-3。ET-1主要来源于血管内皮细胞,是体内已知最强的缩血管物质,可刺激心钠素释放、升高血压、抑制肾素释放等。

【目的】

掌握双抗体夹心法测定ET-1的原理、方法、注意事项和临床意义。

【原理】

用人ET-1抗体包被微孔板,向包被单抗的微孔中依次加入待检血浆和ET-1标准品,再与辣根过氧化物酶标记的ET-1抗体结合,形成抗体-抗原-酶标抗体复合物,彻底洗涤后加底物TMB显色。TMB在HRP酶催化下转变成蓝色,又在酸的作用下最终转变成黄色。颜色的深浅和样品中的ET-1含量呈正相关。用酶标仪在450 nm波长下测定吸光度值,通过标准曲线计算样品中人ET-1浓度。

【材料】

1. 器材　37℃水浴箱、离心机、酶标反应板、微量加样器、酶标仪等。

2. 试剂

(1) 50 mmol/L 磷酸盐缓冲液(含 0.1% BSA)。

(2) ET-1 标准品。

(3) 兔抗人 ET-1 抗体。

(4) 辣根过氧化物酶标记的 ET-1 抗体。

(5) TMB 显色液。

(6) 0.2% BSA。

(7) 3 mol/L 硫酸。

【方法】

1. 采静脉血 2 mL,注入含 10% $EDTA-Na_2$ 3 μL 和抑肽酶 40 μL 的试管中,混匀,4℃ 3000 r/min 离心 10 min,分离血浆。如需要可分装 2~3 份,-20℃保存,样品可保存 2 个月,在 -70℃以下可存放半年。测定前,将样本置于室温或冰水中复融,4℃,3000 r/min 离心 5 min,取上清液测定。

2. 用 5 mg/L 兔抗人 ET-1 抗体 200 μL 包被酶标板各孔,置 4℃过夜,加 0.2% BSA 100 μL 封闭。

3. 用洗涤液洗 3 次后甩干,用缓冲液将标准品依次配成 2、1、0.5、0.25、0.125、0.0625、0.031 和 0.016 ng/mL 8 个浓度。将上述标准品和 5 倍稀释待检标本分别加至反应孔中,每孔 100μL。用封板膜封板后置 37℃温育 30 min。

4. 取出,小心揭掉封板膜,弃去液体,甩干,每孔加满洗涤液,静置 30 s 后弃去,如此重复 6 次,拍干。

5. 每孔加入辣根过氧化物酶标记的 ET-1 抗体(100 μL/孔),用封板膜封板后置 37℃温育 30 min。

6. 洗涤 6 次后甩干,每孔加 TMB 显色液 100 μL,轻轻振荡混匀,置室温 20 min,用 3 mol/L硫酸终止反应。空白对照孔不加样品及酶标试剂,其余各步操作相同。

7. 以空白孔调零,用酶标仪在 450 nm 波长下测定各孔的吸光度值。

8. 制作回归曲线(方程),计算待检者血浆 ET-1 浓度,将其乘 5(稀释倍数)即为测定结果。

【参考区间】

<5 ng/L。

【注意事项】

1. 原则上每次测定的同时均应绘制标准曲线,并做复孔。如待测物质含量过高(待检样品吸光度值大于标准品第一孔的吸光度值时,可先用样品稀释液稀释一定倍数(n 倍)后再测定,计算时乘以总稀释倍数(n×5)。

2. 加样时,将样品加于酶标板孔底部,尽量不触及孔壁,轻轻晃动混匀。一次加样时间最好控制在 5 min 内,如标本数量过多,建议使用排枪加样。

3. 标准品在实验当天配制。

4. 样品溶血时会影响测定结果。

【讨论】

1. 血浆 ET-1 增高可见于心绞痛、心肌梗死、缺血性脑血管病、原发性高血压病、高脂蛋白血症、肾衰竭、肺动脉高压、休克及 DIC 等。各类型心绞痛和心肌梗死发作期、冠状动脉手术患者,ET-1 水平可超过正常 3 ~5 倍。

2. 血浆 ET-1 检测的方法常有 RIA 法、ELISA 法等。RIA 法试剂有效期短、存在辐射污染,临床应用受到一定限制。ELISA 法简便、易行,目前较常用。不同方法检测的结果差异很大,即使用同一种 ELISA 法,所选的抗体来源不同或试剂不同,检测结果也有较大差异。因此,每个实验室换用不同批次的试剂或抗体时,都应重新建立参考区间。

实验六十四　血小板自身抗体检测

血小板自身抗体可分为血小板相关抗体(platelet-associated immunoglobulin,PAIg)和血小板特异性糖蛋白抗体,又称血小板特异性自身抗体(platelet-specific autoantibodies)。

(一) 血小板相关抗体(PAIg)检测

【目的】

掌握血小板 PAIg ELISA 法检测的原理、方法、注意事项及临床意义。

【原理】

ELISA 法检测 PAIg(以 PAIgG 为例)的原理是将抗人 IgG 抗体包被在酶标反应板孔内,与待测血小板溶解液中的 PAIgG 结合,再加入酶标记的抗人 IgG 抗体,形成包被抗人 IgG 抗体-PAIgG-酶标记抗人 IgG 抗体复合物。最后加入底物显色,颜色深浅与血小板溶解液中的 PAIgG 含量呈正相关。根据所测被检血小板溶解液的吸光度值(A),通过标准曲线计算出 PAIgG 的含量。

【材料】

1. 器材　血细胞计数仪、微量加样器、离心机、37℃恒温箱、酶标仪。

2. 试剂

(1) 抗凝剂:67 mmol/L EDTA-Na_2。

(2) 洗涤液:0.01 mol/L PBS(含 67 mmol/L EDTA-Na_2),pH 6.5。

(3) 缓冲液:0.01 mol/L PBS(含 0.05% 聚山梨酯 20,4% PEG),pH 7.4。

(4) 包被液:0.05 mol/L 碳酸盐溶液,pH 9.6;0.02 mol/L Tris-盐酸缓冲液,pH 7.4。

(5) 显色液:0.1 mol/L 枸橼酸-枸橼酸钠液 100 mL,加邻苯二胺 40 mg 和 30% 过氧化氢溶液 12 μL。

(6) 终止液:3 mol/L 硫酸。

(7) 抗人 IgG、IgA、IgM 抗体。

(8) 酶标记的抗人 IgG、IgA、IgM 抗体。

(9) 11% Triton X-100。

(10) 参比血清。

【方法】

1. 血小板溶解液制备　取静脉血 4.5 mL 与 0.5 mL 67 mmol/L EDTA-Na_2混合，以1000 r/min离心 10 min，取上层 PRP 以 3000 r/min 离心 20 min，弃去上清液，用洗涤液洗血小板 3 次。悬浮血小板于少量缓冲液中，将血小板数调整为 100×10^9/L，用 11% Triton X-100按 1∶10(*V/V*)加入血小板悬液(终浓度为 1%)，使血小板溶解。置于 4℃ 30 min 后，3000 r/min 离心 10 min，取上清液待测定用，也可储存在 -20℃在 1 周内测定。

2. 包被　各种抗体用 0.05 mol/L 碳酸盐缓冲液稀释至终浓度分别为 IgG 5 mg/L、IgM 5 mg/L、IgA 25 mg/L，然后加入不同微孔板中，每孔 0.1 mL，加盖后先置 37℃温育 3 h，再置 4℃冰箱过夜。次日以 0.02 mol/L Tris-盐酸缓冲液和洗涤液分别洗板 3 次，甩干，室温晾干，密封后 4℃储存，可保存 6 个月以上。

3. 反应　每孔加 0.1 mL 血小板溶解液，置 37℃温育 1 h 后，用洗涤液洗涤 3 次。甩干后每孔分别加入 0.1 mL 酶标记的抗人 IgG、IgA、IgM 抗体，置 37℃温育 1 h。取出后，同上洗涤 3 次，甩干，加显色液 0.1 mL，37℃反应 20 min，再加 3 mol/L 硫酸 50 μL 终止反应。

4. 测量　酶标仪于 492 nm 处测定各孔吸光度值。

5. 标准曲线制备　每块反应板应作相应的标准曲线。将参比血清稀释成 10 个浓度的参照品(IgG 为 20～10000 ng/mL；IgA 和 IgM 为 4.9～2500 ng/mL)，以替代血小板溶解液，操作过程同上，做双孔测定。以参照品管内抗体量的对数为横坐标，相对应孔的吸光度值为纵坐标，在对数纸上绘制标准曲线。

6. 计算　从标准曲线中可查出被检样本吸光度值所对应的抗体浓度，结果以“ng/10^7血小板”表示。

【参考区间】

PAIgG：0～78.8 ng/10^7血小板；PAIgM：0～7.0 ng/10^7血小板；PAIgA：0～2.0 ng/10^7血小板。

【注意事项】

1. 注射器和试管必须硅化或使用塑料制品，以减少血小板激活。

2. 标准曲线及待测标本均应做复孔，取其平均值。如两孔吸光度值相差大于 0.1 应重测。

3. 血小板计数要准确。

4. 因皮质激素可影响结果，故被检测者应停药两周以上才能进行检测。

5. 分离血小板时，应尽可能地避免红细胞和白细胞的混入。

6. Triton 的作用是破坏血小板，若此反应不彻底，血小板上的抗体不能充分暴露，易致假阳性。

(二) 血小板特异性自身抗体检测

【目的】

掌握单克隆抗体血小板抗原固定法(monoclonal antibody immobilization of platelet antigens, MAIPA)检测血小板特异性自身抗体的原理、方法和临床意义。

【原理】

在微孔板中包被羊抗鼠 Ig 抗体，该抗体再捕获鼠抗人血小板糖蛋白Ⅱb/Ⅲa(GPⅡb/Ⅲa)抗体。将健康人血小板与待测血清孵育，待测血清中的抗血小板自身抗体将与血小板 GPⅡb/Ⅲa 结合形成抗原-抗体复合物，洗涤后裂解血小板，将血小板裂解液加到微孔板中，抗原-抗体复合物将被微孔板中的鼠抗人 GPⅡb/Ⅲa 抗体固定，然后加入碱性磷酸酶(AP)酶标的羊抗人抗体，经酶底物显色，可检出血清中血小板膜 GPⅡb/Ⅲa 自身抗体。

【材料】

1. 器材　血小板计数板、光学显微镜、酶标分析仪。

2. 试剂

(1) 抗血小板 GPⅡb/Ⅲa 抗体。

(2) 四硝基苯基磷酸二钠盐(PNPP)。

(3) AP 标记的羊抗人 IgG。

(4) 亲和纯化的羊抗鼠 IgG 抗体。

(5) 牛血清白蛋白(BSA)。

(6) PBS/Tween 洗涤液。

(7) PBS/EDTA 洗涤液。

【方法】

1. 标本采集和保存　取乙二胺四乙酸二钠($EDTA-Na_2$)抗凝外周血 4 mL，离心分离血浆。

2. 多孔板包被　制备亲和纯化的羊抗鼠抗体终浓度为 3 μg/mL 的包被液 10 mL，每孔加样100 μL，4℃过夜，用 0.01 mol/L 的 PBS/Tween 洗涤 3 次，甩干，每孔加封闭液(0.01 mol/L PBS/Tween/3% BSA)200 μL，封膜，室温下放置 30 min，然后去除封闭液，控干。

3. 单抗俘获　制备终浓度为 4 μg/mL 的单抗稀释液，取上述包被板，每孔加 50 μL 单抗稀释液，盖膜，摇床，温室孵育 60 min 后，用 PBS/Tween 洗板 3 次。

4. MAIPA　收集 O 型健康人抗凝血 10 mL，离心分离血小板，用 PBS/EDTA 洗涤血小板 3 次后，再用 2 mL PBS/EDTA 悬浮血小板，调血小板浓度至 1×10^9/mL。每管加入 100 μL 患者待测血浆，室温下摇床孵育 55 min 后，PBS/EDTA 洗涤 3 次，用溶解稀释液(含蛋白酶抑制剂)100 μL 溶解血小板，置 4℃ 30 min(振摇)。离心取 90 μL 上清液，用 360 μL 稀释液稀释，然后取 100 μL 稀释上清液加样于上述多孔板。室温下摇床孵育 60 min，用 0.01 mol/L PBS/Tween 洗涤 4 次，加入 100 μL 碱性磷酸酶标记的羊抗人 IgG 抗体，室温下孵育 60 min，用 0.01 mol/L PBS/Tween 洗板 6 次，加入 100 μL PNPP/底物缓冲液，孵育 2～3 h，至显色。

5. 用自动酶标仪在 405、490 nm 观察结果。用 405 nm 吸光度值减去 490 nm 吸光度值。每板设 4 个正常对照，吸光度值大于正常均值的 3 倍标准差为阳性。

【参考区间】

健康人为阴性。

【注意事项】

1. 注射器和试管必须硅化处理或采用塑料制品,以避免血小板被吸附和血小板激活减少。

2. 血小板计数要准确。

3. 实验过程中洗涤要充分,除去多余的游离反应物,从而保证实验结果的特异性与稳定性。

【讨论】

1. 血小板自身抗体检测对原发性免疫性血小板减少症(ITP)的诊断与治疗有重要意义。

2. 在ITP治疗过程中,可以对血小板自身抗体,尤其是抗GPⅡb/Ⅲa特异性血小板自身抗体水平进行监测,了解疗效和复发情况。当治疗有效时,患者血小板自身抗体水平可下降,完全治愈的患者甚至可呈阴性,而复发时,血小板自身抗体水平常常回升。

3. 血小板自身抗体检测的方法较多,目前较常用的主要有ELISA、MAIPA、PIFT和MACE法。ELISA法操作简便,方法成熟,是检测血小板自身抗体的常用实验,但该方法易受血小板内免疫球蛋白和血浆免疫球蛋白浓度的影响,可检出较多非特异性抗体。PTFT主要用于筛查PAIg。MAIPA或MACE可检出血清中的血小板特异性自身抗体,是目前检测特异性血小板自身抗体最主要的方法,其灵敏度、特异性均高于ELISA法。

实验六十五 血小板聚集试验

血小板在血栓与止血的病理生理过程中起着重要作用,其黏附、聚集、释放、促凝、血块收缩等功能对于血小板的止血功能十分重要。血小板聚集(aggregation)是指血小板与血小板之间的黏附,是形成血小板血栓的基础,也是血小板进一步活化和参与二期止血、促进血液凝固的保证。继血小板黏附在内皮下胶原纤维的同时,血小板聚集便开始进行。在体外测定血小板聚集时,需加入血小板聚集诱导剂后血小板才能发生聚集。

【目的】

掌握比浊法血小板聚集试验(platelet aggregation test, PAgT)的原理、方法、注意事项和临床意义。

【原理】

在富血小板血浆(PRP)中因有分散状态的血小板而呈现混浊,其浊度与血小板数量呈正比,加入不同种类和不同浓度的血小板聚集诱导剂后,由于血小板发生聚集或凝集,PRP悬液浊度逐渐降低,透光度增加。血小板聚集仪将这种浊度变化转换为电信号并记录,形成血小板聚集曲线。根据血小板聚集曲线可计算出血小板聚集曲线的斜率、不同时间的聚集百分率和最大聚集率等参数,以此来分析血小板聚集能力。

【材料】

1. 器材 血小板聚集仪、记录仪,血细胞计数板,显微镜,离心机及试管等。

2. 试剂

(1) 109 mmol/L 枸橼酸钠溶液。

（2）Owren 缓冲液（OBS）：取巴比妥钠 1.155 g、氯化钠 1.467 g 溶于 156 mL 蒸馏水中，加 0.1 mol/L 盐酸溶液 43 mL，调 pH 至 7.35，再加生理盐水至 1000 mL。

（3）血小板聚集诱导剂（致聚剂）：可选用下列任意一种诱导剂。

① 腺苷二磷酸钠盐（ADP）：用 OBS 配成 1.0 mmol/L 的 ADP 储存液置于 -30℃ 中保存，使用前 37℃ 温热，用 OBS 稀释成 5、10、20 和 30 μmol/L 浓度工作液。

② 肾上腺素（adrenaline）：采用注射用盐酸肾上腺素用 OBS 稀释 10～1000 倍。

③ 胶原（collagen）：浓度为 1000 mg/L，储存于 4℃，用前充分摇匀，用 OBS 稀释成 3 mg/L工作液，稀释后的工作液可在 4℃ 中存放 1 周。

④ 瑞斯托霉素（ristocetin），每瓶 100 mg，加入生理盐水配置成 1.5 g/L 浓度的工作液，储存在 -30℃ 中，使用时 37℃ 加温融化，本试剂可反复冻融不影响活性。

⑤ 花生四烯酸（arachidonic acid，AA），将花生四烯酸钠盐溶于 OBS 中，使其浓度为 10 mmol/L，随后分装在棕色安瓿瓶内，冲氮气后封口，以防止花生四烯酸氧化，储存于 -40℃ 中，使用前 37℃ 加温融化。

【方法】

1. 制备富血小板血浆（PRP）及贫血小板血浆（PPP）

（1）用塑料注射器顺利抽取待检者静脉血 4.5 mL，注入含有 0.5 mL 的 109 mmol/L 枸橼酸钠溶液的硅化试管中，充分抗凝。

（2）1000 r/min 离心 10 min，分离富血小板血浆（PRP）。

（3）将剩余的血液以 3000 r/min 离心 20 min，分离贫血小板血浆（PPP），血小板数应 < $(10\sim20)\times10^9/L$。

（4）以 PPP 调整 PRP 血小板数至 $250\times10^9/L$。

2. 血小板聚集仪测定

（1）按下聚集仪上的电源开关，通电预温 1 h 以上，使聚集仪温度达（37 ± 1）℃。

（2）按下记录仪上的电源开关，使记录仪通电。

（3）分别取待测者的 PPP 和 PRP 0.3 mL 加入两只比色杯内，置于聚集仪的两个温浴槽内，预温 3 min。

（4）将 PPP 置于聚集仪的测定槽内，调零。

（5）将 PRP 置于上述同一测定槽内，并加入搅拌棒，调吸光度值为 100%。

（6）搅拌 10～20 s 后，将 1/10 体积聚集诱导剂（30 μL）加入 PRP 中，同时启动反应按钮。

（7）观察并记录血小板聚集反应 5 min 左右，通过记录仪得出血小板聚集曲线、最大聚集率和 5 min 有效解聚率等参数。

3. 计算

最大聚集率（maximal aggregation ratio，MAR）：反映血小板聚集功能的最主要指标，是在测定时间内血小板发生最大聚集时曲线的高度所占 PPP、PRP 两基线距离的百分率。

$$MAR(\%) = h_1/h_0 \times 100\%$$

坡度：沿聚集曲线下降的最陡峭部分做一切线，以 2 min 的距离作为底边，测定切线到底边的垂直高度，单位为度。

5 min 有效解聚率：表示血小板聚集成团后又发生了分散反应的程度，解聚率高说明血小板聚集功能低。

【参考区间】

各实验室应建立自己的参考范围。

1. O'Brien 的参考值

(1) 浓度：6×10^{-6} mol/L 的 ADP 时 MAR 为(35.2 ±13.5)%，坡度为 63.9° ±22.2°。

(2) 浓度：4.5×10^{-5} mol/L 的肾上腺素可引起双相聚集曲线，此时第一相 MAR 为(20.3 ±4.8)%；坡度 61.9° ±32.9°。

2. 中国医学科学院血液学研究所的参考值以最大聚集率(MAR%)表示。

(1) 11.2 μmol/L ADP 为(70 ±17)%。

(2) 5.4 μmol/L 肾上腺素为(65 ±20)%。

(3) 20 mg/L 花生四烯酸为(69 ±13)%。

(4) 20 mg/L 胶原为(60 ±13)%。

(5) 1.5 g/L 瑞斯托霉素为(67 ±9)%。

【注意事项】

1. 样本采集　试验中接触血小板的玻璃器皿必须硅化处理或使用塑料制品，否则可导致假阳性。

(1) 采血前禁止食用牛奶、豆浆及脂肪食物。禁服阿司匹林、双嘧达莫、肝素、双香豆素等抑制血小板聚集的药物。阿司匹林抑制血小板聚集作用可持续一周，故采血前一周内不服用此类药物。

(2) 抗凝剂选择：钙是血小板聚集中的重要因素，由于 EDTA 螯合 Ca^{2+} 作用强，影响 ADP 诱导血小板聚集的作用，因而不用 EDTA 作抗凝剂。肝素本身有诱导血小板聚集的作用，亦不宜作为抗凝剂。合适的抗凝剂是枸橼酸钠，浓度是 109 mmol/L。

(3) 抗凝比例：血细胞比容(HCT)在 0.2 ~0.5 时，全血与抗凝剂比例严格按 9:1 进行；对严重贫血或红细胞压积明显增高的血液应调整抗凝剂的用量，调整公式如下：

$$\text{抗凝剂(mL)} = (100 - HCT) \times \text{血液(mL)} \times 0.00185$$

(4) 采血的技术：避免溶血、泡沫和凝血块，任何微小的凝块都会影响测定结果，不可反复穿刺和混入气泡。

(5) 采检标本全血血小板计数应不低于 50×10^9/L，否则此聚集反应不能真实反映血小板的功能。

2. 标本处理

(1) 离心：过高离心力会使标本中血小板下沉，尤其是体积大的血小板，后者的聚集反应性往往较强。

(2) PRP 制备后 30 min 内不宜进行测定，此时的血小板反应性差。标本采集后应在 3 h内完成测定，放置过久会降低血小板聚集的强度和速度。放置温度以 15 ~25℃为宜，温度过低会导致血小板激活，过高则使血小板聚集力减弱。

(3) 应注意调整 PRP 的血小板数，使达到(250 ±50) $\times10^9$/L，否则可致血小板聚集反应降低。分离后的 PRP 应及时加塞保存，防止血液中 CO_2 逸出，使 pH 上升。血浆 pH 在 6.8～8.5的标本可获得最佳聚集效果，pH 低于 6.4 或高于 10.0 时均会抑制聚集反应。

（4）PRP 应避免混入红细胞、血浆脂类和溶血等，否则可降低悬液透光度而掩盖血小板聚集变化。

3. 诱导剂 ADP 在保存中会自行分解产生 AMP，因此配制成溶液后宜在 -20℃ 冰箱内储存，一般半年内活性不会降低。使用肾上腺素时，应裹以黑纸避光，减少分解。如需使用多种诱导剂测定，应优先进行花生四烯酸和瑞斯托霉素诱导聚集试验，因两者诱导的聚集反应对血浆的 pH 变化较敏感。

【讨论】

1. 血小板聚集能力增强　见于血栓前状态和血栓性疾病，如心肌梗死、心绞痛、脑血管病变、深静脉血栓形成（DVT）、糖尿病、肺梗死、妊娠期高血压疾病、口服避孕药、高脂血症、抗原-抗体复合物反应、瓣膜移植术和吸烟等。

2. 血小板聚集能力降低　见于血小板无力症（Glanzmann 病）、巨大血小板综合征、贮存池病感染性心内膜炎、尿毒症、肝硬化、MDS、ITP、急性白血病、服用抗血小板药物、低（无）纤维蛋白原血症等。

3. 在血小板聚集试验中，PRP 比浊法最为常用，其不足是制备 PRP 时影响因素较多，可因离心作用激活血小板，对小的血小板聚集块不敏感，高脂血症可影响 PRP 的透光度等。全血电阻抗法不需要制备含血小板血浆，更接近体内血小板聚集的生理状态，可用于常规的血小板聚集功能评价、抗血小板药物疗效观察等。其不足之处是每次测定需要清洗电极、检测时间长、对血小板的小聚集块不敏感等。

4. 根据不同的检测目的选用不同的诱导剂。服用阿司匹林的患者选用花生四烯酸作为诱导剂，血小板聚集可明显被抑制，而 ADP、胶原等诱导剂受影响较小。对血小板无力症患者进行检测时，至少应选择包括瑞斯托霉素在内的两种诱导剂（如 ADP 等）。对血栓性疾病、血栓前状态进行测定时，选用一种诱导剂（如 ADP 等）进行测定即可。

实验六十六　血浆血栓烷 B_2 检测

血浆血栓烷 B_2（thromboxane B_2，TXB_2）来源于血小板激活后产生的血栓烷 A_2（TXA_2）的代谢产物，是反映血小板体内活化状态的良好指标。血管壁内膜层的内皮细胞能合成并释放 TXA_2 与内皮素（ET），有强烈并持续的收缩血管和促使血小板聚集作用，促进血栓形成，在止血过程中具有重要作用。目前常用的 TXB_2 测定方法是 ELISA 法和 RIA 法。

【目的】

掌握 ELISA 法检测 TXB_2 的原理、方法、注意事项及临床意义。

【原理】

TXB_2-牛血清白蛋白包被酶标反应板，加入待检血浆或 TXB_2 标准品，再加入 TXB_2 抗体。包被的 TXB_2 与待检血浆或标准品中 TXB_2 竞争性与抗 TXB_2 抗体结合，包被的 TXB_2 与抗体结合的量与待检血浆或标准品中 TXB_2 的含量呈负相关，加入酶标记第二抗体及底物，根据显色程度推算出样品中 TXB_2 的含量。

【材料】

1. 器材　水浴箱、离心机、酶标反应板、酶标仪等。

2. 试剂

(1) 0.05 mol/L 碳酸盐缓冲剂(pH 9.6)。

(2) 0.05 mol/L 磷酸盐缓冲液(pH 7.2)。

(3) 0.1 mol/L 枸橼盐缓冲液(pH 4.5)。

(4) TXB_2-牛血清白蛋白连接物(TXB_2-BSA)。

(5) TXB_2 标准品。

(6) 兔抗 TXB_2 IgG。

(7) 羊抗兔 IgG-辣根过氧化物酶连接物(即酶标第二抗体)。

(8) 邻苯二胺。

(9) 30% 过氧化氢。

(10) 聚山梨酯-20。

(11) 3 mol/L 硫酸。

(12) 0.3% 明胶(用 0.05 mol/L 碳酸盐缓冲液配制)。

【方法】

1. 标本采集　静脉采血 4 mL 置于 EDTA-Na_2 抗凝剂试管中，充分抗凝，3000 r/min 离心 15 min，分离血浆备用。

2. 用碳酸盐缓冲液将 TXB_2-BSA 做一定稀释后包被酶标反应板，用 0.3% 明胶封闭。

3. TXB_2 标准品稀释　将 TXB_2 标准品倍比稀释为 12.5、25、50、100、200、400、800 和 1000 ng/L 8 个浓度。

4. 加样　每孔中加入不同浓度标准品或待测样品血浆 0.1 mL，然后加入 0.1 mL 兔抗 TXB_2 IgG，置 37℃ 中温育 2 h。

5. 洗涤　弃去孔内液体，用洗涤液洗涤 4 次，甩干多余水分。

6. 加酶标第二抗体 0.2 mL，置于 37℃ 中反应 2 h，以 OPD-过氧化氢为基质显色 20 min，加 3 mol/L 硫酸 50 μL 终止反应，在酶标仪上测定 490 nm 处的吸光度值(A)。

7. 绘制标准曲线与计算

$$B/B_0(\%)=\frac{A_{\text{标准品或样品}}-A_{\text{非特异}}}{A_{\text{零标准品}}-A_{\text{非特异}}}\times 100\%$$

以标准品的浓度为横坐标，$B/B_0(\%)$ 值为纵坐标，在半对数坐标纸上绘制标准曲线。根据样品 $B/B_0(\%)$ 值由标准曲线查出相应的浓度，再乘以稀释倍数。或用标准品的浓度与 $B/B_0(\%)$ 值计算出标准曲线的直线回归方程式，计算出样品浓度，再乘以稀释倍数，得出样品的实际浓度。

【参考区间】

27.8～125.4 ng/L。

【注意事项】

1. 采血应顺利，尽快分离血浆，避免由于激活血小板引起 TXB_2 假性升高。

2. 实验用玻璃器皿必须硅化处理或使用塑料制品。

3. 实验前 10 天被采血者停止服用阿司匹林类药物。

4. 为避免激活血小板，除 EDTA 外，不宜采用其他抗凝剂。

【讨论】

TXB_2 是评价血小板活化程度的特异性标志。TXA_2 具有强烈缩血管和促使血小板聚集的作用，PGI_2 的作用相反。生理情况下血浆 TXB_2 和 6－酮－前列腺素 $F_{1\alpha}$ 的浓度保持一定的比值，呈动态平衡，在动脉粥样硬化、血栓栓塞性疾病、糖尿病、肿瘤等疾病时可见 TXB_2 增高，或血浆 6－酮－前列腺素 $F_{1\alpha}$ 降低，或两者的比值增高。

1. TXB_2 增高　见于血栓前状态和血栓性疾病，如心肌梗死、心绞痛、糖尿病、动脉粥样硬化、妊娠期高血压疾病、DVT、肺梗死、肾小球疾病、高脂血症、大手术后等体内血小板易于活化的疾病。

2. TXB_2 降低　见于先天性血小板环氧酶或 TX 合成酶缺乏症，服用抑制环氧酶或 TX 合成酶的药物如阿司匹林类、磺吡酮、咪唑及其衍生物等。

实验六十七　血块收缩试验

全血在试管内凝固后，在血小板收缩蛋白作用下，发生血块收缩。血块收缩取决于血小板数及纤维蛋白原含量，可以反映血小板的血块收缩功能。血块收缩试验（clot retraction test，CRT）有定量法和血浆法。

【目的】

掌握血浆法 CRT 的原理、方法、注意事项及临床意义。

【原理】

在富血小板血浆（PRP）中，加入 Ca^{2+} 或凝血酶，使血浆凝固。血小板收缩蛋白使血小板伸出伪足，连接于纤维蛋白网，当血小板发生向心性收缩时，牵拉纤维蛋白网，使网眼缩小、血清析出。测定析出血清的体积可反映血小板血块收缩能力，此即血块收缩试验。

【材料】

1. 器材　水浴箱、离心机、刻度小试管、刻度吸管、无菌注射器等。

2. 试剂

（1）0.05 mol/L 氯化钙溶液或 20 U/mL 凝血酶溶液。

（2）109 mmol/L 枸橼酸钠溶液。

【方法】

1. 常规静脉采血，制备 PRP 和 PPP。

2. 用 PPP 调整 PRP 中血小板数为 200×10^9/L。

3. 取 PRP 0.6 mL 加入有刻度的小试管，置于 37℃ 水浴中温育 3 min 后，再加入 0.05 mol/L 氯化钙溶液或 20 U/mL 凝血酶溶液 0.2 mL。

4. 混合均匀后，于37℃水浴中温育2 h，用竹签将血浆凝块轻轻取出弃掉，准确测量血清的体积(mL)。

5. 计算

$$血块收缩(\%)=\frac{析出血清体积}{\text{PRP}体积}\times 100\%$$

【参考区间】

>40%。

【注意事项】

1. 试验过程中温度必须控制在37℃，过高或过低均会影响测定结果。

2. 本试验设立阳性对照，可在正常PRP中加入5 mol/L N-乙基马来酰亚胺，以抑制血小板肌动和肌球蛋白的收缩作用。

3. PRP需要进行血小板数的调整，血小板过高或过低都会影响测定结果。本试验结果与血小板功能障碍程度不一定平行，必要时可做阳性对照。

4. 严重贫血时会影响结果。

5. 试验过程中离心管要清洁，刻度要准确。

【讨论】

1. 血块收缩能力减弱见于ITP、血小板增多症、血小板无力症、红细胞增多症、低(无)纤维蛋白原血症、多发性骨髓瘤、原发性巨球蛋白血症等。

2. 血块收缩能力增强见于纤维蛋白原增高和先天性或遗传性因子XII缺乏症等。

3. 血小板阿司匹林样缺陷、贮存池病及巨血小板综合征等的血块收缩亦可正常。

本试验操作简单，不需要特殊仪器，可作为初期止血功能的筛查试验。试验结果可受血小板数量与功能、红细胞数量及血浆纤维蛋白原含量的影响。高球蛋白血症和凝血因子严重缺陷导致的凝血障碍时，CRT也可出现异常。

（王　波　毛　飞）

第二章　凝血系统相关检验

凝血因子及其相互作用构成了凝血系统。血液凝固是凝血因子和血小板第 3 因子(PF3)参与的一系列酶促激活连锁反应,最终由凝血酶作用于纤维蛋白原转变成交联纤维蛋白而凝固。凝血因子的缺陷及抗凝血机制的增强将导致二期止血异常,是一些出血性疾病的重要原因。凝血因子的过度活化和抗凝机制的减弱则可促进血栓的形成。根据“瀑布学说”,凝血过程分为三条途径即外源性凝血途径、内源性凝血途径和共同凝血途径。凝血系统的检验包括筛查性评估检验和确诊性检验,前者主要是了解凝血机制是减弱了还是增强了,从而为出血性疾病和血栓性疾病的诊断提供线索,或做出风险评估。这类检验包括凝血时间测定、活化部分凝血活酶时间测定、凝血酶原时间测定、凝血酶时间测定等;后者主要是针对各种凝血因子的抗原和活性的检测。

实验六十八　凝血时间测定

凝血时间(clotting time)是指血液离体后在试管中从液态转为半固体凝胶状态所需时间。凝血时间测定方法有多种,这里介绍活化凝血时间(activated clotting time,ACT)测定法。

【原理】

在待检全血中加入白陶土-脑磷脂悬液,白陶土充分激活接触活化系统的凝血因子Ⅻ、Ⅺ等,脑磷脂为凝血反应提供丰富的催化表面,促进了凝血过程,从而提高了实验的敏感性。此时测定的离体静脉血发生凝固所需时间即为 ACT。凝血时间测定是内源性凝血系统有无异常的筛查试验之一。

【材料】

1. 器材　硅化玻璃注射器、8 mm 玻璃试管、微量加样器、消毒棉签、秒表、离心机、水浴箱等。

2. 试剂

(1) 4% 白陶土-脑磷脂悬液:脑磷脂用 pH 7.3 的巴比妥缓冲液做 1∶50 稀释,再加等量的 4% 白陶土生理盐水悬液,充分混合制得。

(2) 75% 酒精。

(3) 碘酒。

【方法】

1. 取 2 支直径 8 mm 玻璃试管,分别加入 4% 白陶土-脑磷脂悬液 0.2 mL。

2. 静脉采血 1 mL，迅速于上述试管中各加血液 0.5 mL，混匀，37℃水浴，同时启动秒表计时。

3. 每间隔 10 s 轻轻摇晃试管 1 次，同时注意观察试管内血液流动情况，待试管血液凝固，停止计时，记录凝固所需时间。

【结果判断】

以 2 支试管血液凝固时间的平均值判读结果。

【参考区间】

1.1 ~ 2.1 min。

【注意事项】

采用不同的激活剂，血液凝固时间有一定差别，通常采用白陶土和硅藻土。白陶土有抵抗抑肽酶的作用，不宜用于使用此药物的患者。

【讨论】

1. 凝血时间测定是检测内源性凝血途径的筛选试验之一，其意义见实验六十九。

2. 凝血时间测定中普通试管法敏感性较低，重复性差，已被淘汰。硅管法凝血时间测定器皿使用硅油，避免了血液与玻璃试管的直接接触，避免凝血因子接触活化，使血液凝固过程更加接近生理状态，灵敏度较高，但需制备硅化试管和注射器，操作相对烦琐耗时，临床较少使用。ACT 法灵敏度较高，但本方法需加入激活剂，凝固时间较短，不易判断终点，且不同的激活剂会使实验结果产生明显差异。因此，各种方法的凝血时间测定在检测内源性凝血因子是否缺陷方面，其敏感性和准确性均存在不足，不易标准化。目前，ACT 法一般仅用于住院患者的床边诊断或手术中肝素用量的简单监测，其他应用已被活化部分凝血活酶时间测定取代。

实验六十九　活化部分凝血活酶时间测定

活化部分凝血活酶时间（activated partial thromboplastin time，APTT）是在体外满足内源性凝血途径全部条件后的血浆凝固所需的时间。常用白陶土作为激活剂，激活凝血因子Ⅺ和Ⅻ，因此也可称为白陶土部分凝血活酶时间（kaolin partial thromboplastin time，KPTT）。

【目的】

掌握 APTT 测定的原理、方法、注意事项和临床意义。

【原理】

试剂中的白陶土（或鞣花酸）可激活Ⅺ或Ⅻ因子，部分凝血活酶即脑磷脂可代替血小板磷脂，提供凝血催化表面，再将 Ca^{2+} 加入测定血浆后，在 37℃条件下，测定血浆凝固所需的时间即为 APTT。

【材料】

1. 器材

（1）水浴箱、灭菌注射器、硅化玻璃管或塑料试管、离心机、秒表、棉球等。

（2）血凝仪法：全自动或半自动血凝仪。

2. 试剂

(1) 109 mmol/L 枸橼酸钠溶液。

(2) APTT 试剂(白陶土及脑磷脂):一般为商品试剂。液体试剂混匀后直接使用,冻干试剂需按说明书加蒸馏水溶解后使用。

(3) 25 mmol/L $CaCl_2$溶液:取无水 $CaCl_2$ 2.775 g 溶于 1000 mL 蒸馏水。

(4) 健康人混合冻干血浆:一般为商品试剂,用25 名以上健康人血液经 109 mmol/L 枸橼酸钠抗凝(血液与抗凝剂比例为9:1),以3000 r/min 离心 10 min,分离贫血小板血浆后分装1 mL/瓶,经低温冷冻干燥后保存于冰箱中。

(5) 碘酒。

【方法】

Ⅰ. 试管法

1. 静脉采血1.8 mL,加入含有0.2 mL 的109 mmol/L 枸橼酸钠溶液的塑料试管或硅化玻璃试管中混匀。抗凝血以3000 r/min 离心 10 min,分离血浆于试管中备用。

2. 临用前加1 mL 蒸馏水溶解健康人混合血浆,室温静置15 min 以上,混匀后使用。

3. 将健康人混合血浆和 APTT 试剂各加0.1 mL 于塑料试管中混匀,37℃预温3 min,其间轻轻摇动数次。

4. 于上述试管中加入预温的25 mmol/L $CaCl_2$溶液 0.1 mL 混匀,并立即开动秒表计时,置水浴中不断振摇,20 s 后,不时从水浴箱中取出试管,缓慢倾斜于明亮处观察混合液体流动状态,当液体停止流动时立即终止计时,记录其秒数。一般应重复测定2~3 次,取平均值。

5. 取待测血浆重复上述步骤3、4,测定待检血浆的 APTT 秒数,一般应重复测定 2~3次,取平均值。

Ⅱ. 血凝仪法

1. 采血,分离血浆及溶解试剂同试管法。

2. 按仪器操作方法,取健康人混合血浆 0.1 mL 于仪器相应的测量杯中并加入 APTT试剂0.1 mL 混匀,37℃孵育3 min。

3. 在仪器测量杯中加入25 mmol/L $CaCl_2$溶液 0.1 mL,仪器自动测定混合物凝固的终点并显示健康人混合血浆的 APTT 秒数。

4. 取待测血浆重复操作步骤2、3,测定待测血浆的 APTT 秒数。

【结果判断】

以血液流动缓慢或出现浑浊的初期凝固为凝固终点,从加入 $CaCl_2$开始计时,观察血液凝固时间,超过 ±10 s 以上有意义,超过 ±5 s 为正常。

【参考区间】

试管法和血凝仪法的参考值无差别,一般为25.07~35.00 s。临床实验室应建立自己的参考区间。

【注意事项】

1. 应使用对凝血因子无激活作用的塑料或硅化的玻璃制品收集标本,如硅化试管、硅化注射器等。所用试管必须洁净、干燥、无划痕。

2. 试剂质量对 APTT 测定结果影响很大，一般选用对因子Ⅷ、Ⅸ、Ⅺ在血浆浓度为 200～250 U/L 时灵敏的试剂。激活剂因规格不一，致活能力不同，因此参比值有差异。

3. 样本测定前应先测定健康人混合血浆，其 APTT 值在允许范围内方可测定样本。如其结果明显延长，超过允许范围，说明 APTT 试剂质量欠佳，应更换试剂重新测定。

4. 取血要顺利，时间过长会激活凝血因子，引起局部纤溶激活。标本要避免溶血或组织液污染。血液应与抗凝剂充分混匀，避免产生微小凝块。

5. 当血细胞比容（HCT）小于 0.2 或大于 0.5 时，应调整抗凝剂的用量：

$$抗凝剂(mL) = (100 - HCT) \times 血液(mL) \times 0.00185$$

6. 抗凝血离心要充分，速度应达到 3000 r/min 或 2500 × g，时间为 10 min，以保证尽可能去除血小板。离心后的贫血小板血浆的血小板计数应小于 20×10^9/L。

7. 样品采集完成后，应在 2 h 内完成测定，4℃冰箱内保存不超过 4 h，－20℃不超过 14 天，－70℃不超过 6 个月。

8. 水浴箱温度应控制在（37 ± 0.5）℃，温度过高或过低均会影响实验结果。样品和试剂在实验前必须预温，时间不宜少于 3 min，但也不可超过 15 min。

9. 天冬氨酸、纳洛酮、避孕药、雌激素、肝素、香豆素类等药物可影响 APTT 测定结果，检测前应至少停药 1 周。

【讨论】

APTT 是内源性凝血系统较灵敏、简便的筛选试验。

1. APTT 延长见于：① 内源性凝血系统有关因子Ⅶ、Ⅸ和Ⅺ水平降低，如血友病 A、B，Ⅺ因子缺乏症等；② 血管性血友病，1 型和 3 型 APTT 显著延长，2 型变化不明显；③ 严重的纤维蛋白原，凝血酶原，Ⅴ、Ⅹ因子等缺乏，如肝脏疾病、新生儿出血病、吸收不良综合征等；④ 纤溶活性增强，如原发性或继发性纤溶亢进等；⑤ 病理或生理性抗凝物质，如纤维蛋白降解产物，Ⅷ、Ⅸ因子抗体，狼疮抗凝产物，类肝素等增多。

2. APTT 缩短见于：① DIC 早期；② 血栓前状态及血栓性疾病，如糖尿病血管病变、妊娠高血压、肾病综合征、心肌梗死、肺梗死、脑梗死、深静脉血栓形成等。

3. APTT 对血浆肝素的浓度很敏感，是目前首选的肝素治疗临床监测指标。一般在肝素治疗期间，APTT 维持在参考区间的 1.5～3 倍为适宜。当临床应用中等和大剂量肝素治疗时，必须进行监测，但如果使用低分子量肝素时，APTT 变化不明显。此外，APTT 还用于临床监测凝血因子的替代疗法。

4. APTT 的手工操作简单，但影响因素多，重复性较差，费时，不过多次重复测定可提高准确性，可作为校正仪器的方法。血凝仪自动操作简便快速，准确性和灵敏度均高于手工法，易于标准化，但实验中需规范操作，方可保证结果的准确。

实验七十　凝血酶原时间测定

血浆凝血酶原时间（prothrombin time，PT）是在体外满足外源性凝血途径条件下测定血浆凝固的时间，是检测外源性凝血途径是否异常的筛选试验，也是口服抗凝药常用的监测指标。

【目的】

掌握 PT 测定的原理、方法、注意事项和临床意义。

【原理】

在受检血浆中加入足量的组织因子，又称组织凝血活酶（兔脑、人脑、胎盘、肺组织等组织的浸出液）和适量的 Ca^{2+}，使凝血酶原转变为凝血酶，后者又使纤维蛋白原转变为纤维蛋白，观察血浆凝固所需要的时间即为血浆凝血酶原时间。

【材料】

1. 器材

（1）水浴箱、灭菌注射器、硅化玻璃管或塑料试管、离心机、秒表、棉球等。

（2）血凝仪法：全自动或半自动血凝仪。

2. 试剂

（1）109 mmol/L 枸橼酸钠溶液。

（2）含 25 mmol/L $CaCl_2$凝血活酶制剂（含钙凝血活酶），一般为商品试剂，按使用说明书加一定量蒸馏水溶解，混匀后使用。

（3）健康人混合冻干血浆，同实验六十九。

（4）碘酒。

【方法】

Ⅰ. 试管法

1. 静脉采血 1.8 mL，加入含有 0.2 mL 109 mmol/L 枸橼酸钠的塑料试管或硅化玻璃试管中混匀。抗凝血以 3000 r/min 离心 10 min，分离血浆于试管中备用。

2. 按说明书溶解凝血活酶试剂和健康人混合冻干血浆，将它们与待测血浆分别置 37℃ 水浴中预温 5 min。

3. 加健康人混合血浆 0.1 mL 于预热试管中，再加入预温的凝血活酶试剂 0.2 mL 混匀并启动秒表计时。置水浴中不断振摇，8 s 后，不时从水浴箱中取出试管，缓慢倾斜于明亮处观察混合液体流动状态，当流动停止时终止计时，记录时间，即健康人混合血浆的 PT 秒数，一般应重复 2 ~ 3 次测定取平均值。

4. 取待检血浆重复操作步骤 2、3，测定待检血浆的 PT 秒数，重复 2 ~ 3 次取平均值。

Ⅱ. 血凝仪法

1. 采血、分离血浆及溶解试剂同试管法。

2. 按仪器操作方法，取健康人混合血浆 0.1 mL 于仪器相应的测量杯中并加入凝血活酶试剂 0.2 mL 混匀，仪器自动测定混合物凝固的终点并显示健康人混合血浆的 PT 秒数。

3. 取待测血浆重复操作步骤 2、3，测定待测血浆的 PT 秒数。

【结果判断】

以血液流动缓慢或出现浑浊的初期凝固为凝固终点，从加入凝血活酶开始计时，观察血液凝固时间，待测血浆较健康人混合血浆超过 ±3 s 以上有意义。

【参考区间】

目前，报告结果方式主要有以下3种，试管法和血凝仪法的参考值无差别。

1. 直接以PT测定时间报告，$PT=(12\pm1)$ s（超过或短于3 s有意义）。

2. 以凝血酶原时间比值（PTR）报告，$PTR=$ 被检血浆 $PT/$ 健康人混合人血浆 PT，$PTR=1.0\pm0.15$。

3. 以国际标准化比值（international normalized ratio，INR）报告，$INR=PTR^{ISI}$，ISI（international sensitivity index）为组织凝血活酶试剂国际敏感指数，ISI越小，试剂越敏感。$INR=1.0\pm0.1$。

【注意事项】

1. 组织凝血活酶试剂质量是影响PT准确性的关键因素。组织凝血活酶的来源不同，制备方法不同，对凝血酶原、FⅤ、FⅦ、FⅩ的敏感度也不同。来自牛脑、兔脑组织提取的组织凝血活酶，敏感性不如纯化的重组组织凝血活酶。因此，不同活性的组织凝血活酶可导致测定结果的差异性，为使PT结果标准化，必须标注ISI。ISI是商业销售的组织凝血活酶试剂与WHO制备的参考品之间通过实验求得的灵敏度指数。ISI越接近1，试剂越敏感。使用不同的组织凝血活酶、不同的凝血仪，测定结果差异较大，应引起注意。

2. 测定PT由于方法和仪器不同，需按规范操作进行，不同实验室之间或同一实验室的不同时间下，测定结果亦有差异，各实验室应建立自己的参考区间。由于每次使用的组织凝血活酶活性不尽相同，所以每次PT测定必须采用健康人混合血浆作对照。所有结果应重复2～3次，双份结果误差应小于5%。

3. 其他注意事项同实验六十九。

【讨论】

1. 测定PT是外源性凝血系统较灵敏和常用的筛选试验。

2. PT延长见于：① 先天性凝血因子异常，如纤维蛋白原、凝血酶原、FⅤ、FⅦ、FⅩ缺乏症，但这些因子的缺陷一般在低于参考人群水平的10%以下时才会出现PT延长。血浆纤维蛋白原<0.6 g/L时，PT才会延长；② 后天获得性凝血因子缺乏，如弥漫性血管内凝血、原发性纤溶、维生素K缺乏症、严重肝病；③ 血循环中有抗凝物质，如口服抗凝剂、肝素等；④ 原发性或继发性纤溶亢进。

3. PT缩短见于：血液高凝状态（DIC）早期、血栓前状态、血栓性疾病、先天性因子Ⅴ增多症和口服避孕药等。

4. PT可作为口服抗凝剂最重要的监测指标。抗凝药物的抗凝效应个体差别很大，要根据患者的情况和不同的抗凝药物设定INR范围。在抗凝的同时要避免自发性出血。抗凝治疗中，患者饮食、联合用药、疾病状态、治疗依从性等因素均可导致INR变化。INR如连续超过目标范围时应考虑调整剂量。口服香豆素类抗凝药物时，可抑制VitK依赖的凝血因子的合成，从而使PT延长，延长程度与用药剂量相关。在应用相关口服抗凝剂时，应使PT保持在对照的1.5～2倍，PTR保持在1.5～2倍，INR保持在2～4倍。由于PT和PTR存在偏差，在对口服抗凝剂患者PT监测时，一定要报告INR，以保证临床指导口服抗凝剂治疗用量的安全性。美国医学学会推荐，预防静脉血栓形成用药，INR控制在1.5～2.5；治疗静脉血栓形成，INR 控制在 2 ~3；治疗动脉血栓、复发性系统性栓塞病，INR 控制在 3.0 ~4.5。

5. PT 手工法和仪器法的检测原理均采用 1935 年 Quick 创建的一步凝固法，手工法准确性较差，费时，但因操作方便，多次重复也可得到相对准确的结果，可作为参考方法和仪器校正的方法。血凝仪操作快速简便，操作过程标准，准确性和精密度高，但要注意 INR 的一致性。

实验七十一　纤维蛋白原含量检测

纤维蛋白原（fibrinogen，Fg）由肝细胞和巨核细胞合成，是血浆中含量最高的凝血因子，同属于凝血酶和纤溶酶的底物，当凝血酶和纤溶酶活性增高时，可导致血浆中 Fg 浓度下降。Fg 的含量或功能异常均可导致凝血障碍，因而其测定已经作为临床出血性疾病诊断中的常规项目。

【目的】

掌握 Fg 测定（Clauss 法）的原理、方法、注意事项和临床意义。

【原理】

凝血酶法（Clauss 法）以凝血酶作用于受检血浆中的 Fg，使 Fg 变为纤维蛋白（fibrin，Fb），血浆发生凝固，测定凝固时间。血浆 Fg 量与凝固时间成负相关，以 Fg 标准品为参比血浆制作"凝固时间（s）-Fg 浓度（g/L）"标准曲线。测定被检血浆的凝固时间，被检血浆的 Fg 量即可从标准曲线上查得。

【材料】

1. 器材

（1）水浴箱、灭菌注射器、硅化玻璃管或塑料试管、离心机、秒表、棉球等。

（2）血凝仪法：全自动或半自动血凝仪。

2. 试剂

（1）109 mmol/L 枸橼酸钠溶液。

（2）凝血酶（冻干），一般为商品化试剂，使用前按照操作说明稀释溶解。纤维蛋白原标准品（冻干），使用前按照操作说明稀释溶解。

（3）蒸馏水。

（4）血浆缓冲液：① 巴比妥缓冲液，取醋酸钠 3.89 g、巴比妥钠 5.89 g、氯化钠 6.3 g，溶解于 800 mL 蒸馏水中，再加入 1 mol/L 盐酸 22.5 mL，调 pH 至 7.35，最后加蒸馏水至 1000 mL；② 咪唑缓冲液，取咪唑 3.4 g、氯化钠 5.85 g，加于 500 mL 蒸馏水中，加 0.1 mol/L 盐酸 186 mL，调 pH 约为 7.35，最后加蒸馏水至 1000 mL。两种缓冲液可以任意挑选一种。

（5）碘酒。

【方法】

Ⅰ. 试管法

1. 制备标准曲线

（1）将纤维蛋白原标准品按说明书复溶，用缓冲液将纤维蛋白原标准品进行稀释，一般稀释为0.8、1.6、2.4和4.0 g/L纤维蛋白原浓度,各浓度再以缓冲液稀释10倍待用。

(2) 按操作说明复溶凝血酶试剂。

(3) 取不同浓度的纤维蛋白原标准品0.2 mL于试管中,置37℃水浴预温2 min,再加入已经复溶的凝血酶溶液0.1 mL,立即开动秒表,观察并记录凝固时间。

(4) 以同样的方法将各标准品管重复2~3次,取平均值。

(5) 以稀释的纤维蛋白原标准品浓度为横坐标,测定的凝固时间为纵坐标,在双对数坐标纸上标注出相应的点,绘制Fg的标准曲线。

2. 待检血浆检测

(1) 静脉采血1.8 mL,加入含有0.2 mL 109 mmol/L枸橼酸钠的塑料试管或硅化玻璃试管中混匀。抗凝血以3000 r/min离心10 min,分离血浆。

(2) 患者血浆用缓冲液做10倍稀释,取0.2 mL于试管中,置37℃水浴预温2 min。

(3) 在上述试管中加入预温的凝血酶试剂0.1 mL,混匀并立即启动秒表,记录凝固时间。

(4) 以同样的方法检测2~3次,取平均值。

(5) 根据凝固时间查阅标准曲线,可得待测血浆的Fg含量。

Ⅱ. 血凝仪法

1. 标本采集处理、试剂的复溶同试管法。

2. 准备试剂与样品,按照仪器的操作说明,将凝血酶试剂、纤维蛋白原标准品、待测血浆及缓冲液放在相应的位置。

3. 按仪器说明,分别测定纤维蛋白原标准品和待测血浆的凝固时间。

4. 手工绘制或由仪器自动给出Fg测定的标准曲线,并得出相应的待测血浆的Fg含量。

【结果判断】

以血液流动缓慢或出现浑浊的初期凝固为凝固终点,从加入凝血酶开始计时,观察血液凝固时间。

【参考区间】

试管法和血凝仪法的参考值无差别。成人:2~4 g/L;新生儿:1.25~3.00 g/L。

【注意事项】

1. 凝血酶试剂每个批次活性有所差异,更换试剂应重新绘制标准曲线。

2. 凝血酶试剂一般为悬液,使用前要充分混匀,配制好的凝血酶试剂室温不超过4 h,2~8℃可保存7天,-20℃可以保存1个月。凝血酶试剂须储存于聚乙烯管中,玻璃试管对凝血酶有吸附作用。

3. 缓冲液的pH值应该控制在7.2~7.4,当pH<7.0时,凝固时间会延长。

4. 纤维蛋白原标准品和血浆的稀释应准确,以保证测定结果的准确。应保证纤维蛋白原标准品各稀释标本的凝固时间在5~50 s,否则要重新稀释。

5. 纤维蛋白原标准品和待测血浆应一起测定,保证结果的可靠性。

6. 当测定标本的Fg浓度超过4 g/L或低于0.8 g/L时,则已超过标准曲线的使用范围。应该适当调整测定血浆的稀释比例,重新测定。

7. 当血浆中肝素含量较高时,可造成 Fg 测定结果偏低,此时可加入硫酸鱼精蛋白消除。

8. 标本的采集、处理等其他注意事项同实验六十九。

【讨论】

1. Fg 测定主要用于出血性疾病的检查。此外,Fg 还是凝血相关的急性时相蛋白,在血栓性疾病的评估中亦有意义。

2. Fg 减少见于:① Fg 合成减少,结构异常:低(无)纤维蛋白原血症、异常纤维蛋白原血症、重症肝炎、肝硬化、酒精中毒等;② Fg 消耗增加:DIC、原发性纤溶亢进等。

3. Fg 增加见于:① 生理情况下的应激反应、妊娠后期、月经期、使用雌激素等;② 感染、灼伤、急性心肌梗死、自身免疫性疾病、多发性骨髓瘤、糖尿病、妊娠高血压综合征、败血症及某些恶性肿瘤和急性肾炎尿毒症等;③ 动脉粥样硬化:血浆 Fg 浓度增高与动脉硬化症有关,是心肌梗死、中风等的独立风险因子。

4. Fg 浓度可用于溶栓治疗监测。如尿激酶、链激酶、组织型纤溶酶原激活物等使纤溶酶原活化生成纤溶酶,促进 Fg 降解。血浆 Fg 浓度不应低于 1.2 ~ 1.5 g/L,否则出血风险很大。

5. Fg 测定有多种方法。凝血酶法是 WHO 推荐的方法,该方法不仅能检测 Fg 的含量,还可反映 Fg 的功能,且操作简单、结果稳定,目前临床实验室一般采用该测定方法。血浆中的 FDP 可影响凝血酶法检测结果,当 Fg < 1.5 g/L 时,应加测血浆 FDP 水平;当 Fg < 0.75 g/L 时,检测误差较大,需与 APTT、PT 等结果一起分析。

实验七十二　血浆凝血因子促凝活性检测

(一) 血浆凝血因子Ⅱ、Ⅴ、Ⅶ、Ⅹ促凝活性检测

血浆凝血因子Ⅱ、Ⅴ、Ⅶ、Ⅹ促凝活性(Ⅱ:C、Ⅴ:C、Ⅶ:C、Ⅹ:C)检测是检测外源性凝血因子异常的定量实验。

【目的】

掌握血浆Ⅱ:C、Ⅴ:C、Ⅶ:C、Ⅹ:C 检测的原理、方法、注意事项、临床意义和方法学评价。

【原理】

在受检测血浆中,分别加入乏凝血因子Ⅱ、Ⅴ、Ⅶ、Ⅹ的基质血浆并混合,做血浆 PT 测定。同时,测定健康人新鲜混合血浆 PT 并作标准曲线,将受检血浆测定结果与其比较,分别计算出受检测凝血因子Ⅱ、Ⅴ、Ⅶ、Ⅹ的促凝活性。

【材料】

1. 器材　水浴箱、灭菌注射器、硅化玻璃管或塑料试管、离心机、秒表、棉球等。

2. 试剂

（1）乏凝血因子Ⅱ、Ⅴ、Ⅶ、Ⅹ的基质血浆。

（2）兔脑或人脑浸出液。

（3）25 mmol/L $CaCl_2$溶液和生理盐水。

（4）健康人新鲜混合血浆。

（5）碘酒。

【方法】

1. 静脉采血 1.8 mL，加入含有 0.2 mL 109 mmol/L 枸橼酸钠的塑料试管或硅化玻璃试管中，混匀。抗凝血以 3000 r/min 离心 10 min，分离血浆。

2. 绘制标准曲线　将健康人新鲜混合血浆用生理盐水做 1∶10、1∶20、1∶40、1∶80、1∶160 稀释（其中，1∶10 相当于 100% 促凝活性），将各稀释标本、基质血浆、兔脑或人脑浸出液各 0.1 mL 混合，37℃水浴 30 s 后，加入 25 mmol/L $CaCl_2$溶液 0.1 mL，记录凝固时间，以凝固时间（s）为纵坐标，稀释标本浓度为横坐标，在双对数坐标纸上或由计算机自动绘制标准曲线。

3. 受检测血浆用生理盐水做 1∶20 稀释后，按照上述方法测定凝固时间，并从标准曲线上读出相应的促凝活性，再乘以 2 为最终结果。

【结果判断】

以血液流动缓慢或出现浑浊的初期凝固为凝固终点，从加入 25 mmol/L $CaCl_2$溶液开始计时，观察血液凝固时间。

【参考区间】

因子Ⅱ：C 81% ~115%；因子Ⅴ：C 72% ~132%；因子Ⅶ：C 86% ~120%；因子Ⅹ：C 84% ~122%。

【注意事项】

1. 乏凝血因子的基质血浆应保证其所乏因子的凝血活性小于 1%，而其他凝血因子水平正常。

2. 受检测血浆应按照要求采用枸橼酸钠抗凝，并立即分离血浆，-20℃可保存 1~2 个月，-80℃可保存 3 个月。

3. 所有标本（包括绘制标准曲线）检测前应放置在冰水浴中。

4. 健康人新鲜混合血浆，应选择 30 人以上，含各年龄层，可冻干在 -80℃保存 3 个月。

【讨论】

1. 本实验是检测外源性凝血因子异常的定量实验。

2. 因子Ⅱ、Ⅴ、Ⅶ、Ⅹ促凝活性升高，见于血栓前状态、血栓性疾病、口服避孕药、妊娠高血压综合征等。

3. 因子Ⅱ、Ⅴ、Ⅶ、Ⅹ促凝活性降低，见于：① 先天性凝血因子缺乏；② 后天获得性凝血因子缺乏，如各种肝脏疾病、维生素 K 缺乏（因子Ⅴ除外）、DIC、口服香豆素类抗凝药等；③ 淀粉样变性或异常蛋白血症时，Ⅹ促凝活性下降等。

4. 大手术前，因子Ⅱ：C、因子Ⅶ：C、因子Ⅹ：C 应在 60% 以上，因子Ⅴ：C 应在 35% 以上，否则术中或术后有一定的出血风险。

5. 血液标本采集不顺利使组织液混入血浆，血浆储存不当，低温保存产生凝血因子的冷激活等，都可以使得上述凝血因子的促凝活性假性升高。若输血后检测凝血因子活性，应在输血后7天检测。

（二）血浆凝血因子Ⅷ、Ⅸ、Ⅺ、Ⅻ促凝活性检测

血浆凝血因子Ⅷ、Ⅸ、Ⅺ、Ⅻ促凝活性（Ⅷ:C、Ⅸ:C、Ⅺ:C、Ⅻ:C）检测是检测内源性凝血因子异常的定量实验。

【目的】

掌握血浆Ⅷ:C、Ⅸ:C、Ⅺ:C、Ⅻ:C 检测的原理、方法、注意事项、临床意义和方法学评价。

【原理】

在受检测血浆中，分别加入乏凝血因子Ⅷ、Ⅸ、Ⅺ、Ⅻ的基质血浆、白陶土-脑磷脂悬液、钙离子溶液，记录各自的凝固时间。同时，测定健康人新鲜血浆凝固时间并作标准曲线，将受检血浆测定结果与其比较，分别计算出受检测凝血因子Ⅷ、Ⅸ、Ⅺ、Ⅻ的促凝活性。

【材料】

1. 器材　水浴箱、灭菌注射器、硅化玻璃管或塑料试管、离心机、秒表、棉球等。

2. 试剂

（1）乏Ⅷ、Ⅸ、Ⅺ、Ⅻ的基质血浆。

（2）脑磷脂悬液：用兔脑或人脑制备的磷脂冻干粉，应用时以生理盐水做1∶100稀释。

（3）5 g/L 白陶土生理盐水悬液。

（4）25 mmol/L $CaCl_2$溶液。

（5）pH 7.3 咪唑缓冲液：甲液，取咪唑1.36 g溶于200 mL蒸馏水中，再加入0.1 mol/L盐酸74.4 mL，加蒸馏水至400 mL。乙液，130 mmol/L 枸橼酸钠溶液。工作时，将5份甲液与1份乙液混合即为咪唑缓冲液。

（6）健康人新鲜混合血浆。

（7）碘酒。

【方法】

1. 静脉采血1.8 mL，加入含有0.2 mL 109 mmol/L 枸橼酸钠的塑料试管或硅化玻璃试管中混匀。抗凝血以3000 r/min 离心10 min，分离血浆。

2. 将基质血浆、咪唑缓冲液、脑磷脂悬液及5 g/L 白陶土生理盐水悬液各0.1 mL，混匀后37℃水浴预温2 min，再加入25 mmol/L $CaCl_2$溶液0.1 mL，记录凝固时间。空白管凝固时间应控制在240～250 s，否则应调整脑磷脂悬液的浓度。

3. 绘制标准曲线　将健康人新鲜混合血浆用咪唑缓冲液做1∶10、1∶20、1∶40、1∶80及1∶160稀释（1∶10相当于100%促凝活性），将各稀释标本、基质血浆、脑磷脂悬液、5 g/L白陶土生理盐水悬液各0.1 mL混合，37℃水浴30 s后，加入25 mmol/L $CaCl_2$溶液0.1 mL，记录凝固时间。以凝固时间（s）为纵坐标，稀释标本浓度为横坐标，在双对数坐标纸上或由计算机自动绘制标准曲线。

4．受检测血浆用咪唑缓冲液做1∶20稀释后，按照上述方法测定凝固时间，在标准曲线上读出相应的促凝活性，再乘以2为最终结果。

【结果判断】

以血液流动缓慢或出现浑浊的初期凝固为凝固终点，从加入25 mmol/L $CaCl_2$溶液开始计时，观察血浆凝固时间。

【参考区间】

因子Ⅷ:C 77.3%～128.7%；因子Ⅸ:C 67.7%～128.5%；因子Ⅺ:C 81.6%～118.4%；因子Ⅻ:C 71.7%～113.1%。

【注意事项】

1．可用商品化的APTT试剂来替代脑磷脂悬液和白陶土生理盐水悬液，但浓度需要进行重新调整。

2．受检测血浆以乏血小板血浆为佳。

3．其他注意事项同血浆凝血因子Ⅱ、Ⅴ、Ⅶ、Ⅹ促凝活性检测。

【讨论】

1．本实验是检测内源性凝血因子异常的定量实验。

2．因子Ⅷ、Ⅸ、Ⅺ、Ⅻ促凝活性升高，见于血栓前状态、血栓性疾病、口服避孕药、妊娠高血压综合征等。

3．因子Ⅷ、Ⅸ、Ⅺ、Ⅻ促凝活性降低，见于：① 血友病A、B，根据凝血因子的促凝活性可以将血友病分为重型（活性<2%）、中型（活性2%～5%）、轻型（活性6%～25%）和亚临床型（活性26%～45%）；② 血管性血友病，1型和3型患者Ⅷ:C显著减低，而2型患者Ⅷ:C多正常；③ 先天性FⅪ、FⅫ缺乏；④ 各种肝脏疾病、维生素K缺乏、DIC、口服抗凝药、血浆存在凝血因子抗体等。

4．本实验对待测血浆进行了一定比例的稀释，目的是避免一些异常抗凝物质的干扰。但是高浓度的肝素、纤维蛋白（原）降解产物、自身抗体等，仍然会引起因子活性的假性降低，实验中应加以注意。

5．除了书中介绍的一步凝固法外，还可采用发色底物法测定相关凝血因子的活性，测定结果的准确度和精密度较高。另外，也可考虑凝血因子促凝活性和抗原含量同时检测。

实验七十三　因子ⅩⅢ定性试验

在凝血过程中因子ⅩⅢ被凝血酶激活，其作用是使纤维蛋白单体间交联后形成不溶性的纤维蛋白凝块，维护纤维蛋白凝块的稳定。先天性或获得性FⅩⅢ缺乏可导致出血或严重出血。

【目的】

掌握因子ⅩⅢ定性试验的原理、方法、注意事项及临床意义。

【原理】

因子ⅩⅢ含量正常的血浆凝固后不能被5 mol/L尿素溶液溶解。当凝固的血浆能被

5 mol/L尿素溶液溶解时，提示受检血浆中缺乏因子ⅩⅢ。

【材料】

1. 器材　水浴箱。

2. 试剂

（1）5 mol/L 尿素溶液：取尿素 30 g，加蒸馏水至 100 mL。

（2）130 mmol/L 枸橼酸钠溶液。

（3）0.025 mol/L $CaCl_2$ 溶液。

【方法】

1. 受检血浆 0.1 mL，加入 0.025 mol/L $CaCl_2$ 溶液 0.1 mL，混合后置 37℃水浴中形成血凝块。

2. 将此血凝块移入 5 mol/L 尿素溶液中。

3. 开始时每 5 min 观察 1 次，共 2 h，以后每 2～4 h 观察 1 次，共 24 h，观察血凝块的溶解状态。

【参考区间】

24 h 内血凝块不溶解。

【注意事项】

1. 抽血要顺利，没有溶血与凝血。

2. 血标本要立即检测。

3. 氯化钙溶液应新鲜配制。

【讨论】

1. 2%的因子ⅩⅢ水平即可维持纤维蛋白凝块的稳定性，当观察到血凝块溶解时，提示因子ⅩⅢ水平低于2%。

2. 先天性因子ⅩⅢ缺乏非常少见，但由于临床上对该异常缺乏了解，通常开展的 APTT、PT、TT 等不能筛查ⅩⅢ缺乏，故常常导致误诊、漏诊。

3. 因子ⅩⅢ半衰期为 10～14 天，因此检测前应详细询问输注史。

4. 成年人因子ⅩⅢ缺乏多为获得性。

实验七十四　凝血活化分子标志物检测

（一）血浆凝血酶原片段1+2 检测

在血液凝固过程中，凝血酶原可使单链的凝血酶原酶分子 274－275 氨基酸肽键断裂，释放出血浆凝血酶原片段1+2（prothrombin fragment 1+2，F1+2）。F1+2 是体内凝血活化的分子标志物，可以反映凝血酶的生成与活性，对血液高凝状态的检查有重要意义。

【目的】

掌握 F1 +2 检测的原理、方法、注意事项和临床意义。

【原理】

采用 ELISA 法，用兔抗人 F1+2 抗体包被固相，加入待测样品（或标准品）后，再加入辣根过氧化物酶标记的鼠抗人凝血酶原抗体，后者与固相载体复合物结合，使底物显色，颜色深浅与 F1+2 含量呈正相关。

【材料】

1. 器材　酶标仪、酶标反应板、加样器、水浴箱等。

2. 试剂

（1）F1+2 标准品。

（2）辣根过氧化物酶标记的鼠抗人凝血酶原抗体。

（3）兔抗人 F1+2 抗体。

（4）包被液：0.15 mol/L PBS，pH 7.4。

（5）缓冲液：0.1 mol/L Tris-盐酸缓冲液，pH 7.4。

（6）标本稀释液：0.15 mol/L PBS，pH 7.4（含 0.1% Tween 20）；肝素 1 U/mL。

（7）洗涤液：0.15 mol/L PBS（含 0.1% Tween 20，5% BSA）。

（8）基质液：5 mg 邻苯二胺溶于 20 mL 的 0.1 mol/L 枸橼酸-0.2mol/L 磷酸钠缓冲液（pH 5.0），加 10 μL 的过氧化氢溶液。

（9）2 mol/L 硫酸溶液。

（10）109 mmol/L 枸橼酸钠溶液。

【方法】

1. 静脉采血 1.8 mL，将 109 mmol/L 枸橼酸钠溶液与全血 1∶9 抗凝，分离血浆备用或 -20℃保存。

2. 用包被液配制 5 mg/L 浓度的兔抗人 F1+2 抗体，每孔加 200 μL，37℃过夜，用缓冲液洗涤 3 次，甩干备用。

3. F1+2 标准品用标本稀释液配成 10、2、0.2 和 0.04 nmol/L 四种浓度。受检测血浆用标本稀释液做 1∶1 稀释，将上述标准品和标本加入反应板，每孔 200 μL，37℃水浴30 min，洗涤液洗 3 次，甩干后加鼠抗人凝血酶抗体（包被液中加 1% BSA，按工作浓度稀释），每孔 200 μL，37℃水浴 30 min，再用洗涤液洗 3 次，甩干。

4. 加基质液（200 μL/孔），室温 30 min 后，用 1 mol/L 硫酸溶液终止反应。

5. 酶标仪 492 nm 读取 *A* 值，用标准 F1+2 浓度的对数值为横坐标，相应 *A* 值为纵坐标绘制标准曲线，计算待测血浆 F1+2 浓度，并乘以稀释倍数。

【结果判断】

读取 *A* 值，查标准曲线，得待测血浆 F1+2 浓度，并乘以稀释倍数。

【参考区间】

0.29～1.05 nmol/L。

【注意事项】

1. 受检血浆要充分离心，速度必须在 3000 r/min 以上。

2. 每次检测要做好空白对照，以洗涤液代替样本加入反应板中。如显色时，*A* 值超过

0.100，应重新检测。

3. 血浆中蛋白等物质会产生交叉反应，影响结果，因此洗涤液洗涤要保留 3 min，每次洗涤后尽量甩干。

【讨论】

1. 血浆 F1+2 反映了凝血酶原酶的活性，是凝血酶生成的标志，是目前血栓前状态检测重要而敏感的分子标志物。

2. F1+2 升高见于深静脉血栓形成、DIC、肺栓塞、急性白血病、先天性和获得性抗凝血酶缺乏症、蛋白 C 缺乏症、蛋白 S 缺乏症、口服避孕药及雌激素替代治疗等。

3. F1+2 降低见于口服抗凝剂治疗患者，因此可作为口服抗凝剂的监测指标之一。如口服华法林治疗时，在开始治疗的第一周，PT 实验的 INR 值尚未改变，F1+2 水平已经开始下降，说明华法林治疗显示效果。

（二）血浆纤维蛋白肽 A 检测

在凝血反应的最后阶段，凝血酶降解纤维蛋白原，使纤维蛋白原结构发生变化，生成纤维蛋白单体，并释放出纤维蛋白肽 A（fibrin peptide A，FPA）。血液中出现 FPA 表明凝血酶活性增加。因此，FPA 是反映凝血活化的分子标志物之一。

【目的】

掌握 FPA 测定的原理、方法、注意事项、临床意义和方法学评价。

【原理】

采用 ELISA 法：用皂土处理待检血浆以去除纤维蛋白原，含 FPA 标本先与已知过量的兔抗人 FPA 抗体充分结合，将剩余未结合抗体再移至预先包被 FPA 酶标板上。再加入辣根过氧化物酶标记的羊抗兔 IgG，可与固相上的抗 FPA 结合，并使底物邻苯二胺显色，其颜色深浅与剩余未结合抗体量呈正相关，与受检标本中的 FPA 呈负相关。

【材料】

1. 器材　酶标仪、酶标反应板、水浴箱、灭菌注射器、水浴箱、离心机等。

2. 试剂

（1）合成的人 FPA。

（2）兔抗人 FPA 血清。

（3）辣根过氧化物酶标记的羊抗兔 IgG。

（4）标准 FPA。

（5）邻苯二胺、基质缓冲液（50 mmol/L 枸橼酸钠与 100 mmol/L Na_2HPO_4）。

（6）皂土及缓冲液：584 mg NaCl 与 605 mg Tris 共溶于 90 mL 蒸馏水中，以浓 HCl 调 pH 至 8.95，加 BSA 100 mg。

（7）包被缓冲液：50 mmol/L 碳酸盐缓冲液（pH 9.5）。

（8）洗涤液：1000 mL pH 7.4 的 PBS，加入 0.5 mL Tween 20，再加入 0.2 g NaN_3。

（9）标准稀释液：临用前，在上述洗涤液中加入 3 mg/mL 的明胶。

（10）109 mmol/L 枸橼酸钠溶液。

【方法】

1. 静脉采血 1.8 mL,将 109 mmol/L 枸橼酸钠溶液与全血 1∶9 充分抗凝,分离血浆备用。

2. 用包被缓冲液将合成的 FPA 配成 1 μg/mL。加入酶标反应板中,200 μg/孔,加盖,37℃过夜。次日洗涤液洗涤 5 次后甩干,备用。

3. 用标本稀释液将纯 FPA 配成 25、12.5、6.25、3.12、1.56 和 0.78 ng/mL 6 个浓度,并各取 0.9 mL 分别与 0.1 mL 工作浓度的兔抗人 FPA(亦用标本稀释液配制)混合,置 37℃水浴 3 h。

4. 将受检血浆 1 mL、皂土 40 mg 和皂土缓冲液 0.5 mL 充分混匀后再缓慢振摇 10 min,3000 r/min 离心 15 min,吸取上清液 1 mL,再按上述方法操作一次,彻底去除纤维蛋白。取上清液 1 mL,先加 Tween 20 50μL,再取 0.9 mL,加 0.1 mL 工作浓度的兔抗人 FPA,置 37℃ 3 h。

5. 将上述步骤 3、4 中温育过的标准品和受检血浆于酶标板孔中各加 200 μL,置 37℃ 1 h(或室温 2 h),用洗涤液洗涤 5 次后,甩干。

6. 加入辣根过氧化物酶标记的羊抗兔 IgG(用标本稀释液按工作浓度稀释),200 μL/孔,置 37℃ 1 h(或室温 2 h),用洗涤液洗涤 5 次后,甩干。

7. 以基质缓冲液配置底物(10 mg OPD 溶于 25 mL 基质缓冲液,临用前加 30% 过氧化氢 10 μL),取底物溶液 200 μL 加入各反应孔中,室温放置 5 min 后,用 3 mol/L 硫酸终止反应(50 μL/孔)。在 492 nm 酶标仪上读出 *A* 值。按标准品绘制标准曲线,计算出受检标本的 FPA 值,结果应乘以稀释倍数 2。

【结果判断】

以 492 nm 酶标仪上读出的 *A* 值查标准曲线得出 FPA 含量,*A* 值与 FPA 含量呈负相关。

【参考区间】

男性不吸烟者:(1.83 ±0.61)μg/L。

女性不吸烟者(未服避孕药):(2.24 ±1.04)μg/L。

【注意事项】

1. 采血时,要选用较大的针头,保证抽血顺利,时间控制在 45 s 以内,压脉带太紧或时间太久,可导致采血过程的人工凝血活化。最初的数滴血应弃去。注射器应硅化或使用塑料制品。

2. 受检标本皂土处理是关键,必须反复振摇,冰水中混合,时间保证在 10 min 以上,离心速度不能低于 3000 r/min,不然纤维蛋白原不能完全去除。

3. 标准品和受检血浆加抗 FPA 抗体后,如需暂停检测,可在 4℃中过夜。

4. 酶标板洗涤要充分,每次洗涤液可保持 3 min。

5. FPA 半衰期短,影响因素多,实验步骤相对烦琐,应严格按照操作程序完成。

【讨论】

1. FPA 是反映凝血活化的重要分子标志物之一。FPA 含量升高,见于血栓前状态或血栓性疾病,如急性心肌梗死、不稳定性心绞痛、深静脉血栓、DIC、脑梗死、恶性肿瘤、关节置换术后、咽峡炎、SLE、妊娠晚期、妊娠高血压综合征、肾小球肾炎、大面积烧伤等。FPA 升高对 DIC 较敏感,可作为 DIC 早期诊断的指标之一。

2. FPA 水平可作为抗凝效果的判断标准,也可作为急性心肌梗死预后的评估标准之一。

（三）血浆凝血酶-抗凝血酶复合物检测

凝血酶生成后,血浆中的抗凝血酶(AT)能迅速与其 1:1 结合,生成无活性的凝血酶-抗凝血酶复合物(thrombin-antithrombin,TAT),从而调节凝血反应的强度。血浆 TAT 浓度升高,表明凝血酶浓度升高,AT 被大量消耗,血液呈现高凝状态,血栓形成危险性增高。

【目的】

掌握 ELISA 法检测血浆凝血酶-抗凝血酶复合物的原理、方法、注意事项及临床意义。

【原理】

用兔抗人凝血酶抗体包被固相反应板,加入待测样品后,再加入辣根过氧化物酶标记的鼠抗人凝血酶抗体,后者与固相反应板上的凝血酶-抗凝血酶复合物(TAT)结合,使底物显色,颜色深浅与 TAT 含量呈正相关。

【材料】

1. 器材　酶标仪、酶标反应板、加样器、37℃水浴箱等。

2. 试剂

(1) TAT 标准品。

(2) 兔抗人凝血酶抗体。

(3) 辣根过氧化物酶标记的鼠抗人 AT 抗体。

(4) 底物液:邻苯二胺 8 mg,临用前以 pH 5.0 碳酸盐-枸橼酸缓冲液 20 mL 溶解后,加 10 μL 30% 过氧化氢溶液。

(5) 标本稀释液:0.1 mol/L PBS(含 2.0% BSA,0.1% Tween 20,pH 7.2)。

(6) 洗涤液:0.01 mol/L PBS(含 0.05% Tween 20,pH 7.2)。

(7) 包被液:0.05 mol/L 碳酸盐缓冲液(pH 7.6)。

(8) 终止液:2 mol/L 硫酸溶液。

【方法】

1. 用包被液将兔抗人凝血酶抗体做 1000 倍稀释(5 μL/mL),包被酶标反应板,100 μL/孔,37℃孵育 3 h 后,4℃过夜。次日用洗涤液洗涤 3 次后甩干,备用。

2. 用标本稀释液将 TAT 标准品稀释成 2、6、20 和 60 μg/mL,将待检血浆做 2 倍稀释,分别取上述样本各 100 μL,加入酶标反应板中,置 37℃孵育 3 h 后,洗涤 3 次,甩干。

3. 每孔加辣根过氧化物酶标记的鼠抗人 AT 抗体 100 μL(用标本稀释液,按工作浓度稀释),37℃温育 2 h 后,洗涤液洗涤 3 次,甩干。

4. 每孔加基质液 50 μL,室温下放置 15 min,用 2 mol/L 硫酸溶液 20 μL/孔终止反应后,在 492 nm 酶标仪上读出各孔的吸光度值(A)。

5. 以 TAT 标准品浓度的对数值为横坐标,相应的 A 值为纵坐标绘制标准曲线(回归方程)，计算出待检血浆 TAT 值，最后乘以稀释倍数。

【参考区间】

健康人枸橼酸钠抗凝血 TAT 为 1.0～4.1 μg/L。

【注意事项】

1. 待检标本应 4℃保存，72 h 内测定。

2. TAT 浓度超过 60 mg/L 时，应以健康人贫 TAT 血浆进行稀释后测定，否则测定结果偏高。

3. 显色反应不要太强，高浓度 TAT 标准品 *A* 值达到 1.800 左右即可。

4. 血浆样品采集不当可影响测定结果。溶血、高脂血、含类风湿因子的血样不可使用。

【讨论】

1. 血浆 TAT 含量升高，反映了体内凝血酶的生成及抗凝反应，可见于血栓前期和血栓性疾病，如冠心病、心绞痛、急性心肌梗死、深静脉血栓、DIC 及白血病患者。

2. 抗凝和溶栓治疗的监测　肝素和纤溶治疗有效后血浆 TAT 水平即可下降。急性心肌梗死的患者接受溶栓治疗后，如血浆 TAT 水平仍高于 6 μg/L，则有再梗死可能。

（王　婷　张蕾蕾）

第三章 抗凝血功能检验

抗凝血系统由细胞抗凝和体液抗凝组成,细胞抗凝作用主要包括血管内皮细胞合成分泌抗凝物质、防止血小板的黏附活化,以及单核-巨噬细胞对凝血因子的清除等。体液抗凝作用主要是通过抗凝血酶系统、蛋白 C 系统和组织因子途径抑制物来实现的。

实验七十五 凝血酶时间测定及其纠正试验

(一)凝血酶时间测定

凝血酶时间(thrombin time, TT)测定是纤维蛋白原转变为纤维蛋白能力的筛选试验,直接反映纤维蛋白原的浓度和纤维蛋白形成的速度。TT 的长短与血浆纤维蛋白原的浓度、结构密切相关。此外,血浆中抗凝血酶物质的存在也可使 TT 延长。

【目的】

掌握 TT 测定的原理、方法、注意事项及临床意义。

【原理】

在凝血酶的作用下,纤维蛋白原转变为纤维蛋白。在血浆中加入标准化的凝血酶,观察血浆凝固所需要的时间即为凝血酶时间。

【材料】

1. 器材

(1)水浴箱、灭菌注射器、硅化玻璃管或塑料试管、离心机、秒表、棉球等。

(2)血凝仪法:全自动或半自动血凝仪。

2. 试剂

(1)109 mmol/L 枸橼酸钠溶液。

(2)凝血酶溶液:一般为商品试剂,冻干试剂需按说明书加蒸馏水溶解后使用,室温使用,无须预温。

(3)健康人混合血浆。

(4)碘酒。

【方法】

Ⅰ. 试管法

1. 静脉采血 1.8 mL,加入含有 0.2 mL 109 mmol/L 枸橼酸钠溶液的塑料试管或硅化玻璃试管中混匀。抗凝血以 3000 r/min 离心 10 min,分离血浆于试管中备用。

2. 取健康人混合血浆 0.1 mL 于试管中,37℃水浴预温 5 min,加入凝血酶试剂 0.1 mL 混匀并开动秒表计时,缓慢倾斜观察液体,以出现浑浊的最初凝固时间为终点,记录其秒数,即为健康人混合血浆的 TT 秒数,一般应重复 2~3 次测定取平均值。

3. 以同样的方法检测待检血浆的 TT 秒数,重复 2~3 次取平均值。

Ⅱ. 血凝仪法

1. 采血、分离血浆同试管法。

2. 按仪器操作方法,取健康人混合血浆 0.1 mL 于仪器相应的测量杯中预温,再加入凝血酶试剂 0.1 mL 混匀,仪器自动测定血浆凝固的终点,并显示健康人混合血浆的 TT 秒数。

3. 以同样的方法测定待测血浆的 TT 秒数。

【结果判断】

以血液流动缓慢或出现浑浊的初期凝固为凝固终点,从加入凝血酶开始计时,观察血液凝固时间。

【参考区间】

试管法和血凝仪法的参考值无差别,为 16~18 s,超过 3 s 以上有意义。各实验室可以建立自己的参考区间。

【注意事项】

1. 取血要顺利,避免溶血、黄疸、脂血和混入组织液等。如有明显的黄疸和脂血时,不宜采用血凝仪操作。

2. 血液应使用枸橼酸钠抗凝,采血后应与抗凝剂充分迅速混匀,避免产生微小凝块。

3. 血浆要新鲜,样品采集完成后,应在 2 h 内完成测定。4℃冰箱内保存不超过 4 h。

4. 凝血酶试剂一般为悬液,使用前要充分混匀,配制好的凝血酶试剂于 2~8℃可保存 3 天。

5. 每次操作都要对凝血酶溶液进行校正,保证健康人混合血浆 TT 值在 16~18 s 范围内波动。

6. 水浴箱温度应控制在 36.5~38.5℃,温度过高或过低会使 TT 测定结果延长。

7. 手工操作光线要充足明亮,以顺利流动的透明混合液到出现流动减慢趋向混浊的最初凝固为终点。

【讨论】

1. TT 延长见于 ① 纤溶亢进。原发性纤溶时,纤维蛋白原降解;继发性纤溶亢进(如 DIC)时,纤维蛋白原和纤维蛋白大量消耗和降解,纤维蛋白原浓度降低,产生具有很强抗凝作用的 FDP,使 TT 延长,因此 TT 可作为 DIC 的一个诊断指标;② 患者血清中抗凝血酶活性增高;③ 肝素样物质增多或类肝素物质存在,如严重肝病、胰腺病及过敏性休克、系统性红斑狼疮、流行性出血热等;④ 低或无纤维蛋白原血症或有异常纤维蛋白时;⑤ 异常球蛋白增多,如多发性骨髓瘤等。

2. TT 缩短 临床非常少见,主要见于异常蛋白血症和巨球蛋白血症,或是由于技术原因,如组织液混入血浆等。

3. 在使用链激酶、尿激酶做溶栓治疗时,或肝素做抗凝治疗时,可将TT作为临床指导用药的监测指标。一般将TT控制在参考值的2~5倍为宜。

(二) 凝血酶时间纠正试验

导致TT时间延长的因素很多,如纤维蛋白原异常、抗凝物质增加、纤溶亢进等。凝血酶时间纠正试验,是在TT延长的基础之上,检测血浆中是否存在类肝素样物质或肝素的常用试验。

【目的】

掌握凝血酶时间纠正试验的原理、方法、注意事项和临床意义。

【原理】

甲苯胺蓝可纠正肝素的抗凝作用。在TT检测中加入甲苯胺蓝,若延长的TT缩短或恢复正常,则说明待测标本中存在过多的类肝素样物质或肝素;若加入甲苯胺蓝对TT检测无影响,则说明是纤维蛋白原缺陷或存在其他类抗凝物质。

【材料】

1. 器材

(1) 水浴箱、灭菌注射器、硅化玻璃管或塑料试管、离心机、秒表、棉球等。

(2) 血凝仪法:全自动或半自动血凝仪。

2. 试剂

(1) 109 mmol/L 枸橼酸钠溶液。

(2) 0.1%甲苯胺蓝溶液。

(3) 凝血酶溶液:一般为商品试剂,冻干试剂需按说明书加蒸馏水复溶,再加生理盐水,调至健康人血浆凝固时间为16~18 s后使用。

(4) 碘酒。

【方法】

Ⅰ. 试管法

1. 静脉采血1.8 mL,加入含有0.2 mL 109 mmol/L 枸橼酸钠溶液的塑料试管或硅化玻璃试管中混匀。抗凝血以3000 r/min离心10 min,分离血浆于试管中备用。

2. 取待测血浆0.1 mL于试管中,加入等量的0.1%甲苯胺蓝溶液,混匀,37℃温育。

3. 加入凝血酶试剂0.1 mL混匀并开动秒表计时,缓慢倾斜观察液体,以出现浑浊的最初凝固时间为终点,记录其时间,一般应重复2~3次测定取平均值。

Ⅱ. 血凝仪法

1. 采血,分离血浆同试管法。

2. 按仪器操作方法,取待测血浆0.1 mL和0.1%甲苯胺蓝溶液0.1 mL加入仪器相应的测量杯中预温,再加入凝血酶试剂0.1 mL混匀,仪器自动测定血浆凝固的终点,并显示待测血浆的凝固时间。

【结果判断】

以血液流动缓慢或出现浑浊的初期凝固为凝固终点,从加入凝血酶开始计时,观察血液凝固时间。

【参考区间】

将甲苯胺蓝溶液加入 TT 延长的血浆后，TT 缩短 >5 s，说明标本中类肝素样物质或肝素增多；否则，提示 TT 延长不是由于肝素类物质所致。

【注意事项】

1. 血液应使用枸橼酸钠抗凝，不能使用 EDTA 或肝素抗凝。

2. 当血浆纤维蛋白原含量过低时，甲苯胺蓝可使凝固结果判断困难，要注意观察。

3. 其他注意事项同 TT 检测。

【讨论】

1. 凝血酶时间能被甲苯胺蓝纠正，说明类肝素样物质或肝素增多，见于：① 过敏性休克、肝移植、肝叶切除、使用氮芥造成肝严重损伤、DIC、SLE 等；② 放疗、放射病、出血热、肾病综合征等；③ 多发性骨髓瘤、肾上腺皮质肿瘤等。

2. 加入甲苯胺蓝后，延长的 TT 不缩短，说明 TT 延长由其他原因导致，如纤维蛋白原含量或结构异常，或存在其他类抗凝物质等。

3. 本试验操作简单快速，结果稳定可靠，是在常规 TT 实验的基础之上，临床理想的检测是否存在类肝素样物质或肝素的常用方法。

实验七十六　血浆抗凝血酶抗原及活性检测

血浆抗凝血酶（antithrombin，AT）是主要的生理性抗凝物质，占血浆液体抗凝总活性的 50% ~70%，AT 缺陷时可导致机体凝血反应亢进，易导致静脉血栓形成。对 AT 的检测包括抗原和活性检测两方面。

（一）血浆抗凝血酶抗原检测

【目的】

掌握免疫火箭电泳法血浆抗凝血酶抗原（antithrombin antigen，AT：Ag）检测的原理、方法、注意事项和临床意义。

【原理】

一定量受检血浆中的 AT 抗原在含有抗 AT 的血清的琼脂糖凝胶中电泳时，在电场的作用下，定量的抗原和抗体相互作用形成火箭样的沉淀峰，沉淀峰的高度与受检血浆中 AT 抗原含量成正比关系，由此可计算出 AT 含量。

【材料】

1. 器材　电泳仪、电泳槽、玻璃板、框膜、滤纸、打孔器、铁夹子、微量加液器等。

2. 试剂

（1）109 mmol/L 枸橼酸钠溶液。

（2）兔抗人 AT 血清。

（3）标准血浆。

(4) Tris-巴比妥缓冲液(pH 8.8):取巴比妥钠 4.88 g、巴比妥 1.235 g 及 Tris 2.890 g,溶于定量蒸馏水中,用盐酸调 pH 至 8.8,然后用蒸馏水补足至总量 1000 mL。

(5) 1%琼脂糖:取琼脂糖 1 g,加入 Tris-巴比妥缓冲液 100 mL,混合加热溶解。

(6) 1%磷钼酸溶液:取磷钼酸 10 g,加水至 1000 mL,溶解过滤后使用。

【方法】

1. 将 1%琼脂糖煮沸溶解后置于 56℃水浴中,待温度降至 56℃时,按每次实验所需加入含兔抗人 AT 血清的烧杯内(抗体量按抗血清效价而定)。在 56℃水浴中充分混匀,尽量避免气泡。

2. 取 10 cm×10 cm 玻璃板两块,中间放 80 mm×80 mm×1.5 mm"U"形框膜,用夹子夹紧,迅速倒入含抗血清的琼脂糖,待琼脂凝固后,除去一块玻璃板,于板的一侧距玻璃板下缘 15 mm 处,打一排加样孔,孔径 2 mm,孔距 3 mm,置电泳槽上。

3. 标准样品制备　将标准血浆用 Tris-巴比妥缓冲液做原倍、1∶2、1∶4、1∶8、1∶16 稀释。

4. 受检标本的制备　109 mmol/L 枸橼酸钠抗凝血,抗凝剂与血液的体积比为 1∶9。离心分离血浆后用 Tris-巴比妥缓冲液做 1∶5 稀释。

5. 电泳　在电泳槽两侧各加入 Tris-巴比妥缓冲液 800 mL,两侧液面应一致,将玻璃板放在两槽之间,琼脂糖凝胶板与缓冲液间用滤纸搭桥,加样孔端接负极,火箭电泳走向端接正极,调节电压至 50 V。

6. 加样　每孔加入受检样品 10 μL,每板同时各加入上述 5 种不同稀释度的标准样品 10 μL,电压调至 110 V,电泳 16 h。

7. 染色　电泳完毕后,将凝胶板取出,生理盐水浸泡洗涤后,浸入 1%磷钼酸溶液中,放置 30 min。

8. 测定火箭峰的高度　量取各火箭峰高度(自加样孔上缘至峰尖的高度,以毫米计算)。以峰高为横坐标,AT:Ag 值为纵坐标,用标准品的 5 个读数通过回归方程绘制标准曲线。

9. 根据标准曲线,求出各测定样品的 AT:Ag 含量,再乘以稀释倍数 5。

【结果判断】

以待测血浆火箭电泳峰高查标准曲线,得出 AT:Ag 含量。

【参考区间】

0.23~0.35 g/L。

【注意事项】

1. 空腹采血后 1 h 内送检,若不能及时送检可置 -70℃保存 3 个月。

2. 所有血浆标本不能用肝素抗凝,必须使用枸橼酸钠抗凝,抗凝要充分,若标本中有小血凝块,则会消耗凝血酶而使 AT:Ag 含量下降。

3. 标本不能反复冻融,且应在检测前于 37℃水浴中快速解冻。

4. 在制备琼脂糖凝胶板时,加血清时的琼脂糖溶液温度控制在 50~56℃,过高温度将导致抗体失活。

5. 打孔时,避免加样孔裂开。加样时样品切勿逸出孔外,以免影响测定结果。

6. 电泳温度不能超过30℃，由于电泳时间长，凝胶极易开裂，最好用带循环冷却装置的电泳槽。

7. 每次检测都要制备新的标准曲线。

【讨论】

由于AT在抗凝血中的重要性，临床上应特别关注AT遗传性缺陷、获得性缺陷的血栓形成风险。

1. AT:Ag降低见于遗传性或获得性AT缺乏，前者是一种常染色体显性遗传病，患者常在手术后、创伤后、感染后、妊娠或产后可反复发生静脉血栓。获得性AT缺乏见于：① AT合成降低，见于肝脏疾病，如肝硬化、重症肝炎、肝癌晚期，常与疾病的严重程度相关，可伴有血栓形成；② AT丢失增加，见于肾病综合征；③ AT消耗增加，见于血栓前状态和血栓性疾病，如心绞痛、心肌梗死、DIC、脑血管病变、口服避孕药等。

2. AT:Ag升高可见于某些血友病、白血病、再生障碍性贫血及口服抗凝药物的治疗过程中。

3. AT:Ag测定一般采用免疫火箭电泳的方法，该方法敏感度与单向琼脂扩散相似，虽操作复杂，但耗时较短。

（二）血浆抗凝血酶活性检测

抗凝血酶活性（AT activity，AT:A）检测是抗凝血酶替代治疗的首选监测指标，具有重要的临床价值，通常与AT:Ag同时检测。

【目的】

掌握发色底物法血浆抗凝血酶活性检测的原理、方法、注意事项和临床意义。

【原理】

受检血浆中加入足量的凝血酶，凝血酶与血浆中的AT结合形成1:1复合物，剩余凝血酶作用于显色底物S_{2238}，裂解出显色基团对硝基苯胺（PNA），显色程度与剩余凝血酶量呈正相关，与血浆AT活性呈负相关，根据受检者吸光度值从标准曲线中可计算出AT:A的含量。

【材料】

1. 器材　37℃水浴箱、酶标仪、加液器、离心机、加样器等。

2. 试剂

（1）109 mmol/L枸橼酸钠溶液。

（2）0.1%聚凝胺（polybrene）溶液。

（3）显色肽：取S_{2238} 25 mg加蒸馏水53 mL（浓度为7.5×10^{-7}mmol/L）。

（4）显色液：底物S_{2238}溶液2份与聚凝胶溶液1份混匀，制成显色底物。

（5）凝血酶溶液：牛凝血酶用生理盐水配成10 U/mL溶液，在每10 mL此溶液中加入聚乙二醇（相对分子质量为6000）0.5 g，混合，保证凝血酶工作浓度为7.5～7.7 U/mL。

（6）Tris-肝素缓冲液：0.05 mol/L Tris，7.5×10^{-3}mol/L EDTA-Na_2-$2H_2O$，1.75×10^{-4} mol/L氯化钠，用1 mol/L盐酸调pH至8.4，每升缓冲液中含肝素30000 U。

(7) 健康人标准血浆。

【方法】

1. 以枸橼酸钠为抗凝剂,静脉采血,离心分离血浆。

2. 取6支普通试管,按表4-3-1将标准血浆和待测血浆做一系列稀释。

表4-3-1 发色底物法检测AT:A

试剂	1	2	3	4	5	测定管
标准血浆(μL)	50	100	150	200	250	—
待测血浆(μL)	—	—	—	—	—	200
Tris-肝素缓冲液(μL)	1150	1100	1050	1000	950	1000
稀释度	1:24	2:24	3:24	4:24	5:24	4:24
AT:A(%)	25	50	75	100	125	?

3. 将上述各管充分混匀,37℃温育5 min。

4. 各管加凝血酶溶液50 μL,混匀,置37℃温育30 s。

5. 各管加显色底物150 μL,混匀,37℃温育30 s。

6. 各管再分别加50%醋酸溶液150 μL终止反应,在酶标仪上,在405 nm波长处读出吸光度值。

7. 以标准品吸光度值为纵坐标,相应AT:A为横坐标,绘制标准曲线。

8. 根据待测血浆吸光度值查标准曲线,得到相应的AT:A含量(若标本被稀释过,则须乘以其稀释倍数)。

【参考区间】

103.2%~113.9%。

【注意事项】

1. 血浆标本要用枸橼酸钠抗凝,不能用肝素抗凝,抗凝要充分,若标本中有小血凝块,则会消耗凝血酶而使AT:A下降。

2. 标本不能反复冻融,且应在检测前于37℃水浴中快速解冻。

3. 每次检测都要制备新的标准曲线。

【讨论】

1. AT:A的临床意义同AT:Ag。AT:A下降是高凝状态较好的指标。在疑难DIC诊断时,AT水平下降尤其是AT:A下降具有诊断价值。急性白血病时AT:A水平下降可看作DIC发生的危险信号。在抗凝治疗中,如怀疑肝素治疗抵抗,可用AT:A检测来确定,抗凝血酶替代治疗时,也应首选AT:A检测来监护。临床上,AT缺陷被认为是深静脉血栓形成的重要危险因素之一,AT检测对深静脉血栓形成诊断的特异性强,但灵敏度不高。

2. 在临床工作中,最好将AT:A与AT:Ag同时检测,有利于先天性AT缺乏症的分型。AT活性和抗原含量检测受年龄、性别的影响小,因而参考区间较窄。AT严重缺乏时,采血用肝素作抗凝剂,抗凝效果差或难以达到抗凝效果,临床遇此情况时应考虑有无AT缺陷。

3. AT:A 测定方法主要包括发色底物法、凝胶空斑法和凝固法等。其中，发色底物法操作简便快速、结果稳定可靠，是临床推广的实验方法。

实验七十七　血浆蛋白 C 抗原及活性检测

（一）血浆蛋白 C 抗原检测

蛋白 C(PC)系统是重要的抗凝系统之一。蛋白 C 是蛋白 C 系统的最重要成分，由肝脏合成，属于维生素 K 依赖的抗凝蛋白。在蛋白 C 缺陷时，血栓形成风险性显著增加。

【目的】

掌握蛋白 C 抗原(protein C antigen, PC:Ag)检测的原理、方法、注意事项、临床意义和方法学评价。

【原理】

免疫火箭电泳法：在含抗人 PC 血清的琼脂板中加入一定量的受检血浆，在电场的作用下，抗原与抗体结合形成火箭样沉淀峰，峰的高度与血浆中抗原含量成正比。根据受检者测得的峰高，可从标准曲线中计算出 PC:Ag 相当于健康人的百分含量。

【材料】

1. 器材　电泳仪、电泳槽、玻璃板、框膜、滤纸、打孔器、铁夹子、微量加液器等。

2. 试剂

(1) 109 mmol/L 枸橼酸钠溶液。

(2) 兔抗人 PC 血清。

(3) PC 缓冲液：取巴比妥钠 1.62 g、Tris 5.65 g、甘氨酸 7.05 g、EDTA-Na_2 1.80 g、聚乙二醇(相对分子量 6000)10 g，定溶于 1000 mL 蒸馏水中，pH 值为 8.8。

(4) 1% 琼脂糖：取琼脂糖 1 g，加 PC 缓冲液 100 mL，混合加热溶解。

(5) 染色液：取考马斯亮蓝 R-250 5 g、冰醋酸 100 mL、乙醇 450 mL，加水至 1000 mL。

(6) 脱色液：取乙醇 125 mL、冰醋酸 250 mL，加蒸馏水至 500 mL。

(7) 生理盐水。

(8) 健康人标准血浆。

【方法】

1. 以枸橼酸钠为抗凝剂，静脉采血，离心分离血浆，并用生理盐水做 1:2 稀释。

2. 将 1% 的琼脂糖煮沸溶解后置于 56℃ 水浴中，待琼脂糖溶液的温度降至 56℃ 时，按每次实验所需要量加入含兔抗人 PC 血清的烧杯内(抗体量按抗血清效价而定)。在 56℃ 水浴中充分混匀，尽量避免气泡。

3. 取 10 cm×10 cm 玻璃板两块，中间放 80 mm×80 mm×1.5 mm“U”形框膜，用夹子夹紧，迅速倒入含兔抗人 PC 血清的琼脂糖，待琼脂凝固后，除去一块玻璃板，于板的一侧距玻璃板下缘 15 mm 处，打一排加样孔，孔径 2 mm，孔距 3 mm，置电泳槽上。

4. 标准样品制备　将标准血浆用 PC 缓冲液做原倍、1:2、1:4、1:8、1:16 稀释。

5. 受检标本的制备　将受检血浆用 PC 缓冲液做 1:5 稀释。

6. 电泳　在电泳槽两侧各加入 PC 缓冲液 800 mL(两侧液面一致),将玻璃板放在两槽之间,琼脂糖凝胶板与缓冲液间用滤纸搭桥,加样孔端接负极,火箭电泳走向端接正极,调节电压至 50 V。

7. 加样　每孔加入受检样品 10 μL,每板同时各加入上述 5 种不同稀释度的标准样品 10 μL,将电压调至 110 V,电泳 16 h。

8. 染色　电泳完毕后,将凝胶板浸入生理盐水中漂洗 12 h 后用蒸馏水冲洗,去盐,干燥后在染色液中染色 3 ~5 min,再用脱色液脱色至峰形清晰为止。

9. 测定火箭峰的高度　量取各火箭峰高度(自加样孔上缘至峰尖的高度,以毫米计算)。以峰高为横坐标,相应的标准血浆 PC:Ag 含量为纵坐标,用标准品的 5 个读数通过回归方程绘制标准曲线。

10. 根据标准曲线,求出各测定样品的 PC:Ag 含量。

【结果判断】

以待测血浆火箭电泳峰高查标准曲线,得出 PC:Ag 含量。

【参考区间】

82.4% ~122.6%。

【注意事项】

1. 血液标本应使用枸橼酸钠抗凝,不能使用 EDTA 或肝素抗凝剂,抗凝应充分,采血后立即分离血浆。

2. 标本不能反复冻融,且应在检测前于 37℃水浴中快速解冻。

3. 在制备琼脂糖凝胶板时,加血清时的琼脂糖溶液温度控制在 50 ~56℃,温度过高将导致抗体失活。

4. 打孔时,避免加样孔裂开。加样时样品切勿逸出孔外,以免影响测定结果。

5. 电泳温度不能超过30℃,由于电泳时间长,凝胶极易开裂,最好用带循环冷却装置的电泳槽。

6. 不宜用磷钼酸染色液。

7. 健康人混合血浆制备以 100 份为最好,且要考虑各年龄段的分布,否则 PC:Ag 含量的波动性可直接影响结果的判断。

8. 每次检测都要制备新的标准曲线。

【讨论】

1. PC 水平下降,见于:① 先天性蛋白 C 缺乏症,如Ⅰ型先天性蛋白 C 缺乏症时,PC 活性和抗原含量均下降,而Ⅱ型则表现为抗原含量正常,而活性降低;② 获得性蛋白 C 缺乏,如 DIC、成人呼吸窘迫综合征、肝功能不全、手术后和口服双香豆素类抗凝剂等。

2. PC 水平增加,可见于冠心病、糖尿病、肾病综合征、妊娠后期及炎症等,常呈代偿性增加,且 PC 抗原和活性含量均增加。

（二）血浆蛋白C活性检测

临床上往往同时检测蛋白C抗原和活性，且活性检测可能比抗原检测更有意义，临床多采用发色底物法。

【目的】

掌握蛋白C活性检测的原理、方法、注意事项、临床意义和方法学评价。

【原理】

血浆蛋白C活性（PC activity，PC∶A）测定常采用发色底物法：以蛇毒中提取的蛋白C特异激活物Protac作为蛋白C的激活剂，激活蛋白C形成活性蛋白C（activated protein C，APC），APC作用于特异性发色底物S_{2366}，裂解出产色基团PNA，显色深浅与PNA量相关，且与PC∶A呈线性正相关。

【材料】

1. 器材　37℃水浴箱、酶标仪、加液器、离心机、加样器、试管等。

2. 试剂

（1）缓冲液：0.04 mol/L巴比妥缓冲液（pH 7.4）。

（2）Protac激活剂：将冻干包装3 U Protac/瓶，加3 mL缓冲液后分装，置-20℃保存，使用前以巴比妥缓冲液再稀释至0.15 U/mL。

（3）显色液：用双蒸水将S_{2366}配制成1.6 mmol/L。

（4）50%醋酸溶液。

（5）健康人混合血浆。

（6）109 mmol/L枸橼酸钠溶液。

【方法】

1. 以枸橼酸钠为抗凝剂，静脉采血，离心分离血浆，并用生理盐水1∶2稀释。

2. 将健康人混合血浆用缓冲液原倍、80%、40%、20%和10%稀释。

3. 将稀释后的健康人混合血浆各取25 μL，分别加0.15 U/mL的激活剂各100 μL，混匀后37℃温育6 min，再分别加入100 μL的显色液，充分混匀后37℃温育8 min，最后各加入50%醋酸溶液150 μL终止反应，于405 nm波长处读取吸光度值。以吸光度值为横坐标，血浆稀释度为纵坐标，绘制标准曲线。

4. 稀释好的待测血浆，按上述方法操作，测出*A*值，查标准曲线得出相应活性度，最后乘以2（稀释倍数）即为PC∶A含量。

【结果判断】

以待测血浆*A*值查标准曲线，得出PC∶A含量。

【参考区间】

87.1%～113.4%。

【注意事项】

1. 血液标本应使用枸橼酸钠抗凝，不能使用EDTA或肝素抗凝剂，抗凝应充分，不能有小凝块，采血后立即分离血浆。

2. Protac 激活剂应 -20℃分装冻存,不得反复冻融,否则影响试剂活化效果。

3. 健康人混合血浆取100份为佳,并考虑到各年龄段分布因素,稀释后用发色底物法测定活性范围应该在0~160%,若不在此范围内,应调整稀释浓度。

4. 血浆标本不能反复冻融,且应在检测前于37℃水浴中快速解冻。

5. 每次检测都要制备新的标准曲线。

【讨论】

1. 临床意义同PC:Ag。目前认为血栓性疾病中,5%~7%与蛋白C缺乏有关,PC检测是易栓症诊断的重要指标。临床上通常PC:Ag与PC:A同时检测。一旦活性或抗原含量下降50%~60%,就有足够的证据说明PC缺乏。

2. PC是一种急性时相反应蛋白,因此检测值波动较大。抗原含量与活性关系经常是不平行的,每个实验室必须建立自己的参考区间。

3. 确定蛋白C缺乏症,至少还要进行AT检测、蛋白C抵抗试验和蛋白C抗体检测,以排除这些因素的干扰。特别是在获得性蛋白C水平下降考虑高凝状态可能时更须谨慎。一般来说,单纯的活性检测指标较单纯抗原含量检测更有价值。

实验七十八　血浆活化蛋白C抵抗试验

生理情况下血浆活化蛋白C(activated protein C,APC)可以灭活凝血因子,起到抗血栓的作用。正常情况下当在血浆中加入外源性APC时可使APTT延长,当血浆中加入APC后APTT不延长或延长不明显,称为活化蛋白C抵抗(activated protein C resistance,APC-R)。

【目的】

掌握APC-R检测的原理、方法、注意事项和临床意义。

【原理】

凝血过程中,因子Ⅴa、Ⅷa参与凝血酶形成,而APC可裂解这两个凝血因子,减慢凝血酶的生成。在APTT检测的试剂中,加入外源性的APC,可使APTT延长,而如果凝血系统存在APC-R,则APTT不延长或延长不明显。因此,通过检测待测血浆中加入APC与否的APTT比值可以检测是否存在APC-R。

【材料】

1. 器材　水浴箱、灭菌注射器、硅化玻璃管或塑料试管、离心机、秒表、棉球等。

2. 试剂

(1) 109 mmol/L枸橼酸钠溶液。

(2) APTT试剂:详见实验六十九。

(3) APC溶液:将APC冻干制品配成2 mg/L的APC,含25 mmol/L氯化钙、0.02 mol/L Tris-盐酸及0.1 mol/L氯化钠,pH值为7.5。分装后置 -30℃保存3个月。

(4) 碘酒。

【方法】

1. 以枸橼酸钠为抗凝剂,静脉采血,离心分离血浆。

2. 取待检血浆进行 APTT 检测,观察凝固时间,操作见实验六十九。

3. 取同一受检血浆,加入等量的 APC 溶液,再测定 APTT 时间。

4. 计算 APC 比值:

$$\text{APC 比值} = \frac{\text{APTT(加 APC)}}{\text{APTT}}$$

【结果判断】

同实验六十九。

【参考区间】

上海瑞金医院:95%范围大于 1.96,平均 2.36。

【注意事项】

1. APC 为活性酶试剂,不宜反复冻融,且在使用时要注意酶活性的变化,以防失活。

2. 实验应建立正常对照,各实验室应建立自己的参考区间。

3. 其他注意事项同实验六十九。

【讨论】

1. 以 APC 比值来表示对 APC 的敏感性,大于 2.2 的可视为不存在 APC 抵抗现象,介于 1.8 ~2.2 的为可疑,小于 1.8 的则存在 APC 抵抗现象,这种情况提示可能有血栓性疾病的发生。

2. 造成 APC-R 的原因包括:① 存在 APC 抗体;② 存在 APC 的某种抑制物;③ 蛋白 S 缺乏;④ 因子Ⅴa 和因子Ⅷa 结构异常不能被 APC 灭活;⑤ 其他机制。

3. 本实验方法简便,但误差较大,不同厂家的 APC 纯品甚至不同批号的差异也很大,每种 APC 必须建立各自的参考值。应用肝素或口服抗凝药物治疗时,无法使用本实验。

实验七十九　复钙交叉试验

复钙交叉试验(cross recalcification test,CRT)是检测血循环中是否存在病理性抗凝物质的一个筛选试验,可用来区别临床出血是由于凝血因子缺乏还是病理性抗凝物质所引起的。

【目的】

掌握 CRT 检测的原理、方法、注意事项和临床意义。

【原理】

血浆复钙时间延长可能是由凝血因子缺乏或血液中存在抗凝物质所致。延长复钙时间如能被 1/10 体积的标准血浆纠正,则提示受检血浆中缺乏凝血因子,如不被纠正,则提示受检血浆中存在抗凝物质。

【材料】

1. 器材　37℃水浴箱、离心机、加样器、试管、秒表等。

2. 试剂

(1) 109 mmol/L 枸橼酸钠溶液。

（2）25 mmol/L $CaCl_2$溶液。

（3）健康人标准血浆。

【方法】

1. 以枸橼酸钠为抗凝剂，静脉采血，离心分离血浆。

2. 按表4-3-2 操作。

表4-3-2　复钙交叉实验操作方法

mL

	试管1	试管2	试管3	试管4	试管5
待测血浆	—	0.01	0.05	0.09	0.1
标准血浆	0.1	0.09	0.05	0.01	—

3. 将上述试管置于37℃水浴中1 min，加25 mmol/L $CaCl_2$溶液0.1 mL混合，同时启动秒表，记录血浆中出现纤维蛋白丝的时间，至少重复2次，取平均值。

【结果判断】

以血液流动缓慢或出现浑浊的初期凝固为凝固终点，从加入$CaCl_2$开始计时，观察各管血液凝固时间，重复2次取平均值。

【参考区间】

若受检血浆与1/10体积的标准血浆混合（即第2管），血浆复钙时间不在参考区间内（2.2～3.8 min），则认为受检血浆中存在异常抗凝物质。

【注意事项】

1. 血液标本应使用枸橼酸钠抗凝，不能使用EDTA或肝素抗凝，抗凝应充分，不能有凝块或溶血。

2. 采血后应立即分离血浆检测，血浆在室温放置不超过2 h。

3. 实验所用血浆为富血小板血浆，血小板减少会影响实验结果，要严格控制离心的时间和速度。

4. 25 mmol/L $CaCl_2$溶液需新鲜配制。

【讨论】

1. CRT是血浆中是否存在异常抗凝物质增多的初筛试验。若延长的复钙时间能被1/10体积的标准血浆纠正，表示受检血浆里缺乏凝血因子；若1/10体积的标准血浆不能恢复，等量体积血浆混合时部分恢复，提示有病理性抗凝物质异常增多的情况，应进一步做因子抑制物测定。

2. 血浆中异常抗凝物质增多见于肝脏疾病、胰腺疾病、类风湿性关节炎、系统性红斑狼疮等，血友病患者反复出血提示合并存在凝血因子抑制物的可能。

3. 复钙交叉试验操作简便，快捷，易于推广。但是其敏感性还不足以了解受检血浆中低浓度的肝素或其他口服抗凝剂，必要时可考虑加做凝血酶时间测定。

实验八十　凝血因子Ⅷ抑制物检测

部分血友病 A 患者在输注含凝血因子Ⅷ的血制品治疗后，产生了一种可特异性抑制或灭活外源性 FⅧ的物质，称为 FⅧ抑制物，约占血友病 A 患者的 20% ~30%。它可干扰凝血反应，使得对出血的控制更加困难，对其的检测在血友病 A 患者的诊疗中尤为重要。

（一）混合血浆法

【目的】

掌握混合血浆法凝血因子Ⅷ抑制物检测的原理、方法、注意事项和临床意义。

【原理】

受检血浆与一定量健康人新鲜血浆混合，在 37℃温育一定时间后，测定混合血浆的 FⅧ活性，若受检血浆中存在 FⅧ抑制物，则混合血浆的 FⅧ活性会降低，以 Bethesda 单位来计算抑制物的含量，1 个 Bethesda 单位相当于灭活 50% 因子Ⅷ活性，所以此方法也称为 Bethesda 法。

【材料】

1. 器材　37℃水浴箱、离心机、加样器、试管、秒表等。

2. 试剂

（1）109 mmol/L 枸橼酸钠溶液。

（2）50 mmol/L 咪唑缓冲液：取咪唑 0.34 g、氯化钠 0.585 g，加蒸馏水 100 mL，pH 值为 7.4。

（3）5 g/L 白陶土生理盐水悬液。

（4）脑磷脂生理盐水悬液：取脑磷脂冻干粉用生理盐水做 1∶100 稀释。

（5）50 mmol/L $CaCl_2$溶液。

（6）健康人混合血浆。

【方法】

1. 以枸橼酸钠为抗凝剂，静脉采血，离心分离待测血浆。

2. 分别用咪唑缓冲液 1∶1 稀释待测血浆和健康人混合血浆（用作对照血浆）。

3. 以 1∶1 稀释的健康人混合血浆为 100% FⅧ活性的标本，按Ⅷ:C 检测方法（方法详见实验七十二），测出健康人血浆的Ⅷ:C。

4. 以 1∶1 稀释的待测血浆与等量的健康人混合血浆混合，置 37℃孵育 2 h 后，按Ⅷ:C 检测方法确定 FⅧ的活性百分率。

5. 计算

$$\text{受检者孵育后剩余Ⅷ:C} = \frac{\text{孵育后待检者Ⅷ:C}}{\text{对照血浆Ⅷ:C}} \times 100\%$$

【结果判断】

同实验七十二Ⅷ:C 检测。

【参考区间】

健康人血浆无FⅧ抑制物，剩余凝血因子Ⅷ:C为100%。

Bethesda = 0

Bethesda单位 = 待测血浆温育后剩余Ⅷ:C × 待测血浆与对照血浆稀释倍数

【注意事项】

1. 待测血浆应按照要求采用枸橼酸钠抗凝，并立即分离血浆，-20℃可保存1~2个月，-80℃可保存3个月。

2. 健康人新鲜混合血浆，应选择30份以上，考虑含各年龄层，可冻干在-80℃保存3个月。

3. 若抑制作用明显，超过Ⅷ:C检测的线性范围，可调整待测血浆与对照血浆的比例，37℃温育2 h后，重新检测Ⅷ:C。

（二）因子平行稀释法

【目的】

掌握因子平行稀释法凝血因子Ⅷ抑制物检测的原理、方法、注意事项及临床意义。

【原理】

将待测血浆与标准血浆进行1:10、1:20、1:40、1:80和1:160倍比稀释。稀释后血浆凝血因子抑制物活性降低，使凝血因子活性恢复。若待测血浆中不含凝血因子抑制物，则待测血浆与标准血浆的两条稀释曲线（凝固时间-凝血因子）平行；反之，若检测血浆中含有凝血因子抑制物，则待测血浆和标准血浆的两条稀释曲线交叉，由此判断是否存在凝血因子抑制物。

【材料】

1. 器材　37℃水浴箱、离心机、加样器、试管、秒表、双对数坐标纸等。

2. 试剂

（1）109 mmol/L枸橼酸钠溶液。

（2）5 g/L白陶土生理盐水悬液。

（3）脑磷脂生理盐水悬液：取脑磷脂冻干粉用生理盐水做1:100稀释。

（4）50 mmol/L $CaCl_2$溶液。

（5）咪唑缓冲液：由5份Ⅰ液（取咪唑1.36g，溶于蒸馏水200 mL，加0.1 mol/L盐酸74.4 mL，再加蒸馏水至400 mL）和1份Ⅱ液（130 mmol/L枸橼酸钠）混合而成，pH值为7.3。

（6）健康人混合血浆。

【方法】

1. 以枸橼酸钠为抗凝剂，静脉采血，离心分离待测血浆。

2. 用咪唑缓冲液将待测血浆和健康人混合血浆（用作标准血浆）分别稀释为1:10、1:20、1:40、1:80及1:160。

3. 分别测定待测血浆和标准血浆各稀释浓度的Ⅷ:C（方法详见实验七十二），并分别在双对数坐标纸上绘制待测血浆和标准血浆的稀释曲线。

【结果判断】

在坐标纸上比较待测血浆和标准血浆的稀释曲线，若两条曲线平行，则为因子Ⅷ抑制物阴性；若两条曲线交叉，则为因子Ⅷ抑制物阳性。

【参考区间】

健康人血浆因子Ⅷ抑制物阴性。

【注意事项】

同混合血浆法。

【讨论】

1. 凝血因子抑制物是能中和血液中各种凝血因子促凝活性的循环自身抗体，患者的凝血因子和因子抑制物结合后被快速灭活，而肝脏不能及时生成足够的凝血因子，导致血浆凝血因子水平下降，出血风险增大。

2. 血浆因子Ⅷ抑制物的出现常见于反复输血或接受抗血友病球蛋白治疗的血友病 A 患者，也可见于某些免疫性疾病和妊娠期的妇女。

3. 该方法不仅可用于因子Ⅷ抑制物检测，还可用于因子Ⅸ、Ⅺ、Ⅹ、Ⅱ抑制物检测。

4. 混合血浆法检测简单快速，对同种免疫引起的因子抑制物测定较为敏感，对自身免疫、药物免疫、肿瘤免疫和自发性凝血因子抑制物则不敏感。实验存在假阴性和假阳性，缺乏特异性，要求每例标本至少检测 2 次以上。

5. 因子平行稀释法简单快速，灵敏度高，可通过血凝仪进行自动分析，但是无法定量检测因子抑制物。

6. 临床上还采用混合血浆法改良的 Nijmegen 法，准确度得到提高，适合低滴度抗体的检测，但依然无法判断非同种免疫引起的抗体。ELISA 法敏感性高，可以检测出所有的因子抑制物，但是对作为标准抗原的凝血因子要求高，价格昂贵，难以普及。

实验八十一 狼疮抗凝物质的筛选和确诊试验

狼疮抗凝物质（lupus anticoagulant，LAC）是一组抗磷脂或抗磷脂与蛋白（如 β-2-glycoprotein Ⅰ和凝血因子）复合物的抗体，因在系统性红斑狼疮（SLE）患者体内发现而命名。LAC 可通过阻碍Ⅷ和Ⅺ相互作用而影响凝血酶原的生成，也可直接抑制凝血酶原复合物中的磷脂成分而影响凝血过程，导致 APTT 和 PT 延长。

【目的】

掌握 LAC 筛选和确诊试验检测的原理、方法、注意事项、临床意义和方法学评价。

【原理】

用蛇毒试剂激活 FX，加入 Ca^{2+} 和低浓度的磷脂，观察血浆发生凝固的时间，称为 Russel 蝰蛇毒时间（Russel viper venom time，RVVT），作为 LAC 的筛选试验。若 RVVT 明显延长，提示有凝血因子缺陷或者存在 LAC，加入标准血浆后，RVVT 缩短，为凝血因子缺陷；RVVT 仍然延长，表示存在 LAC。加入高浓度的磷脂中和 LAC 后，可使延长的 RVVT 缩短或恢复正常，确诊血浆中存在 LAC，称为 LAC 确诊试验。在贫血小板的血浆中分别加入狼疮抗凝物质的筛选试剂和确诊试剂，记录筛选试验和确诊试验凝固时间的比值，根据比值的大小来判断待测血浆里是否有 LAC。

【材料】

1. 器材　37℃水浴箱、离心机、加样器、试管、秒表等。

2. 试剂

（1）109 mmol/L 枸橼酸钠溶液。

（2）LAC 筛选试剂。

（3）LAC 确诊试剂。

【方法】

1. 以 109 mmol/L 枸橼酸钠为抗凝剂，与静脉血做 1:9 抗凝，离心分离贫血小板血浆。

2. 将 LAC 筛选试剂和确诊试剂置于 37℃水浴中预温。

3. 取 2 支试管，各加 200 μL 贫血小板血浆，37℃预温 1 min，在试管中分别加入狼疮抗凝物质筛选试剂及确诊试剂 200 μL，启动秒表，记录血浆凝固时间。

4. 以上操作重复检测 2 次。

5. 结果用 LAC 比值来表示，计算公式如下：

$$\text{LAC 比值} = \frac{\text{LAC 筛选试验凝固时间}}{\text{LAC 确诊试验凝固时间}}$$

【结果判断】

以血液流动缓慢或出现浑浊的初期凝固为凝固终点，从加入 LAC 的筛选试剂和确诊试剂开始计时，观察血液凝固时间。以 LAC 的筛选试验和确诊试验凝固时间的比值来判读结果。

【参考区间】

LAC 的筛选试验检测值/确诊试验检测值为 =0.8 ~1.2。其中，比值大于 2.0，LAC 强阳性；比值为 1.5 ~2.0，LAC 中等强度阳性；比值为 1.2 ~1.5，LAC 弱阳性；比值小于 1.2，但筛选和确诊试验的结果均延长，需进一步检测因子Ⅱ、Ⅴ、Ⅹ的活性或其他抗体。

【注意事项】

1. 分离血浆的血小板数应小于 2.0×10^9/L，新鲜血浆标本应立即储存于 2 ~8℃，4 h 内测试完毕。标本储存必须加盖，以防外源污染和 pH 值改变。

2. 患者血细胞比容小于 20% 或大于 60% 者，均会影响结果的准确性。

【讨论】

1. LAC 阳性可见于：① 自身免疫性疾病，如 SLE、类风湿性关节炎、干燥综合征等；② 血栓性疾病，如脑梗死、冠心病、动静脉血栓形成等；③ 恶性肿瘤，如白血病、乳腺癌、淋巴瘤等；④ 病毒感染、复发性流产、糖尿病等，约有 24% ~36% 患者可发生血栓形成。

2. RVVT 是检测 LAC 最常用的方法，但是由于蝰蛇毒试剂难以获得，近年来开始应用基于 APTT 的硅化凝血时间测定 LAC，在试剂中分别使用人工合成磷脂替代原试剂中的脑磷脂，并可在自动化血凝仪上完成，与 LAC 的筛选和确诊试验有基本相同的诊断效果。

（王　婷　张蕾蕾）

第四章　纤维蛋白溶解系统检验

纤维蛋白溶解系统简称纤溶系统，由纤溶酶原、纤溶酶原激活物、纤溶酶、纤溶抑制物、纤维蛋白(原)降解产物等组成。纤溶具有重要的生理功能，其与凝血活性保持动态平衡，对维持血流畅通、防止血栓形成起重要作用。纤溶系统活性增高可引起出血，活性降低可促进血栓形成。

实验八十二　血浆纤溶酶原检测

(一) 血浆纤溶酶原活性检测

纤溶酶原(plasminogen，PLG)在特异性激活物的作用下能转化为纤溶酶(PL)，从而降解纤维蛋白(原)和其他蛋白质。直接检测PL活性不能反映纤溶活性的高低，但可以通过检测PLG及其他指标间接反映纤溶水平。

【目的】

掌握发色底物法检测血浆纤溶酶原活性(PLG:A)的实验原理、操作方法、注意事项及临床意义。

【原理】

在纤维蛋白原存在下，外源性药物尿激酶(urokinase，UK)能激活待测血浆中的PLG并使之转变为PL，后者水解显色底物S_{2251}，释放出显色基团对硝基苯胺(PNA)而显黄色，其颜色深浅与血浆PLG:A含量呈正相关。在405 nm处动态监测PNA的吸光度变化率，可计算出血浆PLG:A含量。

【材料】

1. 器材　消毒塑料注射器、试管、微量加样器、37℃水浴箱、酶标仪、酶标板等。

2. 试剂

(1) 0.05 mol/L pH 7.4 Tris-缓冲液。可配成10×浓缩缓冲液，应用时以蒸馏水稀释10倍，稀释后的工作液冰箱中可保存30天。

(2) 4 U/mL尿激酶溶液：Tris-缓冲液配制，现用现配。

(3) 5 g/L S_{2251}溶液：三蒸水配制，现用现配。

(4) 50%甘油溶液。

(5) 终止液：50%乙酸溶液。

（6）标准血浆：40 名健康人枸橼酸钠抗凝混合血浆。

（7）抗凝剂：109 mmol/L 枸橼酸钠溶液。

【方法】

1. 静脉采血，按血液∶枸橼酸钠 9∶1 的比例加入抗凝剂，充分混合。3000 r/min 离心 20 min，尽快分离制备贫血小板血浆。

2. 标本准备　标准管加标准血浆 0.1 mL，加 50% 甘油溶液 2 mL，再加入尿激酶溶液 40 μL；受检管加待测血浆 50 μL，加 50% 甘油溶液 1 mL，再加入尿激酶溶液 20 μL。各管加入尿激酶后置于 37℃ 中温育 1 h，为纤溶酶生成做准备。

3. 按表 4-4-1 所示进行操作。

4. 用空白管调零，于酶标仪 405 nm 波长处依次读取各管 *A* 值。以标准管 *A* 值为纵坐标，其相应的 PLG：A(%)为横坐标，做直线回归分析，依据受检管 *A* 值在回归方程中计算出相应的 PLG：A(%)。

表 4-4-1　发色底物测定 PLG：A 操作步骤

	标准管						空白管	受检管
已温育的标本(mL)	0.12	0.10	0.08	0.06	0.04	0.02	—	0.10
50% 甘油溶液(mL)	—	0.02	0.04	0.06	0.08	0.10	0.12	0.02
Tris-缓冲液(mL)	0.07	0.07	0.07	0.07	0.07	0.07	0.07	0.07
发色底物溶液(mL)	0.02	0.02	0.02	0.02	0.02	0.02	0.02	0.02
	37℃温育 1.5 h							
50% 乙酸溶液(mL)	0.05	0.05	0.05	0.05	0.05	0.05	0.05	0.05
标准 PLG：A 含量(%)	120	100	80	60	40	20		

【参考区间】

57.72%～113.38%。

【注意事项】

1. 采血应迅速并及时与抗凝剂混匀，若止血带压迫过久可引起 PLG：A 假性降低；标本如发生凝血或溶血应重新采血：标本采集后立即送检。

2. 一些药物能影响 PLG：A 活性，如口服避孕药物能使 PLG：A 轻度增高，溶栓药物(组织纤溶酶原激活物、尿激酶、链激酶等)能使 PLG：A 下降。患者若应用上述药物时行PLG：A 检测，需在标本上注明。

3. 加入终止液时应立即混匀，计算结果是要扣除空白对照的吸光度值。

【讨论】

1. PLG：A 增高提示纤溶活性降低，常见于血栓性疾病及血栓前状态。PLG：A 降低提示纤溶活性增高，常见于 DIC 和原发性纤溶亢进，还可见于重症肝炎、肝硬化、门静脉高压、肿瘤转移、前置胎盘及大手术后等获得性纤溶酶原缺乏症。在大多数患者中，PLG：A 测定与其抗原测定具有较好的相关性。

2. 发色底物法检测 PLG:A 操作简便快捷,比免疫化学法更为适用。血浆 PLG 水平可受多种因素影响,因此不能灵敏反映纤溶亢进的情况。检测 PLG 抑制物 α_2-抗纤溶酶(α_2-antiplasmin,α_2-AP)比 PLG 检测更为敏感。

(二) 血浆纤溶酶原抗原检测

血浆纤溶酶原抗原(plasminogen antigen,PLG:Ag)检测可间接反映纤溶水平。

【目的】

掌握 ELISA 法检测 PLG:Ag 的原理、操作方法、注意事项及临床意义。

【原理】

反应板用纯化的兔抗人 PLG 抗体包被,加入待测血浆,待测血浆中的 PLG 与 PLG 抗体结合,再加入辣根过氧化物酶标记的抗 PLG 抗体,形成抗体-抗原-酶标抗体双抗体夹心酶联免疫复合物,复合物中的标记酶与其特异性底物作用显色。根据反应体系在 492 nm 处的吸光度值可反映与抗体结合的 PLG:Ag 含量,依据标准曲线计算出 PLG:Ag 含量。

【材料】

1. 器材　酶标板、酶标仪、37℃水浴箱等。

2. 试剂

(1) 包被抗体:纯化的兔抗人 PLG 抗体。

(2) 健康人混合血浆。

(3) 酶标二抗:HRP 标记的兔抗人 PLG 抗体。

(4) 1 mg/mL 邻苯二胺(底物):用的 0.1 mol/L pH 4.5 枸橼酸盐缓冲液配制。

(5) 小牛血清白蛋白 (BSA):浓度为 10 g/L。

(6) Tris-Tween 20 洗涤液。

(7) 终止液:3 mol/L 硫酸溶液。

【方法】

1. 用 100 mg/L 纯化的兔抗人 PLG 抗体包被反应板,100 μL/孔,37℃温育 3 h,4℃放置过夜,用 Tris-Tween 20 洗涤液洗涤 3 次。

2. 取健康人混合血浆作为标准品,按 PLG 含量倍比稀释成 10 个不同浓度;用 0.01 mol/L PBS-Tween 20 将待测血浆稀释 200 倍。

3. 将稀释好的待测血浆及不同浓度的标准品加入包被好的反应板中,100 μL/孔,37℃温育 2 h 后,用 Tris-Tween 20 洗涤液洗涤 3 次。

4. 加入用 10 g/L BSA-PBS-Tween 20 稀释的 HRP 标记的兔抗人 PLG 抗体,100 μL/孔,37℃温育 1 h。

5. 加入 1 mg/mL 邻苯二胺(底物)溶液,100 μL/孔,37℃温育 20 min。

6. 加入终止液终止反应。

7. 置于酶标仪 492 nm 波长处读取吸光度值(A)。

8. 以 PLG 含量的对数为横坐标,相应各孔的 A 值为纵坐标,绘制标准曲线。

9. 依据待测血浆 A 值在标准曲线上得出相应的 PLG:Ag 含量。

【参考区间】

0.18 ~ 0.25 g/L。

【注意事项】

1. PLG:Ag 测定较稳定，分离后的待测血浆 -30℃可以保存 2 个月。

2. 其他注意事项同血浆 PLG:A 检测。

【讨论】

同血浆 PLG:A 检测。

实验八十三 血浆纤维蛋白(原)降解产物检测

纤维蛋白原降解产物(FgDP)和纤维蛋白降解产物(FbDP)统称为纤维蛋白(原)降解产物[fibrin (fibrinogen) degradation products, FDP]，是纤维蛋白(原)降解碎片的总称，包括多种不同分子量的肽段。FDP 可抑制血小板的聚集和释放反应，并具有抗凝作用。血浆 FDP 增加是体内纤溶亢进的标志之一。

【目的】

掌握胶乳凝集法(latex agglutination test, LAT)检测血浆纤维蛋白(原)降解产物(FDP)的实验原理、操作方法、注意事项及临床意义。

【原理】

用抗 FDP 的特异性抗体包被胶乳颗粒，与待测血浆(或血清)充分混匀，如果待测血浆中含有 FDP 时，则与乳胶颗粒上的抗 FDP 特异性抗体结合而发生凝集反应。根据胶乳颗粒检测 FDP 的敏感度和待测血浆稀释度可计算出 FDP 的含量。

【材料】

1. 器材 胶乳反应板、试管、刻度吸管、搅拌棒、秒表、微量加样器、冰箱、离心机等。

2. 试剂

(1) 109 mmol/L 枸橼酸钠溶液。

(2) 甘氨酸缓冲液。

(3) 胶乳试剂。

(4) FDP 阴性对照。

(5) FDP 阳性对照。

【方法】

1. 常规静脉取血，抗凝剂与全血 1:9 抗凝，离心分离血浆。

2. 在胶乳反应板的圆圈中加入 20 μL 胶乳试剂，并加入等量的待测血浆，用搅拌棒充分混匀，轻轻摇动胶乳反应板 3 ~ 5 min。

【结果判断】

1. 在较强光线下观察，出现明显且均匀的凝集颗粒为阳性(FDP 含量≥5 mg/mL)；若无凝集颗粒的则为阴性(FDP 含量 <5 mg/mL)。

2. 如果为阳性，可进一步用甘氨酸缓冲液将待测血浆按 1:2、1:4、1:8 及 1:16 倍比稀释,并分别按上述方法进行检测,记录发生凝集反应的最高稀释倍数。

3. 本法最大敏感度为 5 μg/mL,因此血浆 FDP 含量(μg/mL)为 5 乘以最高稀释倍数。

【参考区间】

血清 FDP < 10 mg/L,血浆 < 5 mg/L。

【注意事项】

1. 试剂须在 2 ~ 8℃保存,避免冻结,使用前平衡至室温,用前充分摇匀。

2. 血浆分离后应在 2 h 内完成检测。

3. 胶乳反应板必须保持清洁干燥。

4. 保持实验温度高于 20℃,若低于 20℃时,应适当延长反应时间后再观察结果。

【讨论】

1. 血浆或血清 FDP 增高,间接反映纤溶活性,是纤溶活性的重要筛查指标之一。纤溶亢进包括原发性纤溶亢进和继发性纤溶亢进,后者 D-二聚体增高。

2. DIC 时,血浆 FDP 显著升高,常大于 20 mg/L,其诊断的灵敏度和特异性可达 95% 以上。血栓前状态与血栓性疾病,如深静脉血栓形成、肺梗死等,以及溶栓治疗时 FDP 也显著增高。一些恶性肿瘤、肾脏疾病、严重肝病、外伤、手术、急性感染等,FDP 可轻度增高。

3. 手工胶乳凝集法半定量检测 FDP,方法简便快捷,敏感性好,特异性强,是临床常用筛选试验。免疫浊度分析法可通过全自动凝血分析仪准确、快速地定量测定 FDP 的含量。

实验八十四 血浆 D-二聚体检测

D-二聚体(D-D)是交联纤维蛋白经纤溶酶降解后形成的最终碎片,是凝血和纤溶活化的分子标志物,是继发性纤溶的特有代谢物。D-D 检验方法多样,定性检测主要有胶乳凝集法,定量检测主要有酶联免疫吸附法(ELISA 法)。

(一) 胶乳凝集法

【目的】

掌握胶乳凝集法测定血浆 D-D 的原理、方法、注意事项及临床意义。

【原理】

待测血浆与抗 D-D 单抗标记的胶乳颗粒反应,当待测血浆中 D-D 含量达 0.5 mg/L 时,可与胶乳颗粒上的抗体结合而使胶乳颗粒凝集。根据发生凝集反应时待测血浆稀释度可计算出 D-D 含量。

【材料】

1. 器材 胶乳反应板、搅拌棒、微量加样器、离心机、秒表、试管等。

2. 试剂

(1) 109 mmol/L 枸橼酸钠溶液。

(2) 样品稀释缓冲液。

(3) 胶乳试剂。

（4）D-D 阴性对照。

（5）D-D 阳性对照。

【方法】

1. 静脉取血，抗凝剂与全血 1∶9 抗凝，离心分离贫血小板血浆。

2. 在胶乳反应板的圆圈中加入 20 μL 胶乳试剂，再加入等量的待测血浆，用搅拌棒充分混匀，轻轻摇动胶乳反应板 3～5 min。

3. 在较强光线下观察，如果出现明显且均匀的凝集颗粒为阳性（D-D 含量≥0.5 mg/L）；若无凝集颗粒则为阴性（D-D <0.5 mg/L）。

4. 如果为阳性，则可进一步用缓冲液将待测血浆按 1∶2、1∶4、1∶8 及 1∶16 倍比稀释，并分别按上述方法进行检测，以发生凝集反应最高稀释度为反应终点。

5. 本法最大敏感度为 5 mg/L，因此待测血浆中 D-D 含量（mg/L）为 5 乘以最高稀释倍数。

【参考区间】

定性：阴性；半定量：<0.5 mg/L。

【注意事项】

1. 血浆分离后应尽快检测，避免出现假阳性。溶血、凝血、细菌污染及高脂血标本均可能造成非特异性凝集。

2. 本实验所用试剂盒必须在 2～8℃保存，避免冻结，使用前需平衡至室温。

3. 胶乳试剂使用前应当充分摇匀，胶乳反应板必须保持清洁干燥。

4. 保持实验温度高于 20℃，若低于 20℃时，应适当延长反应时间后再观察结果。

（二）ELISA 法

【目的】

掌握 ELISA 法检测血浆 D-D 的实验原理、操作方法、注意事项及临床意义。

【原理】

在抗 D-D 单抗包被的酶标反应板中加入待测血浆，血浆中的 D-D 与抗体结合，再加入酶标二抗后形成复合物，后者作用于显色底物而显色，应用酶标仪测定吸光度值，待测血浆中 D-D 含量与吸光度值成正比。

【材料】

1. 器材　酶标仪、酶标板、微量加样器、试管等。

2. 试剂

（1）109 mmol/L 枸橼酸钠溶液。

（2）10×稀释液：使用时将浓缩稀释液在 37℃温育 15 min 后用蒸馏水 10 倍稀释。

（3）20×洗涤液：使用时将浓缩洗涤液在 37℃温育 15 min 后用蒸馏水 20 倍稀释。

（4）终止液。

（5）过氧化氢。

（6）底物　显色前每瓶底物用 5 mL 蒸馏水溶解，并加入 35 mL 过氧化氢混匀。

（7）标准品。

（8）酶标抗体：使用时用等量稀释液溶解。

【方法】

1．常规静脉取血，抗凝剂与全血1∶9抗凝，离心分离贫血小板血浆。

2．用稀释液将待测血浆稀释10倍。将冻干的标准品溶于300 μL稀释液（浓度为1 mg/mL），取出其中150 μL，用稀释液倍比稀释1、0.5、0.25、0.125、0.0625及0.03125 mg/mL 6个浓度。

3．将不同浓度的标准品及稀释好的待测血浆加入酶标板，100 μL/孔，空白对照孔加入等量的稀释液，置于37℃温育1 h。

4．弃去孔内液体，用洗涤液清洗3次，拍干后加入酶标抗体，100 μL /孔，37℃温育1 h。

5．弃去孔内液体，用洗涤液清洗3次，拍干后加入底物溶液，100 μL /孔，置于37℃温育15～20 min。

6．弃去孔中液体，加入终止液，50 μL/孔，终止反应。

7．置于酶标仪492 nm波长处，以空白孔调零，读取各孔吸光度值。

8．以D-D含量的对数为横坐标，相应各孔的吸光度值为纵坐标，绘制标准曲线。

9．依据待测血浆吸光度值在标准曲线上得出其相应D-D含量。

【参考区间】

血浆D-D含量<0.5 mg/L。

【注意事项】

1．标本要求同胶乳凝集法。标本可采用EDTA或肝素抗凝。

2．待测血浆于2～8℃可保存2天，-20℃可冻存1个月，冻存标本应避免反复冻融。

3．测定时应做3个复孔。每孔加样要准确。

【讨论】

1．血浆D-D是继发性纤溶的标志物，联合FDP检测可鉴别继发性纤溶和原发性纤溶，继发性纤溶时两者均增高，而原发性纤溶时FDP增高但D-D为阴性或不升高。

2．血浆D-D是DIC早期诊断的重要依据，患者该指标显著增高，早于FDP及3P试验的变化。D-D测定还可用于DIC治疗的监测。

3．血浆D-D是筛查和诊断血栓性疾病的最常用指标。静脉血栓栓塞性疾病，如急性或活动性深静脉血栓形成与肺栓塞时，血浆D-D常显著升高，诊断的灵敏度和阴性预测值分别达90%以上。如D-D含量<0.5 mg/L，则出现急性或活动性静脉血栓形成的可能性较小。静脉血栓形成伴纤溶活性低下时，以及静脉血栓机化后D-D可不增高。动脉血栓性疾病，如冠心病、动脉硬化，甚至急性心肌梗死，血浆D-D增高一般不如静脉血栓显著。

4．血浆D-D可作为溶栓治疗监测指标。深静脉血栓的溶栓治疗有效后，血浆D-D在溶栓后的数小时至2天内增高，其增高幅度可达溶栓前的2～3倍。溶栓完全后血浆D-D可低于溶栓前水平或降至参考区间内。

5．高水平类风湿因子可引起血浆D-D假性增高，当出现难以解释的高水平血浆D-D增高时，应排除类风湿因子的干扰。

6. 胶乳凝集法测定 D-D 为定性检测,检测的准确性较 ELISA 等方法低,对一些处于临界值的标本难以判定,但由于该方法具有简便快速、无须特殊仪器设备等优点,因此作为理想的筛选试验而被广泛应用。ELISA 法测定 D-D 比胶乳凝集法敏感性高,但由于该法操作复杂费时,不适用于急性 DIC 的筛查。

实验八十五　血浆组织型纤溶酶原激活物检测

血浆组织型纤溶酶原激活物(tissue type plasminogen activator,t-PA)主要由血管内皮细胞释放,是纤溶系统的主要成分和纤溶活性的重要调节物。当纤维蛋白形成后,t-PA 激活纤溶酶原转化为纤溶酶,使纤维蛋白溶解。t-PA 含量变化对纤溶亢进、原因不明的血栓形成和溶栓治疗监测有一定意义。血浆组织型纤溶酶原激活物的测定主要包括活性和抗原水平的测定,活性分析常用发色底物法,抗原含量测定主要有酶联免疫吸附法。

(一) 组织纤溶酶原活性检测

【目的】

掌握发色底物法检测 t-PA 活性(t-PA:A)的实验原理、操作方法、注意事项及临床意义。

【原理】

将过量纤溶酶原与纤维蛋白共价物加入待测血浆,血浆中的 t-PA 能将纤溶酶原转化为纤溶酶,纤溶酶作用于显色底物 S_{2251},释放出显色底物基团对硝基苯胺(PNA),PNA 在波长 405 nm 处有强吸收峰,A_{405}与待测血浆中 t-PA 活性呈正相关。

【材料】

1. 器材　酶标板、酶标仪、微量加样器、37℃水浴箱、试管、离心机等。

2. 试剂

(1) 109 mmol/L 枸橼酸钠溶液。

(2) 浓缓冲液:使用前用蒸馏水稀释至 25 mL。

(3) 浓酸化液:使用前用蒸馏水稀释至 10 mL。

(4) 纤溶酶原。

(5) 发色底物 S_{2251}。

(6) 纤维蛋白共价物。

(7) 标准品(10 U)。

(8) 终止液。

【方法】

1. 常规静脉取血,抗凝剂与全血 1∶9 抗凝,离心分离血浆。

2. 标本准备　取待测血浆 200 μL 加入等体积酸化液充分混匀,再将酸化血浆用缓冲液 1∶15 稀释;标准品用缓冲液溶解后再稀释 100 倍,则为活性 0.025 U/mL 的溶液,再按表 4-4-2 所示稀释成不同浓度。

表 4-4-2　标准品稀释

	1	2	3	4	5	6
t-PA 标准品(μL)	0	20	40	60	80	100
缓冲液(μL)	100	80	60	40	20	0
t-PA:A(U/mL)	0	0.005	0.01	0.015	0.02	0.025

3. 将不同稀释度的标准品溶液及稀释好的待测血浆加入酶标板,100 μL/孔。

4. 分别用 2 mL 缓冲液将 S_{2251}、纤溶酶原及共价物溶解,充分混匀后加入酶标板,100 μL/孔。

5. 将酶标板放于湿盒中,37℃水浴中孵育 2.5 ~3 h。

6. 加入终止液终止反应,20 μL/孔。

7. 置于酶标仪 405 nm 波长处读取吸光度值(*A*),以标准品中的 1 号管调零。

8. 以 t-PA 标准品 *A* 值为纵坐标,t-PA:A 为横坐标,绘制标准曲线。待测血浆的 t-PA:A 即可依据其 *A* 值在标准曲线上读出的值 ×15 ×2 ×1.1 获得。

【参考区间】

0.3 ~0.6 U/ mL。

【注意事项】

1. t-PA 的释放有一定的节律,早晨最高,以后逐渐下降,故上午 8 ~10 时采血测定较适宜。采血前患者应适当休息,采血时最好不要用压脉带,以减少 t-PA 的释放。标本不能溶血。

2. 酸化处理后的血浆应尽快检测。

(二) 组织纤溶酶原激活物抗原检测

【目的】

掌握 ELISA 法测定 t-PA 抗原(t-PA:Ag)的实验原理、操作方法、注意事项及临床意义。

【原理】

反应板中包被的抗 t-PA 单抗捕获待测血浆中的 t-PA,形成抗原-抗体复合物,该复合物再与酶标抗 t-PA 结合形成抗体-抗原-酶标抗体复合物,而使显色剂邻苯二胺显色,显色程度与待测血浆中的 t-PA 抗原含量呈正比。

【材料】

1. 器材　酶标板、酶标仪、离心机、37℃水浴箱、微量加样器、试管等。

2. 试剂

(1) 鼠抗人 t-PA 单抗,使用前用包被缓冲液配成 10 pg/mL。

(2) 辣根过氧化物酶标记的鼠抗人 t-PA 抗体。

(3) t-PA 标准品。

(4) 包被缓冲液:0.05 mol/碳酸盐缓冲液(pH 9.6)。

(5) 稀释缓冲液:0.49%血清白蛋白-0.01 mol/L 磷酸盐缓冲液(pH 7.4)。

(6) 基质缓冲液:0.2 mol/L 枸橼酸-0.2mol/L 枸橼酸钠缓冲液(pH 4.5)。

(7) 洗涤液:0.025 mol/L $CaCl_2$-Tween 20-PBS 缓冲液。

(8) 显色液:须临用时新鲜配制。将邻苯二胺用基质缓冲液配成浓度为 0.8 g/L 的溶液,并加 30%的过氧化氢溶液 10 μL,混匀后使用。

(9) 终止液:3 mol/L 硫酸溶液。

【方法】

1. 将鼠抗人 t-PA 单抗用包被液稀释后包被反应板,100 μL/孔,37℃温育过夜,弃去上清液,洗涤液洗 3 次后甩干备用。

2. 常规静脉取血,枸橼酸钠溶液与全血 1:9 抗凝,离心分离血浆。

3. 用稀释缓冲液将待测血浆稀释 5 倍,将标准品稀释为 10、5、2.5、1.25、0.625 及 0.3125 μg/mL 等不同浓度。

4. 将不同浓度的标准品及稀释好的待测血浆加入已包被的酶标板中,100 μL/孔,空白对照孔加入等量的稀释液,37℃温育 1 h。

5. 弃去上清液后用洗涤液洗涤 3 次,甩干后加入用稀释缓冲液配制的辣根过氧化物酶标记的鼠抗人 t-PA 抗体,100 μL/孔,37℃温育 1 h。

6. 弃去上清液,用洗涤液洗涤 3 次,甩干后加入显色液,100 μL/孔,室温避光显色 15 min。

7. 弃去上清液后加入终止液 50 μL/孔,置室温 10 min 终止反应。

8. 空白孔调零,于 492 nm 波长处读取各孔吸光度值(A_{492})。

9. 以 t-PA 标准品 A_{492} 和对应的 t-PA 浓度得出回归方程。

10. 依据待测血浆 A_{492} 可计算出待测血浆 t-PA:Ag 含量。

【参考区间】

1.0~12.0 μL/L。

【注意事项】

1. 采血注意事项同 t-PA:A 测定。

2. 由于各厂家和批号的抗体效价不同,检测体系(如缓冲液)和实验条件等也不完全相同,各实验室应建立自己的参考区间。

3. 显色液易氧化,应临时配制。显色条件应恒定,注意显色深浅,避免显色过度。终止反应前,可先测定最高浓度标准品的 A 值,如在 2.5 以上,即可终止反应;如在 2.5 以下,则再放置 5 min 左右终止反应,以保证显色效果。

4. 标本的稀释倍数可进行调整。当稀释标本的测定值超出线性范围时应重新稀释后测定。

【讨论】

1. t-PA 与纤溶酶原激活抑制物(plasminogen activator inhibitor,PAI)协同调节纤溶活性。t-PA 和 PAI 多以复合物的形式存在,少量为游离状态。生理情况下,少量纤维蛋白形成后,t-PA 使纤溶酶原活化,但 PAI 的抑制作用使纤溶活性不至于过强。在病理情况下,

t-PA释放增多和(或)PAI减少,纤溶亢进,出血风险增高;相反则导致血栓形成风险增高。同时测定t-PA和PAI能更全面地评价纤溶活性。t-PA活性和抗原增高见于原发性和继发性纤溶亢进,t-PA活性和抗原降低可见于血栓前状态和血栓性疾病,如深静脉血栓形成、动脉血栓形成、缺血性脑梗死、高脂血症、口服避孕药及手术损伤等。

2. t-PA:A/t-PA:Ag测定可用于溶栓治疗监测。静脉注射t-PA 10~20 min后,血浆t-PA:A或t-PA:Ag达到参考区间上限的2~3倍时可取得较好疗效。

3. 影响血浆t-PA的因素较多,剧烈运动、应激反应等可使t-PA增高。t-PA可随年龄的增长而增高。血浆中的其他抗体(如嗜异性抗体、类风湿因子)等可影响t-PA的测定结果。t-PA测定方法较多,但缺乏标准化,不同实验室的报告方式和参考区间有显著不同,每个实验室应根据所使用方法建立各自的参考区间。

实验八十六　血浆硫酸鱼精蛋白副凝固试验(3P试验)

硫酸鱼精蛋白可使待测血浆中可溶性纤维蛋白单体(FM)与纤维蛋白降解产物(FDP)形成的可溶性复合物解离,游离的FM自行聚合凝固成肉眼可见的沉淀物,这种非凝血酶引起的凝聚称为副凝固,因此称为硫酸鱼精蛋白副凝固试验,又称为3P试验(plasma protamine paracoagulation test,3P test)。3P试验是纤溶功能试验项目之一。

【目的】

掌握3P试验的原理、方法、注意事项及临床意义。

【原理】

凝血活化后,在凝血酶作用下形成纤维蛋白单体(FM),而纤溶活化则形成纤维蛋白降解产物(FDP)。血浆中的FM与FDP同时存在时能形成可溶性复合物。硫酸鱼精蛋白可使FM从可溶性复合物中游离出来自行聚合成肉眼可见的絮状、纤维状或胶冻状沉淀。3P试验阳性,表明FDP尤其是片段X的存在。

【材料】

1. 器材　离心机、试管、水浴箱等。

2. 试剂

(1) 109 mmol/L枸橼酸钠溶液。

(2) 10 g/L硫酸鱼精蛋白溶液(pH 6.5)。

(3) 阳性对照血浆。

【方法】

1. 常规静脉采血,抗凝剂与全血1:9抗凝,离心制备贫血小板血浆。

2. 取500 μL贫血小板血浆加入试管中,37℃温育3 min。

3. 加入50 μL硫酸鱼精蛋白溶液,充分混匀,37℃温育15 min,观察结果。

【结果判断】

血浆清晰透明、无不溶物质者为阴性;出现细颗粒沉淀者为弱阳性;出现粗颗粒沉淀者为阳性;有纤维蛋白网、纤维蛋白丝或胶冻样凝固者为强阳性。

【参考区间】

阴性。

【注意事项】

1. 本试验必须用枸橼酸钠抗凝剂,不得使用 EDTA、草酸盐或肝素抗凝。

2. 结果观察须及时,若冷却后出现沉淀者不作参考。

3. 抽血不顺利、抗凝不均、抗凝剂不足、标本置于冰箱或反复冻融、结果未立即观察等均可导致 3P 试验假阳性。

4. 试验过程中须严格控制水浴箱温度和温育时间,避免造成假阳性或假阴性结果。

【讨论】

1. 3P 试验阳性是凝血激活和继发性纤溶的反映,提示血浆中 FM 和 FDP 中 X 片段增多,二者同时存在时 3P 试验才呈阳性。原发性纤溶亢进时,血浆中 FM 不增高,3P 试验阴性;继发性纤溶亢进时,血浆中 FM、FDP 明显增高,3P 试验可呈阳性。与 FDP 和 D-D 测定相比,3P 试验灵敏度较低,但由于成本低、方法简便,临床仍在应用。

2. DIC 早期和中期,3P 试验可呈阳性;急性 DIC 时,3P 试验阳性率为 68.1% ~78.9%;DIC 晚期血浆中缺乏 FM 或仅存在较小的 FDP 片段(D、E 片段)时,FM 不能与其形成可溶性复合物,3P 试验可呈阴性。

3. 静脉血栓形成、肺梗死、脓毒血症、严重感染、休克、严重外伤、烧伤、急性溶血等,3P 试验可呈阳性。

实验八十七　血浆纤溶酶-抗纤溶酶复合物检测

血浆纤溶酶-抗纤溶酶复合物(plasmin-antiplasmin complex,PAP)是反映体内纤溶实际水平较为敏感的标志物,血浆 PAP 浓度增高提示纤溶亢进,出血风险增加。

【目的】

掌握 ELISA 法检测 PAP 的原理、方法、注意事项及临床意义。

【原理】

将纤溶酶原抗体包被酶标反应板,加入待测血浆,血浆中纤溶酶原、纤溶酶-α_2-抗纤溶酶复合物中的纤溶酶原部分与包被抗体结合于固相载体上。辣根过氧化物酶标记的抗 α_2-纤溶酶抗体只与已结合在包被抗体上的 PAP 中的 α_2-抗纤溶酶部分结合。加邻苯二胺后发生显色反应,其颜色深浅与 PAP 含量呈正相关。

【材料】

1. 器材　酶标仪、酶标反应板、37℃水浴箱等。

2. 试剂

(1) 兔抗人纤溶酶原抗体:使用时用包被液做 1∶1000 稀释(3 μg/mL)。

(2) 辣根过氧化物酶标记的抗 α_2-纤溶酶抗体,使用时以标本稀释液做 1∶1000 稀释。

(3) PAP 标准品。

(4) 基质液:邻苯二胺 8 mg,临用前以 pH 5.0 碳酸盐-枸橼酸缓冲液 20 mL 溶解,加

10 μL 30%的过氧化氢。

（5）标本稀释液：含 1.0% BSA 和 0.1% Tween 20 的 PBA（pH 7.2）。

（6）洗涤液：含 0.05% Tween 20 的 PBA。

（7）包被液：650 mmol/L 的碳酸盐缓冲液（pH 9.6）。

（8）封闭液：含 3% BSA 的 PBS（pH 7.2）。

（9）终止液：2 mol/L 硫酸。

【方法】

1. 用兔抗人纤溶酶原抗体包被反应板，100 μL/孔，37℃孵育 3 h 后，4℃过夜，洗涤 3 次后备用。

2. 将标准 PAP 用标本稀释液做 10、5、2.5、1.25、0.625 和 0.3125 μg/mL 稀释，待测血浆用标本稀释液做 1∶50 稀释，分别加入反应板中，100 μL/孔，置于 37℃ 3 h 后，用洗涤液洗涤 3 次，甩干。

3. 加辣根过氧化物酶标记的抗 α_2-纤溶酶抗体，100 μL/孔，置 37℃ 3 h，用洗涤液洗涤 3 次。

4. 反应板每孔加基质液 100 μL，室温放置 20 min，加 2 mol/L 硫酸终止反应（50 μL/孔）。于酶标仪 492 nm 处读出 *A* 值。

【结果判断】

以 PAP 标准品浓度与相应 *A* 值绘制标注曲线（回归方程），求得待测血浆 PAP 值，再乘以稀释倍数即为最终结果。

【参考区间】

0.12～0.7 mg/L。

【注意事项】

1. 本实验可出现较明显的非特异性结合和显色反应，终止反应要迅速，尽量避光操作。

2. 待测血浆 PAP 含量过高时，可稀释 100 倍或 200 倍再行检测。

3. 反应板包被后用封闭液处理，可置 -20℃保存 1 个月。

【讨论】

1. PAP 增高见于血栓前状态和血栓性疾病，如 DIC、急性心肌梗死、脑梗死、肺梗死、深静脉血栓形成、急性髓细胞白血病、恶性肿瘤、糖尿病、溶栓治疗时和肾病综合征等。

2. DIC 继发纤溶亢进时，纤溶酶活性增强，α_2-抗纤溶酶可迅速与其结合，生成无活性的 PAP 复合物。鉴于多数 DIC 起病急、发展快，而 ELISA 法检测 PAP 时间长，不适用于急诊病例的筛查。

（张蕾蕾　毛　飞）

实验八十八　弥漫性血管内凝血的实验诊断方案（综合性实验示范）

弥漫性血管内凝血（DIC）是由多种致病因素引起的以微血管内广泛性微血栓形成、凝血因子和血小板消耗性低凝状态、继发性纤溶为病理生理基础的获得性全身性血栓-出血综合征。常见致病因素有感染性疾病、病理产科、恶性肿瘤、手术创伤等。急性 DIC 起病急、进展快、病情重,除原发病的表现外,由于广泛的微血管血栓和严重出血,导致微循环障碍,各脏器供血不足和功能障碍,直至出现多脏器功能衰竭,若不及时诊治常危及生命。实验室检查是 DIC 诊断的主要依据。患者有 DIC 的致病因素存在时即应警惕 DIC 的发生,应结合临床表现及时开展相关实验室检查,达到早期诊断、及时治疗的目的。

【目的】

1. 对于下面的病例,先以实验小组为单位,自行设计一套实验诊断方案并提出设计的依据,然后在带教老师的指导下对照教材上的设计方案,点评两种设计方案,对实验结果进行分析。

2. DIC 的早期诊断是预后的关键因素,通过该病例的实践和分析,要求掌握 DIC 的实验诊断设计和方法。

3. 培养以临床疾病为导向的实验诊断思维和综合运用各种实验技能解决 DIC 诊断等复杂临床问题的能力。

【病例资料】

患者,女,19 岁,以“发热、头痛近 6 个小时、呕吐并发现左上臂瘀斑 1 个小时”为主诉到发热门诊就诊。患者无明显诱因,6 个小时前出现发热、头痛、疲倦,自行服用“速效感冒胶囊”治疗后症状未缓解而逐渐加重,1 个小时前出现呕吐并发现左侧上臂皮肤有一瘀斑前来就诊。患者发病以来无咳嗽、流涕,无胸痛、腹痛,食欲差,大小便正常。既往体健,否认肝炎、结核等传染病史,无家族遗传病史。

查体:T 39.5℃,R 24 次/min,P 98 次/min,BP 90/60 mmHg,急性病容,精神差。左侧上臂肱三头肌部位皮肤见一直径约 5 cm 的瘀斑,压之不褪色。其他部位皮肤未见瘀点、瘀斑,皮肤巩膜无黄染,浅表淋巴结不肿大。心率 98 次/min,心律齐,双肺未闻及干、湿啰音。腹软,无压痛。有颈项强直,布鲁津斯基征阳性。

【实验诊断设计及分析 1】

实验诊断必须密切联系临床。患者在春季急性发病,有发热、头痛、呕吐,皮肤有瘀斑,脑膜刺激征阳性,应首先考虑中枢神经系统感染。当即在门诊给予大剂量青霉素 G 静脉输注的同时密切观察患者神志和血压等变化。

实验诊断设计:为明确诊断及监测病情,立即进行血常规等常规检查、脑脊液检查、血培养、生化检查电解质和水平衡变化。

检测结果及分析:血液常规检查,Hb 117 g/L,WBC 15.5×10^9/L, N 90%,L 8%,M 2%,PLT 90×10^9/L。脑脊液检查,脑脊液压力增高,脑脊液呈乳白色;蛋白定性 4+,葡萄糖缺如,氯化物 102 mmol/L;细胞 1000×10^6/L,以中性粒细胞为主;涂片镜检找到革兰氏染色阴性双球菌。至此,流行性脑脊髓膜炎(化脑)的诊断确立,收入传染科。

【实验诊断设计及分析 2】

在上述诊治过程和收入病房的 1 个多小时内,患者病情发展迅速。注射部位出现瘀斑,胸、腹部皮肤迅速出现瘀点瘀斑并逐渐增多,血压下降,尿失禁,出现嗜睡。治疗方面加强抗感染、抗休克措施。考虑到严重感染是DIC的重要病因，且患者皮肤瘀点瘀斑增多，病情加重，实验室检查血小板减少，应立即进行DIC的实验室筛查。

实验设计：① 复查血常规，动态观察血小板计数（PLT）的变化；② 凝血实验，检测PT、APTT；③ Fg测定；④ FDP和D-D测定。同时进一步监测血电解质和水平衡指标变化，检测肝、肾功能。

检测结果及分析：PLT 43×10^9/L，PT 21 s（超过对照7 s），APTT 54 s（超过对照9 s），血浆Fg 1.1 g/L，FDP 28 mg/L，D-D（+）。ALT 106 U/L，AST 78 U/L，总胆红素（TBIL）40 μmol/L，尿蛋白（3+），尿红细胞（4+），血清肌酐（Scr）305 μmol/L。

患者出现多项止血与凝血实验室检测项目的异常，肝、肾功能异常和血尿。下面列举了目前临床上DIC常用的诊断实验，结合临床表现，患者同时有三项异常，可以诊断DIC。

1. DIC临床表现

（1）有易引起DIC的原发病。

（2）有下列两项以上临床表现：① 多发性出血倾向；② 不易用原发病解释的微循环衰竭或休克；③ 多发性微循环栓塞的症状和体征，如皮肤、皮下、黏膜栓塞坏死及早期出现的肾、肺、脑等脏器功能不全。

2. DIC的常用诊断试验

（1）PLT降低：动态观察呈进行性下降。

（2）PT，大于对照3 s以上或呈进行性延长。不同个体或处于不同病程时可有显著差别。

（3）血浆Fg<1.5 g/L或呈进行性降低。不同病因引起的DIC Fg变化较大，有时仅一次检查可能Fg降低不明显或并不降低，应动态观察。

（4）3P试验：DIC早、中期时，3P试验阳性。DIC晚期3P试验可阴性。

（5）血浆（或血清）FDP：FDP>20 mg/L并呈进行性增高。

（6）血浆D-D增高并呈进行性增高。DIC的D-D增高常>2 mg/L。

该患者有导致DIC的原发病，临床表现支持DIC的诊断，实验室检查PLT进一步减少，PT、APTT延长，Fg降低，FDP增高，D-D阳性，急性DIC的诊断明确。在对患者进行DIC实验诊断期间，患者病情进一步恶化，血压明显下降，昏迷，全身皮肤出现大片瘀斑并融合，并出现口腔、鼻腔、消化道、阴道等出血。虽经普通肝素抗凝治疗及新鲜冷冻血浆、血小板输入等抗DIC治疗和其他各种抢救措施，患者终因感染中毒性休克、大量出血、多器官功能衰竭于入院2天后死亡。最后诊断：暴发性流行性脑脊髓膜炎合并感染中毒性休克、DIC。

【总结与评价】

1. 该例患者急性发病，就诊后即根据其症状、体征考虑为中枢神经系统感染，诊断学思维正确，及时应用大剂量抗生素的治疗得当。在实验设计方面，进行血常规、脑脊液检查等也是正确的，及时明确了化脑的诊断。

2. 结合原发病和出血倾向，考虑急性DIC并进行了DIC实验设计。所选择的血小板计数、PT、APTT、Fg定量、FPD和D-D测定等项目都是DIC筛查和诊断的常用项目，实验设计是合理的。

3. 该例的实验设计也有不足。诱发DIC的原发疾病中严重感染最常见,且预后非常严重。早期诊断和早期抗凝治疗非常关键。患者就诊时皮肤就出现了瘀斑,但因为是一孤立性瘀斑,对这一有重要提示的体征未引起足够重视。

4. 目前,临床上DIC实验诊断项目的常规组合是PLT、PT、Fg、FDP、D-D(或3P),这5项实验结果,尤其是其动态变化,对DIC的诊断非常重要。这几项实验方法简便快速,一般医院都能开展。关键是实验设计一定要密切联系病史及临床表现,综合判断,尽早开展DIC筛查,避免漏诊或延误诊断。凝血检查的参考值波动较大,加之急性DIC病情进展快,不同阶段的实验室检查结果也有差异,因此相关指标的动态监测对DIC诊断具有重要价值。

5. 要重视DIC前状态的诊断。对于有条件的单位,对疑似DIC或有DIC病因的患者,可开展血栓前状态或血栓性疾病分子标志物的检测,如F1+2、FPA、TAT等。但目前这些项目的检测多采用ELISA法,操作较复杂,耗时较长,不适用于类似本例的急诊病例。

（谷俊侠　王洪建）

参考文献

[1] 许文荣,王建中.临床血液学检验(第5版).北京:人民卫生出版社, 2012.
[2] 中华人民共和国卫生部医政司.全国临床检验操作规程(第3版).南京:东南大学出版社,2006.
[3] 王建中.实验诊断学(第1版).北京:北京大学医学出版社,2010.
[4] 张之南,等.血液病学(第2版).北京:人民卫生出版社, 2011.
[5] 夏薇.临床血液学检验实验指导(第4版).北京:人民卫生出版社,2011.
[6] 李玉林,司维柯.临床血液学检验实验.武汉:华中科技大学出版社,2014.
[7] 葛均波,徐永健.内科学(第8版). 北京:人民卫生出版社, 2013.
[8] 袁毓贤,李文成.实用血液学细胞学图谱(第2版).沈阳:辽宁科学技术出版社,2008.
[9] 熊树民,余润泉.临床血液细胞学图谱与应用.上海:上海交通大学出版社,2009.
[10] 罗绍凯,洪文德.血液和造血系统疾病典型病例分析.北京:科学技术出版社,2001.
[11] 彭黎明,邓承祺.现代血栓与止血的实验室检测及其应用. 北京:人民卫生出版社,2004.
[12] 王振义,等.血栓与止血基础理论与临床(第3版).上海:上海科学技术出版社,2004.
[13] 薛永权.白血病细胞遗传学及图谱.天津:天津科学技术出版社,2003.
[14] 薛永权.恶性血液病细胞遗传学检测的标准方法和流程.诊断学理论与实践,2009,8(4):390~392.
[15] 刘艳荣.实用流式细胞术——血液病篇.北京:北京大学医学出版社,2010.
[16] Swerdlow S H, Campo E, Harris N L, et al. World Health Organization(WHO) classification of tumors pathology and genetics of tumors of haematopoietic and lymphoid tissues, 4th ed. Lyon: IARC Press, 2008. 14-318.
[17] Vardiman J W, Thiele J, Arber, et al. The 2008 revision of the World Health Organization (WHO) classification of myeloid neoplasms and acute leukemia: rationale and important changes. Blood, 2009, 114(5):937-951.

附录 1 骨髓细胞形态学检查图文报告单

图文报告单(1)

姓名 × × × 年龄 × × 岁 性别 × 骨髓涂片号 × × × ×
科别 血液门诊 临床诊断 贫血待查 采取部位 左髂前上棘 采取日期 × × × × 年 × 月 × 日

细胞名称			血涂片（%）	骨髓涂片 均值	标准差	（%）
粒细胞系统		原始血细胞		0.08	±0.01	
		原始粒细胞		0.64	±0.33	
		早幼粒细胞		1.57	±0.60	1.0
	中性	中幼粒细胞		6.49	±2.04	2.0
		晚幼粒细胞		7.90	±1.97	5.0
		杆状核粒细胞	1	23.72	±3.50	6.0
		分叶核粒细胞	55	9.44	±2.92	14.0
	嗜酸性	中幼粒细胞		0.38	±0.23	
		晚幼粒细胞		0.49	±0.32	
		杆状核粒细胞		1.25	±0.61	
		分叶核粒细胞	2	0.86	±0.61	1.0
	嗜碱性	中幼粒细胞		0.02	±0.05	
		晚幼粒细胞		0.06	±0.07	
		杆状核粒细胞		0.06	±0.09	
		分叶核粒细胞	1	0.03	±0.050	0.5
红细胞系统		原始红细胞		0.57	±0.30	2.0
		早幼红细胞		0.92	±0.41	5.0
		中幼红细胞		7.41	±1.91	19.0
		晚幼红细胞		10.75	±2.36	20.0
		原巨红细胞				
		早巨红细胞				
		中巨红细胞				
		晚巨红细胞		0.05	±0.09	
淋巴细胞系统		原始淋巴细胞		0.47	±0.84	
		幼稚淋巴细胞		22.78	±7.04	
		淋巴细胞	34			22.0
单核细胞系统		原始单核细胞		0.01	±0.04	
		幼稚单核细胞		0.14	±0.19	
		单核细胞	7	3.00	±0.88	2.5
浆细胞系统		原始浆细胞		0.004	±0.02	
		幼稚浆细胞		0.104	±0.16	
		浆细胞		0.71	±0.42	
其他细胞		组织细胞		0.16	±0.21	
		组织嗜酸细胞		0.11	±0.01	
		组织嗜碱细胞		0.03	±0.09	
		吞噬细胞		0.53	±0.52	
		分类不明细胞		0.55	±0.59	
巨核细胞		原始巨核细胞		0～3		个
		幼稚巨核细胞		0～10		10 个
		颗粒型巨核细胞		10～13		32 个
		产血小板型巨核细胞		40～70		55 个
		裸核型巨核细胞		0～30		8 个
粒系:红系				3.00	±1.00	0.64:1
共数有核细胞数			100 个	200 个		

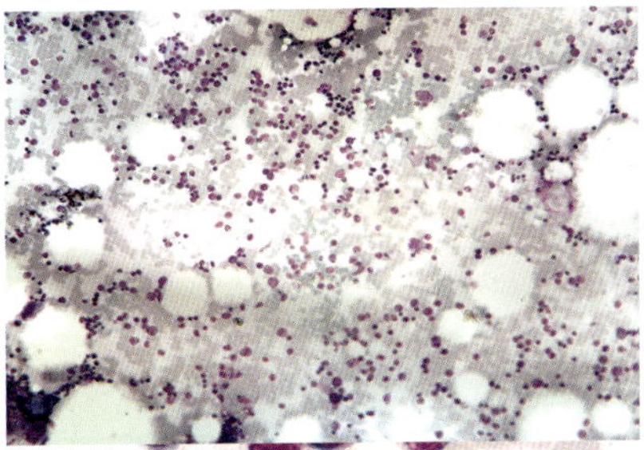

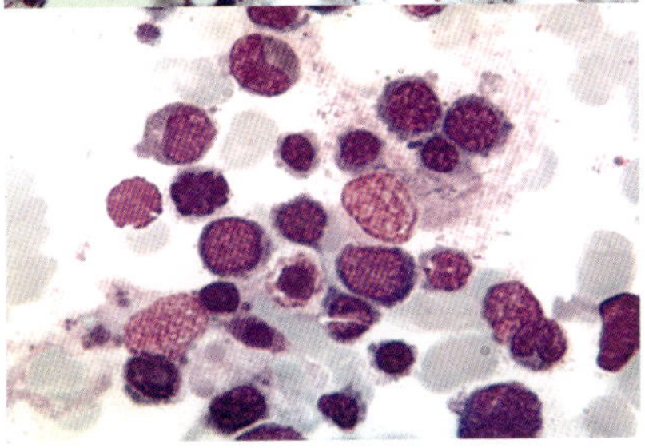

[骨髓涂片]

1. 骨髓小粒易见，涂片制备良好，染色良好。
2. 骨髓有核细胞增生明显活跃，粒系占 29.5%，红系占 46.0%，粒红比 = 0.64∶1。
3. 红系增生明显活跃，以中、晚幼红细胞为主，其胞体小、边缘不规则、浆量少、染色偏蓝。成熟红细胞多数较小，中央淡染区扩大，全片红系分裂象细胞较易见。
4. 粒系比例相对减少，以中性晚幼、中性杆状核、中性分叶核粒细胞为主，各期粒细胞形态无明显异常。
5. 淋巴细胞比例、形态无明显异常。
6. 单核细胞比例、形态无明显异常。
7. 全片 3 cm × 1.5 cm 面积上共见巨核细胞 105 个，其中幼巨 10 个、颗粒巨 32 个、产板巨 55 个、裸核巨 8 个。血小板散在易见。
8. 全片未见其他明显异常细胞及寄生虫。

[血涂片]

有核细胞数量无明显增加，以中性成熟粒细胞和淋巴细胞为主，成熟红细胞形态同骨髓涂片，血小板散在易见。

[细胞化学染色]

铁染色：外铁(－)，内铁阳性率为 0。

[诊断意见及建议]

提示缺铁性贫血，建议做血清铁、铁蛋白检测。

阅片者 × × × 报告者 × × ×
报告日期 × × × × 年 × 月 × 日

图文报告单(2)

姓名 ××× 年龄 ×× 岁 性别 × 骨髓涂片号 ××××

科别 血液门诊 临床诊断 贫血待查 采取部位 左髂前上棘 采取日期 ××××年×月×日

细胞名称			血涂片(%)	骨髓涂片		
				均值	标准差	(%)
粒细胞系统		原始血细胞		0.08	±0.01	
		原始粒细胞		0.64	±0.33	0.5
		早幼粒细胞		1.57	±0.60	1.5
	中性	中幼粒细胞		6.49	±2.04	2.0
		晚幼粒细胞		7.90	±1.97	5.0
		杆状核粒细胞	2	23.72	±3.50	8.0
		分叶核粒细胞	54	9.44	±2.92	13.0
	嗜酸性	中幼粒细胞		0.38	±0.23	
		晚幼粒细胞		0.49	±0.32	0.5
		杆状核粒细胞		1.25	±0.61	1.5
		分叶核粒细胞	2	0.86	±0.61	2.0
	嗜碱性	中幼粒细胞		0.02	±0.05	
		晚幼粒细胞		0.06	±0.07	
		杆状核粒细胞		0.06	±0.09	
		分叶核粒细胞	1	0.03	±0.050	0.5
红细胞系统		原始红细胞		0.57	±0.30	1.0
		早幼红细胞		0.92	±0.41	1.5
		中幼红细胞		7.41	±1.91	2.0
		晚幼红细胞		10.75	±2.36	4.0
		原巨红细胞				1.0
		早巨红细胞				7.0
		中巨红细胞				18.5
		晚巨红细胞		0.05	±0.09	13.0
淋巴细胞系统		原始淋巴细胞		0.47	±0.84	
		幼稚淋巴细胞		22.78	±7.04	
		淋巴细胞	35			13.0
单核细胞系统		原始单核细胞		0.01	±0.04	
		幼稚单核细胞		0.14	±0.19	
		单核细胞	6	3.00	±0.88	3.5
浆细胞系统		原始浆细胞		0.004	±0.02	
		幼稚浆细胞		0.104	±0.16	
		浆细胞		0.71	±0.42	
其他细胞		组织细胞		0.16	±0.21	0.5
		组织嗜酸细胞		0.11	±0.01	0.5
		组织嗜碱细胞		0.03	±0.09	
		吞噬细胞		0.53	±0.52	
		分类不明细胞		0.55	±0.59	
巨核细胞		原始巨核细胞		0~3		个
		幼稚巨核细胞		0~10		3个
		颗粒型巨核细胞		10~13		15个
		产血小板型巨核细胞		40~70		5个
		裸核型巨核细胞		0~30		2个
粒系:红系				3.00	±1.00	0.72:1
共数有核细胞数			100个	200个		

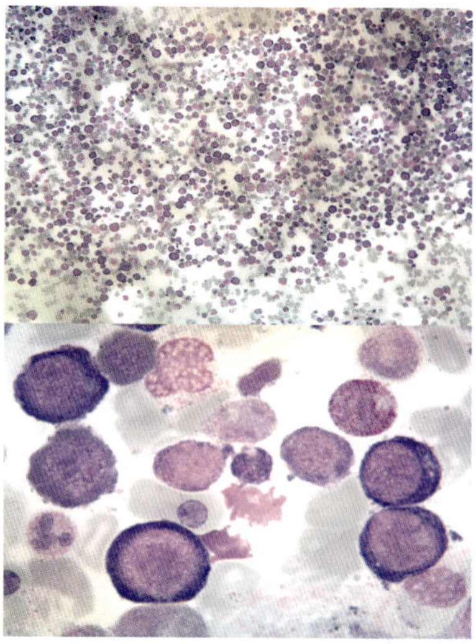

[骨髓涂片]

1. 骨髓小粒易见,涂片制备良好,染色良好。
2. 骨髓有核细胞增生明显活跃,粒系占34.5%,红系占48.0%,粒红比=0.72:1。
3. 红系增生明显活跃,巨幼红细胞占39.5%,其胞体大,胞质丰富,胞核大,染色质排列松散,副染色质明显,红系分裂象细胞较易见。
4. 粒系比例相对减少,以中性晚幼、中性杆状核、中性分叶核粒细胞为主,巨型晚幼、巨型杆状核粒细胞较易见,粒细胞过度分叶可见。
5. 淋巴细胞比例降低,形态无明显异常。
6. 单核细胞比例、形态无明显异常。
7. 全片共见巨核细胞约110个。分类25个,产板巨减少。血小板较少,小堆分布。
8. 全片未见其他明显异常细胞及寄生虫。

[血涂片]

有核细胞数偏少,可见巨型杆状核、核分叶过度粒细胞。红细胞形态大小不等,易见大红细胞。血小板较少、成堆分布,偶见巨大血小板。

[细胞化学染色]

铁染色:外铁(+),内铁阳性率为72%,Ⅰ型20%,Ⅱ型34%,Ⅲ型15%,Ⅳ型3%。

幼红细胞PAS染色:阴性。

[诊断意见及建议]

提示巨幼细胞贫血,建议做血清维生素B_{12}、血清或红细胞叶酸检测。

阅片者 ××× 报告者 ×××

报告日期 ××××年×月×日

图文报告单(3)

姓名 ×××　　年龄 ××岁　　性别 ×　　骨髓涂片号 ××××

科别 血液门诊　　临床诊断 贫血待查　　采取部位 左髂前上棘　　采取日期××××年×月×日

细胞名称			血涂片(%)	骨髓涂片		
				均值	标准差	(%)
粒细胞系统		原始血细胞		0.08	±0.01	
		原始粒细胞		0.64	±0.33	
		早幼粒细胞		1.57	±0.60	
	中性	中幼粒细胞		6.49	±2.04	0.5
		晚幼粒细胞		7.90	±1.97	1.0
		杆状核粒细胞		23.72	±3.50	1.5
		分叶核粒细胞	19	9.44	±2.92	4.5
	嗜酸性	中幼粒细胞		0.38	±0.23	
		晚幼粒细胞		0.49	±0.32	
		杆状核粒细胞		1.25	±0.61	
		分叶核粒细胞	1	0.86	±0.61	0.5
	嗜碱性	中幼粒细胞		0.02	±0.05	
		晚幼粒细胞		0.06	±0.07	
		杆状核粒细胞		0.06	±0.09	
		分叶核粒细胞		0.03	±0.050	
红细胞系统		原始红细胞		0.57	±0.30	
		早幼红细胞		0.92	±0.41	
		中幼红细胞		7.41	±1.91	
		晚幼红细胞		10.75	±2.36	3.5
		原巨红细胞				
		早巨红细胞				
		中巨红细胞				
		晚巨红细胞		0.05	±0.09	
淋巴细胞系统		原始淋巴细胞		0.47	±0.84	
		幼稚淋巴细胞		22.78	±7.04	
		淋巴细胞	77			83.0
单核细胞系统		原始单核细胞		0.01	±0.04	
		幼稚单核细胞		0.14	±0.19	
		单核细胞	3	3.00	±0.88	1.0
浆细胞系统		原始浆细胞		0.004	±0.02	
		幼稚浆细胞		0.104	±0.16	
		浆细胞		0.71	±0.42	3.0
其他细胞		组织细胞		0.16	±0.21	0.5
		组织嗜酸细胞		0.11	±0.01	
		组织嗜碱细胞		0.03	±0.09	0.5
		吞噬细胞		0.53	±0.52	
		分类不明细胞		0.55	±0.59	
		网状细胞				0.5
巨核细胞		原始巨核细胞		0~3		个
		幼稚巨核细胞		0~10		个
		颗粒型巨核细胞		10~13		个
		产血小板型巨核细胞		40~70		个
		裸核型巨核细胞		0~30		个
粒系:红系				3.00	±1.00	1.78:1
共数有核细胞数			100个	200个		

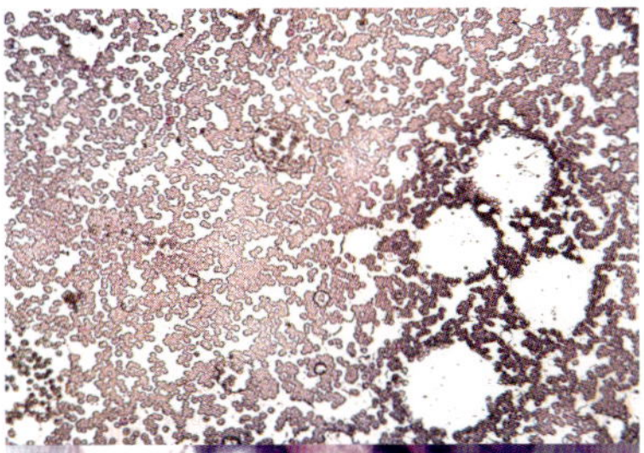

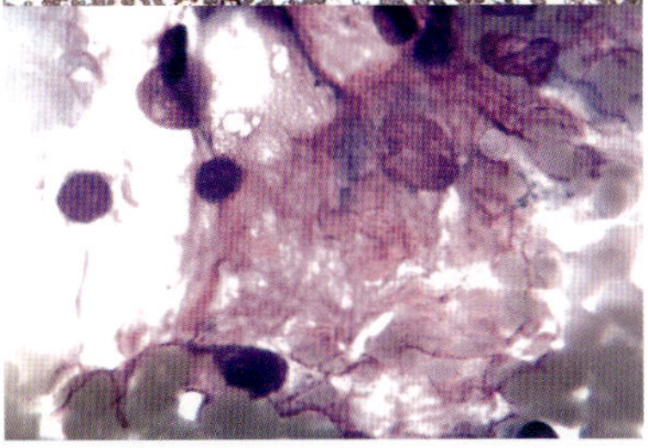

[骨髓涂片]

1. 骨髓小粒可见,涂片制备良好,染色良好。
2. 骨髓有核细胞增生极度减低,粒红比为1.78:1。
3. 粒系比例明显减少,占8%,以中性分叶核细胞为主,幼稚阶段少见,成熟中性粒细胞胞浆内可见中毒颗粒、空泡。
4. 红系比例明显减少,占3.5%,仅见晚幼期红细胞,形态无明显异常。
5. 成熟淋巴细胞比例相对增高,占83.0%,形态无明显异常。
6. 单核细胞比例无明显增减,形态无明显异常。
7. 全片未见巨核细胞,血小板少见。
8. 全片油滴增多,骨髓小粒呈空网状结构,其中有核细胞少见,以网状细胞、淋巴细胞为主,易见浆细胞、肥大细胞。全片可见组织细胞、网状细胞、组织嗜碱细胞,未见其他明显异常细胞及寄生虫。

[血涂片]

有核细胞数明显减少,形态无明显异常,粒细胞明显减少,以成熟淋巴细胞为主,血小板少见。

[细胞化学染色]

铁染色:外铁(++),内铁阳性率为36%,Ⅰ型10%,Ⅱ型16%,Ⅲ型8%,Ⅳ型2%。

NAP染色:阳性率81%,积分187分。

PAS染色:幼红细胞阳性率为0。

[诊断意见及建议]

结合临床考虑再生障碍性贫血。建议进一步检查确诊。

阅片者　×××　　报告者　×××

报告日期　××××年×月×日

附录2　骨髓涂片细胞彩图

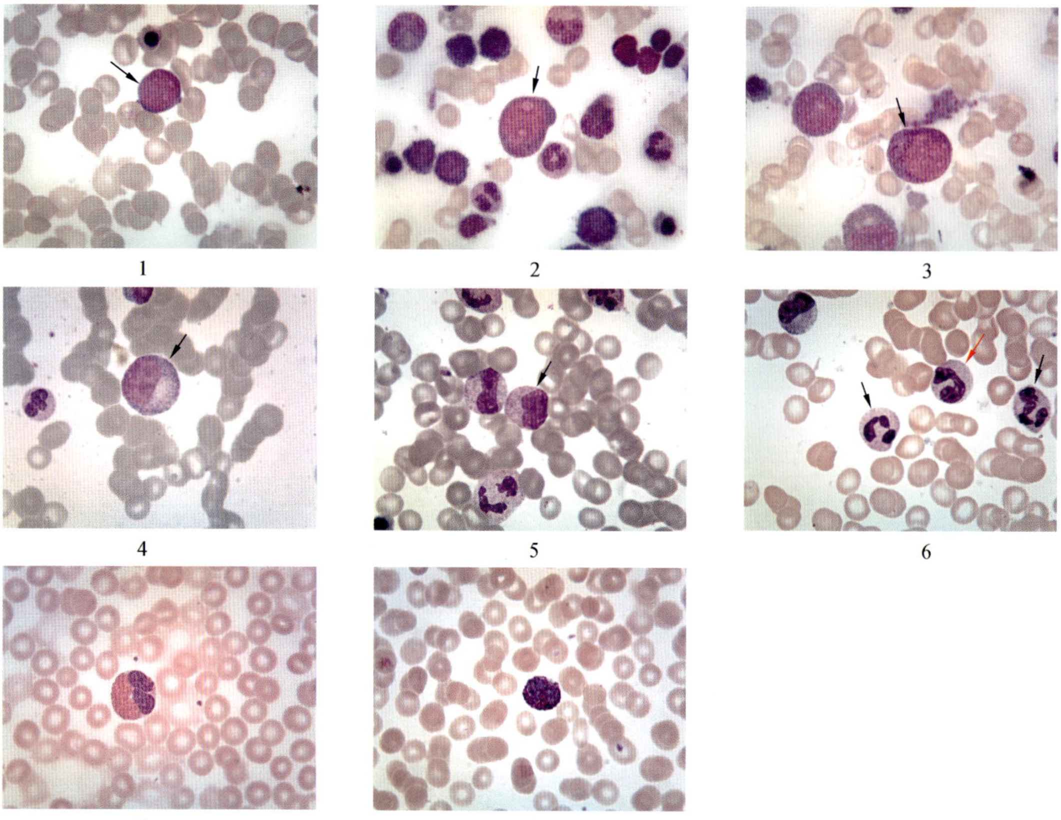

1—原始粒细胞；2—原始粒细胞；3—早幼粒细胞；4—中性中幼粒细胞；5—中性晚幼粒细胞；6—中性杆状核粒细胞（红箭头）和中性分叶核粒细胞（黑箭头）；7—嗜酸性粒细胞；8—嗜碱性粒细胞

彩图1　各阶段粒细胞形态（100×）

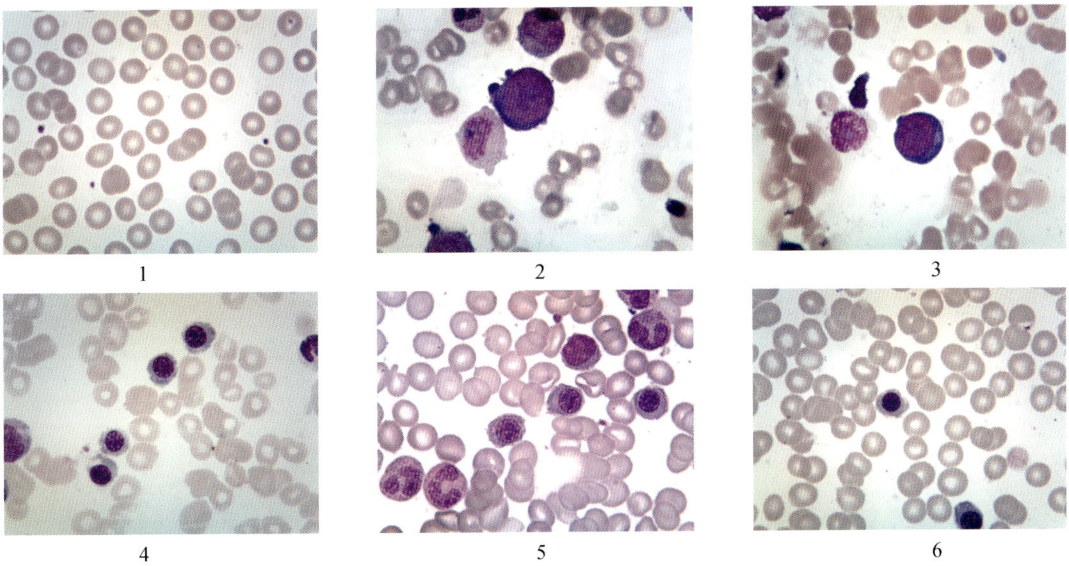

1—成熟红细胞；2—原始红细胞；3—早幼红细胞；4—中幼红细胞；5—中幼红细胞；6—晚幼红细胞

彩图 2　各阶段红系细胞形态（100×）

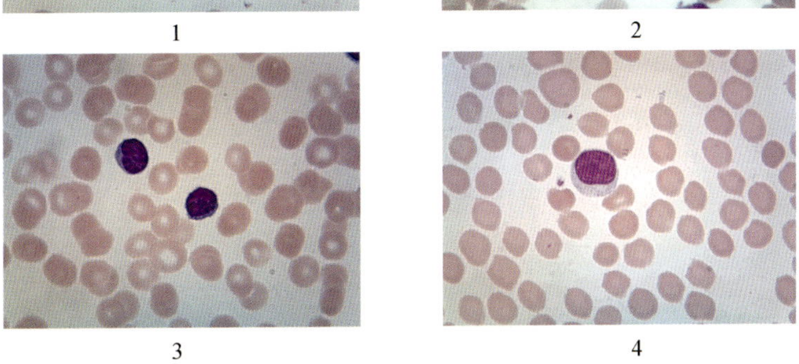

1—原始淋巴细胞；2—幼稚淋巴细胞；3—小淋巴细胞；4—大淋巴细胞

彩图 3　各阶段淋巴细胞形态（100×）

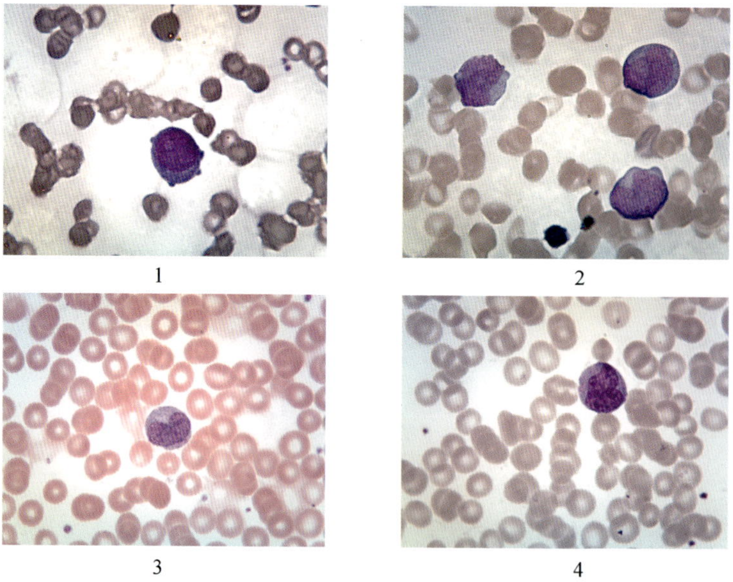

1—原始单核细胞;2—幼稚单核细胞;3—单核细胞;4—单核细胞

彩图 4　各阶段单核细胞形态(100×)

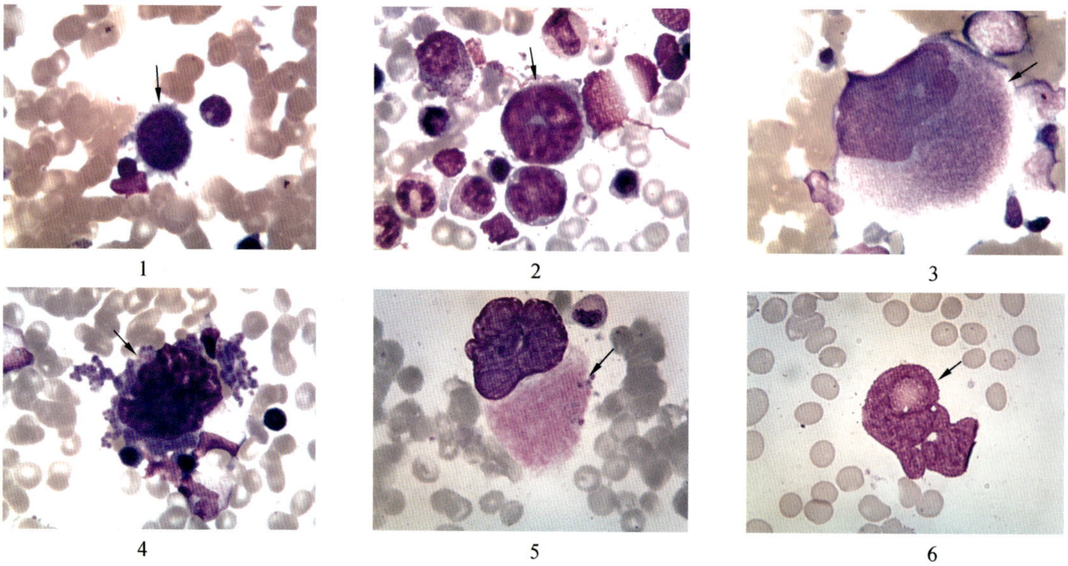

1—原始巨核细胞;2—幼稚巨核细胞;3—颗粒型巨核细胞; 4—产血小板型巨核细胞;5—产血小板型巨核细胞;6—裸核型巨核细胞

彩图 5　各阶段巨核细胞形态(100×)

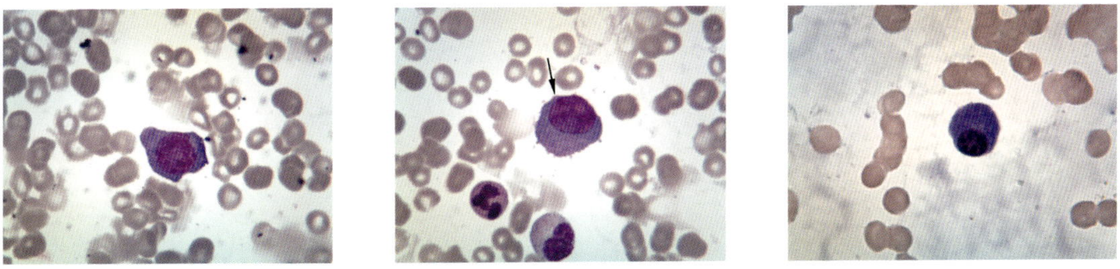

1　　2　　3

1—原始浆细胞;2—幼稚浆细胞;3—浆细胞

彩图6　各阶段浆细胞形态(100×)

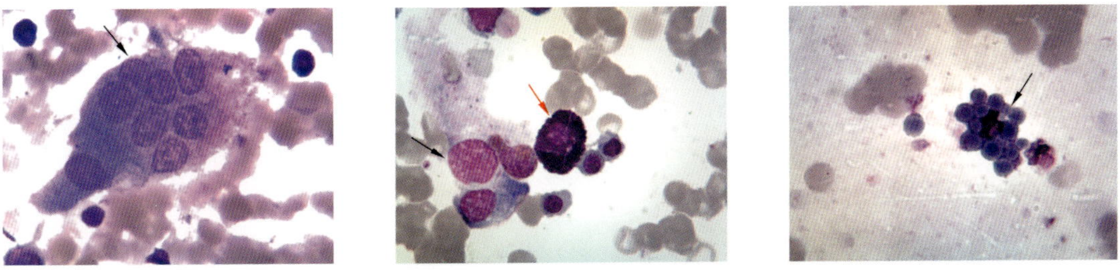

1　　2　　3

1—破骨细胞;2—组织嗜碱细胞(红箭头)和网状细胞(黑箭头);3—脂肪细胞

彩图7　几种非造血细胞形态(100×)

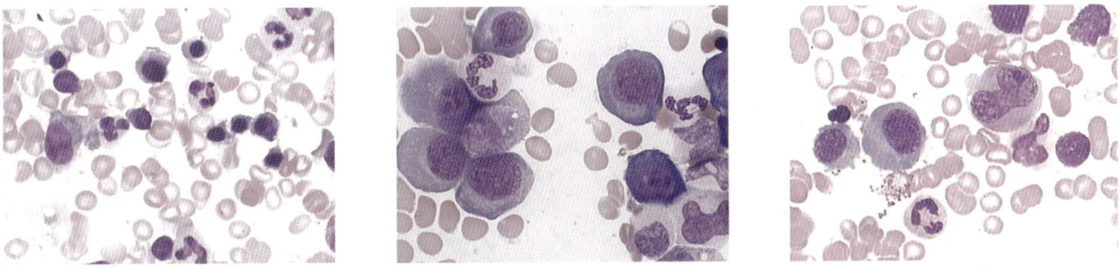

1　　2　　3

1—缺铁性贫血(红系增生活跃,幼红细胞胞体小,胞质发育落后,胞质量少而着色偏蓝,边缘不整齐如破布状);2—巨幼细胞贫血(红系增生活跃,幼红细胞“核幼质老”,巨幼样变);3—巨幼细胞贫血(粒细胞呈巨幼样变)

彩图8　常见贫血骨髓象(100×)

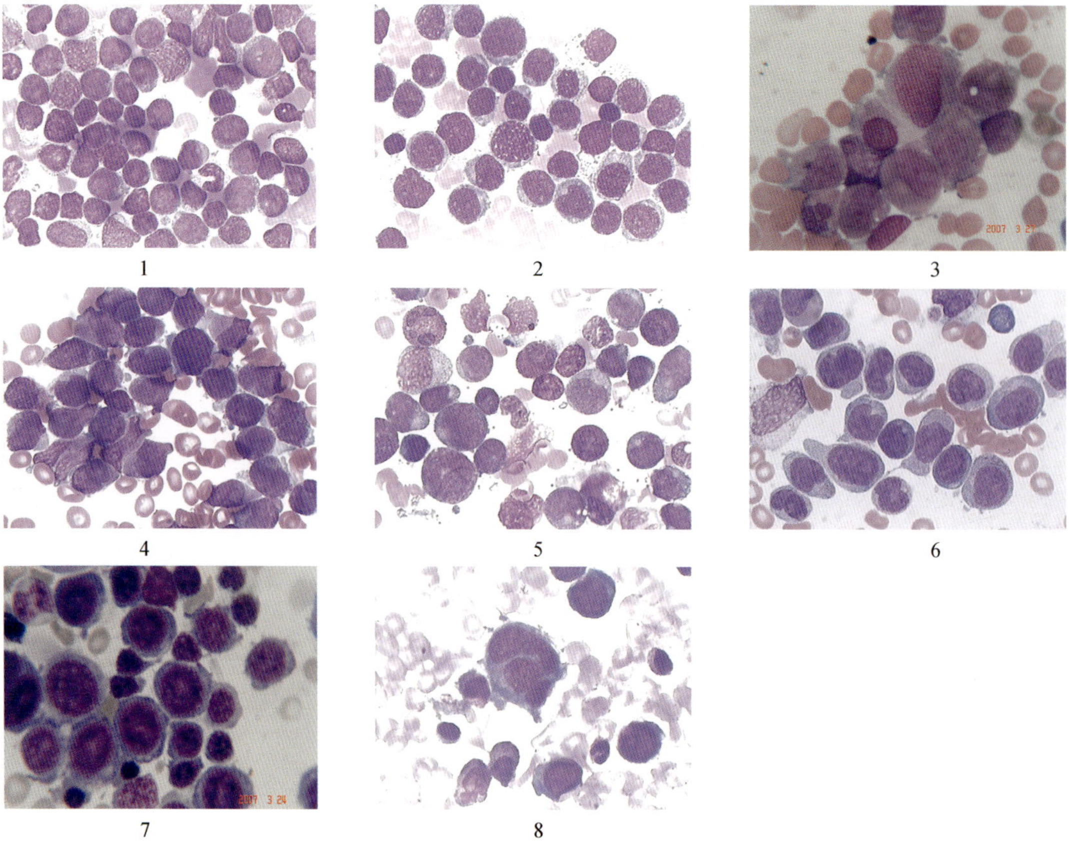

1—AML-M1;2—AML-M2a;3—AML-M2b;4—AML-M3;5—AML-M4;6—AML-M5;7—AML-M6;8—AML-M7

彩图9　AML骨髓象(100×)

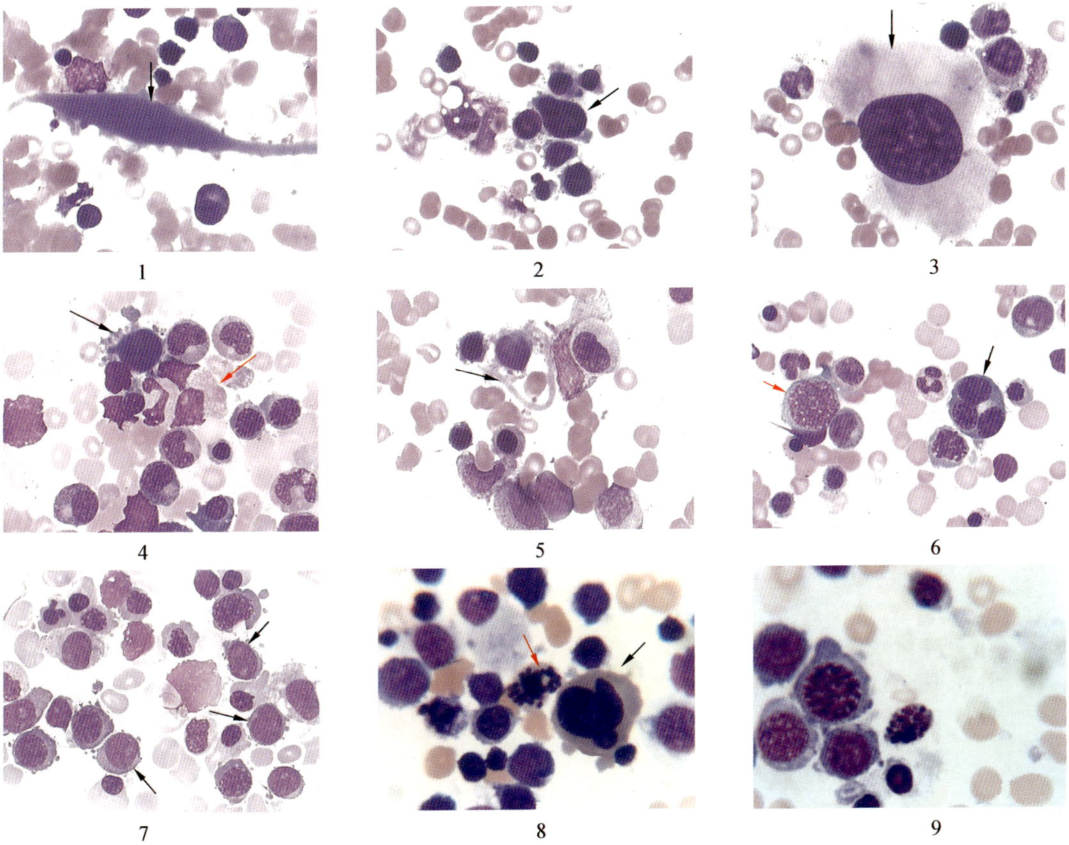

1—巨大血小板;2—小巨核细胞;3—单圆核巨核细胞;4—小巨核细胞(红色箭头示粒细胞核畸形);5—畸形血小板;6—奇数核幼红细胞(红色箭头示幼红细胞巨幼样变);7—RAEB 亚型,原始细胞增多;8—幼红细胞核畸形(红色箭头示幼红细胞核碎裂);9—红系巨幼样变

彩图 10 MDS 骨髓象(100×)

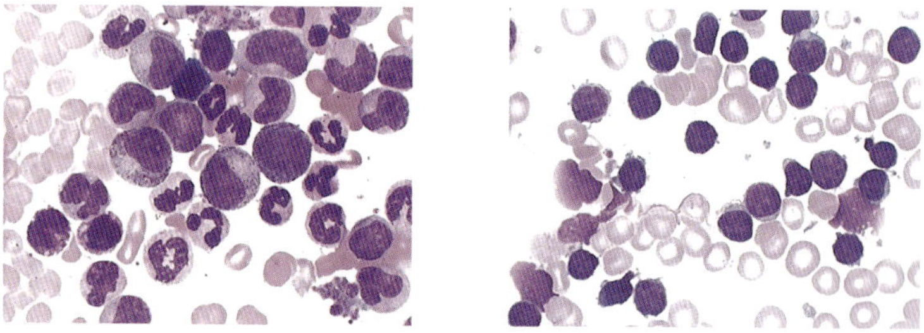

1 2

1—CML;2—CLL

彩图 11 慢性白血病骨髓象(100×)

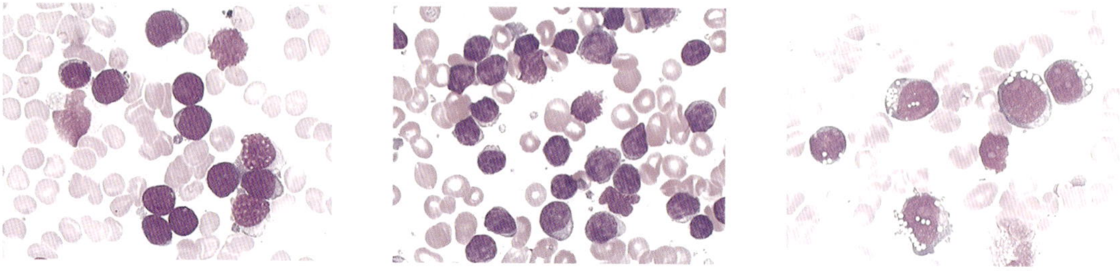

1 2 3

1—ALL-L1;2—ALL-L2;3—ALL-L3

彩图 12 ALL 骨髓象(100×)

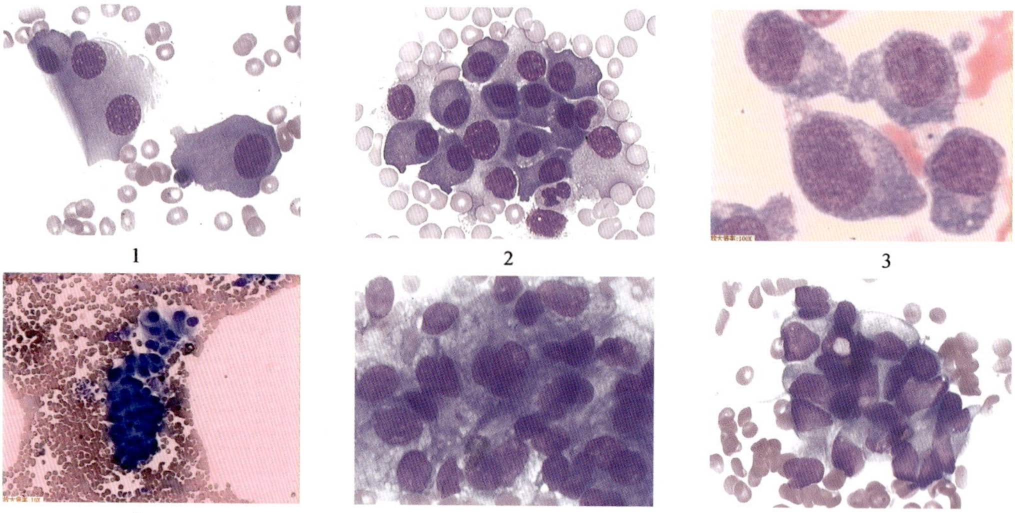

1 2 3

4 5 6

1—多发性骨髓瘤;2—多发性骨髓瘤;3—T-LBL 伴骨髓浸润;4—骨髓转移瘤(10×);5—胃癌骨髓转移;6—乳腺癌骨髓转移

彩图 13 其他疾病骨髓象(100×)

(彩图 1～7 由陈秀芳、施秀英提供;彩图 8～13 由谷俊侠、王洪建提供)